MONOGRAPHIEN AUS DEM GESAMTGEBIETE DER NEUROLOGIE UND PSYCHIATRIE

HERAUSGEGEBEN VON

A. ALZHEIMER-BRESLAU UND **M. LEWANDOWSKY**-BERLIN

HEFT 3

HYSTERISCHE LÄHMUNGEN

STUDIEN ÜBER IHRE PATHOPHYSIOLOGIE UND KLINIK

VON

DR. H. DI GASPERO

I. ASSISTENT AN DER K. K. UNIVERSITÄTS-NERVENKLINIK
IN GRAZ

MIT 38 FIGUREN IM TEXT UND AUF EINER TAFEL

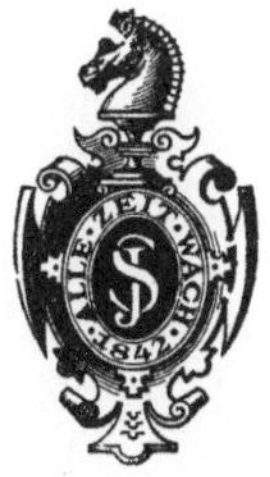

SPRINGER-VERLAG
BERLIN HEIDELBERG GMBH

1912

ISB 978-3-642-88904-2   ISBN 978-3-642-90759-3 (eBook)
DOI 10.1007/ 978-3-642-90759-3

Vorwort.

Mit besonderer Dankbarkeit gedenke ich gelegentlich des Abschlusses der vorliegenden Arbeit meines Lehrers Geh. Med.-Rat Professor Anton, unter dessen Führung ich bis zu seinem Abgange nach Halle das Glück hatte, in regem wirksamen klinischen Kontakte und an der Hand eines reichhaltigen Krankenmateriales die Grundlage für meine wissenschaftlichen Arbeiten zu legen.

Die ersten Anregungen zur vorliegenden Arbeit reichen zum Jahre 1907 zurück, in welchem es die Einrichtung eines psychophysiologischen Laboratoriums an der Grazer Klinik durch Professor Hartmann mir erst ermöglichte, den sich unter Anwendung experimentell-psychophysiologischer Methoden eröffnenden Problemen in der Hysteriefrage näher zu treten. Diese Arbeit verfolgt nicht den Zweck, lediglich nur Neues und Bekanntes aus der klinischen Symptomatologie der unter dem Begriffe „Hysterie" zusammengefaßten Krankheitsphänomene in kritischer Zusammenstellung zu bringen; sie zielt darauf hin, die Pathophysiologie ganz bestimmter Erscheinungen aus diesem großen und vielfach so ungeklärten Kapitel durch Experimentaluntersuchungen zu studieren und die gewonnenen Resultate für die Auffassung des Krankheitswesens zu verwerten.

Herrn Professor Hartmann statte ich an dieser Stelle den besten Dank für alle Anregungen und für die freundliche Förderung dieser Arbeit ab.

Graz im September 1911.

Dr. H. di Gaspero
I. Assistent der k. k. Nervenklinik.

Inhaltsübersicht.

Einleitung.

Einige Krankheitsfälle, welche an der Grazer Universitäts-Nervenklinik einem ausführlichen Studium unterzogen wurden, scheinen berufen zu sein der komplizierten und noch vielfach ungeklärten Lehre von den hysterischen Lähmungen neue Ausblicke zu eröffnen.

Seit den klassischen klinisch-symptomatologischen Darstellungen Charcots [1]) und seines Vorgängers Briquet hat die Lehre vom Wesen der Hysterie und speziell der hysterischen Lähmungen verschiedene Phasen durchgemacht.

Die ersten Auffassungen über hysterische Lähmungen standen unter dem Zeichen psychologischer Grundsätze und Experimente.

Für die Vertreter der damaligen Anschauungen waren in vornehmster Linie psychische Vorgänge für die Entstehung der vielgestaltigen Krankheitserscheinungen, vor allem der hysterischen Lähmungen maßgebend, wodurch die Hysterie als Gesamtkrankheit zu einer überwiegend psychischen Krankheitsart gestempelt wurde. Allerdings sind außer den Störungen „psychogener" Herkunft für eine Reihe übrigbleibender hysterischer Phänomene noch „dynamische" Funktionsläsionen innerhalb zerebraler Mechanismen als Grundlage supponiert worden.

Die psychologische Formulierung der Hysterie wurde nun durch Jahrzehnte fortgeführt und durch geistreiche Hypothesen ausgebaut.

Mit dieser Formulierung der Lehre wurde gleichzeitig der Grundsatz ausgesprochen, daß das Wesen der hysterischen Geschehnisse sozusagen in ihrer Gänze in Störungen der Hirnrindenfunktionen zu suchen sei.

Im letzten Jahrzehnt wurden in die von Charcot und seiner Schule (insbesondere Janet [2])) tradierten Lehre gewichtige Breschen gelegt. Es wurde insbesondere der rein psychogenen Auffassung immer mehr der Boden entzogen und die Schlagworte von immateriellen Erkrankungen des Bewußtseinsorganes im Sinne einer „hysterischen Reaktionsweise" (das sind dynamische Störungen kortikaler Funktionsmechanismen) aufgestellt.

Der Satz von Moebius [3]), daß „hysterisch" alle durch „Vorstellungen" erzeugten krankhaften Veränderungen genannt werden können, hat seine

---

[1]) Charcot, Poliklinische Vorträge, I—II.
[2]) Janet, Der Geisteszustand der Hysterischen.
[3]) Moebius, Aus Binswanger, Die Hysterie.

Richtigkeit seither verloren und wurde die weitestgehende Unabhängigkeit hinsichtlich einiger hysterischer Erscheinungen von Vorstellungen, überhaupt von psychischen Vorgängen ausgesprochen.

Binswanger[1]), welcher unter hysterischen Zuständen eine Störung des gesetzmäßigen Parallelismus zwischen materiellen Hirnrindenerregungen und psychischen Vorgängen (Vorstellungen) erblickt, hält noch daran fest, daß alle hysterischen Krankheitserscheinungen durch psychische Vorgänge beeinflußt werden können, wenn auch die Entstehung sämtlicher klinisch als hysterisch bezeichneter Zustände aus psychischen Geschehnissen noch unbewiesen sei.

Im Gegensatze dazu sieht Jelgersma[2]) in den hysterischen Veränderungen komplizierte Hirnprozesse und lehnt für eine Reihe hysterischer Phänomene Vorstellungskomplexe (zumal gefühlsbetonte) als erzeugende Momente ab. Unter die von Vorstellungskomplexen unabhängigen hysterischen Erscheinungen (= Stigmata) sind nach ihm alle Ausfallssymptome zu rechnen, darunter auch die Lähmungen.

Es würde den Rahmen unseres Themas weit überschreiten, sollten hier die Untersuchungs-Ergebnisse, wenigstens die modernsten, über die Art der hysterogenen Zustandsveränderung und über ihren Sitz und Angriffspunkt im Zentralnervensystem, besprochen werden.

Es wird immer mehr und mehr die Meinung vertreten, daß das hysterische Gesamtleiden eine eigenartig krankhaft abgeänderte Reaktionsweise des gesamten Zentralnervensystems darstellt, und daß der Hirnrinde hierbei eine erhöhte Bedeutung einzuräumen ist. —

In bedeutungsvoller Weise hat Professor Orszanski[3]) auf dem Neurologen-Kongresse in Amsterdam die Ansicht geäußert, daß bei der Hysterie nicht bloß die höheren psychischen Zentren, sondern das gesamte Nervensystem, die Peripherie-Nerven inbegriffen, betroffen sei: „Die Hysterie besitzt Universalcharakter, d. h. sie wurzelt im gesamten Organismus".

Hartmann[4]) hat programmatisch darauf hingewiesen, daß die vertiefte Erkenntnis der biologischen Aufgaben des Nervensystems, insbesondere jene — welche in der Wechselwirkung desselben mit den nichtnervösen Organen bestehen — uns in physiologischer Hinsicht psychische Geschehnisse als die Wirkungsform körperlicher Vorgänge, zumal vegetativer Einstellungen, erblicken läßt. Derselbe hat auch speziell hervorgehoben, daß unter Betrachtung der Kenntnisse über die „körperlichen Äußerungen psychischer Vorgänge" (mitsamt der enthaltenen Mannigfaltigkeit der wechselweise regulatorischen Funktionen zwischen Nervensystem und vegetativen Organen) die hysterischen Phänomene das „Mystische und Geheimnisvolle" verlieren und daß mit der objektiven Darstellung der konstanten und meßbaren körperlichen Entäußerungen auch die Erkenntnis hysterischer Vorgänge fruchtbringend gefördert werden wird.

---

[1]) Binswanger, Die Hysterie. Hölder. 1904.

[2]) Jelgersma, I. internat. Kongreß für Psychiatrie etc. in Amsterdam 1907. Kongreßbericht S. 285 ff.

[3]) Orszanski, Kongreßbericht des I. Internat. Kongresses f. Psychiatrie etc. (1907), S. 314.

[4]) Hartmann, Die biologischen Aufgaben des Nervensystemes, 1909. Braumüller. Wien.

Mit den Errungenschaften der objektiven Psychologie, wie sie Pawlow[1]) und Bechterew[2]) inaugurierten, ist man imstande, dieser Erkenntnis die richtigen naturwissenschaftlichen Stützen beizugeben. Es wird auch zweifellos gelingen, hysterische Phänomene, darunter gewisse Lähmungsformen, mit Umgehung der Komplexbegriffe: Bewußtsein, Vorstellung etc. in einfacher und elementarer Weise zu erklären, sobald man mit Umgehung spekulativer Voraussetzungen die gesetzmäßige Anwendung physikalischer Erfolge bewerkstelligt.

Jedenfalls haften gegenwärtig der traditionellen Lehre der Hysterie und speziell hysterischen Lähmungen noch Irrtümer an, die einer umfassenden Überprüfung bedürfen. Es fehlen insbesondere noch einwandfreie hirnphysiologische Untersuchungen, die einzig und allein berufen erscheinen, diesen Irrtümern den Boden zu entziehen.

Die Motilitätsstörungen beim hysterischen Gesamtleiden gehören unzweifelhaft zu den interessantesten und ihrer Auffassung nach schwierigsten klinischen Erscheinungen in der Neurologie. Vor allem sind es die Lähmungen an Gliedmaßen. Bastian[3]) suchte seinerzeit „funktionelle" Lähmungen von zerebralem Typus als gesonderte Krankheitszustände von der eigentlichen Hysterie abzutrennen und erklärte sie als umschriebene Funktions-Insuffizienz in den kinetischen Zentralapparaten. Es mehrten sich in den letzten Jahren die Stimmen namhafter Autoren, welche eine Zergliederung der hysterischen Lähmungen im Sinne Bastians[4]) befürworten und welche neben zerebralen auch spinale funktionelle Lähmungen aufstellen. Gegenwärtig liegt es außer Zweifel, daß die hysterischen Lähmungen eine einheitliche hirnpathologische Auffassung nicht mehr zulassen, vielmehr den Effekt verschiedenartiger Hirnprozesse darstellen, worunter man für einen Teil der hysterischen Lähmungen aus rein praktischen Motiven noch „intrapsychische" Vorgänge als Quelle anzunehmen berechtigt erscheint.

Man versteht heute unter hysterischen (bzw. hysteriformen) Lähmungen einen Sammelbegriff für klinisch gleichartige, pathogenetisch aber verschiedenwertige Lähmungsformen. Eine Orientierung in dieser Lehre kann nur im Zusammenhange mit den allgemeinen Lehren über die hysterogene Zustandsveränderung des Zentralnervensystems verheißungsvoll sein.

Die zu Gebote stehenden herangezogenen Krankheitsfälle sind überdies aus dem Grunde von Wichtigkeit, weil sie die Beziehungen zwischen gewissen Formen hysterischer Lähmungen zu den epileptischen Krampfvorgängen beleuchten und endlich auch einen Beitrag zur Lehre der traumatischen Entstehung hysterischer Krankheitszustände liefern.

Die vorliegende Arbeit hat neben der Darstellung der klinischen Eigentümlichkeiten der hysterischen (hysteriformen) Lähmungen das Studium der Pathophysiologie derselben sich zur Aufgabe gemacht. — Zu diesem Zwecke wurde die experimentelle Prüfung der Blutverschiebungsverhältnisse an solchen in klinisch-hysterischem Sinne gelähmten bzw. mo-

---

[1]) Pawlow, Ergebn. d. Physiol. III. und Arch. int. de physiol. I.
[2]) Bechterew, Kongreßbericht des I. internat. Kongresses für Psychiatrie in Amsterdam, S. 20—37.
[3]) Bastian, Lancet 1891.
[4]) Bastian, l. c. und Brit. med. Journ. 1882.

torisch geschädigten Gliedmaßen in besonderem Maße ins Auge gefaßt. Die Lösung der letzteren Aufgabe erfolgte durch die plethysmographische Untersuchungsmethode.

Zur Kontrolle und Vergleichstellung wurden auch die psychophysiologischen Blutverschiebungsverhältnisse an gesunden Versuchspersonen, sowie an Kranken mit organisch-motorischer Schädigung der Gliedmassen herangezogen und die hier erhobenen Resultate für die Schlußfolgerungen der Arbeit verwertet.

Die Hypnose wurde in der vorliegenden Arbeit nicht in den Bereich der Experimentaluntersuchung gezogen.

Die Arbeit zerfällt den vorstehenden Ausführungen gemäß in einen klinisch-nosologischen und einen plethysmographisch-experimentellen Teil.

I. Teil.

Klinisch - symptomatologische Untersuchungsergebnisse. Nosologische Stellung, Pathologie und Pathogenese hysterischer (hysteriformer) Lähmungen.

---

1. Krankenuntersuchungsergebnisse.

Fall I.

Franz L. (In Evidenz seit dem Jahre 1903.)

Dieser Fall betrifft einen dermalen 31 Jahre alten, ledigen Kranken, früher Schneidergehilfe, seit 1903 beschäftigungslos.

Anamnestisches: Der Vater des Patienten starb frühzeitig durch Verunglückung. Die Mutter hat in früheren Lebensjahren an Krampfanfällen gelitten und eine seiner Schwestern laboriert seit Kindheit an Epilepsie.

In der ersten Jugendzeit war Patient stets gesund. Als Knabe von 8 Jahren kam er in eine Korrektionsanstalt, wo er bis zum 11. Jahre verblieb. Gegen Ende des zweiten Lebensdezenniums erlitt er ein schweres Schädeltrauma; er kollerte über einen Bergabhang ca. 10 m tief hinab, überschlug sich dabei und blieb bewußtlos liegen. Nach Verlauf von 4 Wochen traten bei dem Patienten, der vorher angeblich niemals an Krampfzuständen gelitten hat, zum erstenmal Krampfanfälle mit Bewußtseinsverlust, anfänglich seltener, späterhin immer häufiger auf. Wegen dieser Anfälle wurde derselbe auch von seinem Militärdienste nach kurzer aktiver Dienstleistung befreit. — Patient war stets Rechtshändler.

Seit etwa 10 Jahren ist Patient Potator, trinkt vorzugsweise Wein, auch Branntwein und bekommt im Anschlusse an Alkoholexzesse regelmäßig seine Krampfanfälle, verbunden mit Bewußtseinsverlust. Mehrere Male traten bei ihm auf alkohol-toxischer Grundlage transitorische Geistesstörungen mit blinden Aggressionen, schreckhaften Sinnestäuschungen und nachfolgender Amnesie (pathologische Rauschzustände) zutage. Lues wird negiert, Gonorrhoe zugegeben.

Der Kranke, welcher zwischen 1903 und 1909 fünfmal an der hierortigen Nervenklinik in Behandlung stand, führte schon seit Jahren ein ungeordnetes Leben und fristete vielfach durch Wohltätigkeit seine Existenz. Er kam mit dem Strafgerichte wegen öffentlicher Gewalttätigkeit und Auflehnung gegen die Staatsgewalt in Konflikt (verbüßte 50 Monate Kerkerhaft). — Bemerkenswert ist, daß Patient bis Ende 1906 seine rechte obere Extremität völlig gut und in normalem Umfange gebrauchen konnte und bis dahin keine hysterischen „Stigmata" aufwies.

Patient erlitt nun seiner Angabe gemäß im Anfange des Jahres 1906 ein zweites schweres Schädeltrauma. Er stürzte rücklings mehrere Meter tief ab, blieb bewußtlos liegen und mußte in das Hauptspital eines größeren Ortes gebracht werden. Dort wurde nun eine komplizierte Hinterhauptknochenfraktur festgestellt und die Trepanation angeschlossen. Patient lag daraufhin über vier Wochen an einer schweren posttraumatischen Hirnkrankheit darnieder, mußte während der ganzen Zeit mittels Schlundsonde gefüttert werden. Nach einer zweimonatlichen Behandlung im Frühjahre 1907 geheilt, insbesonders auch ohne Lähmungserscheinungen entlassen, ging er auf die Arbeitssuche, fand auch vorübergehend professionelle Beschäftigung.

Über die Entstehung der Lähmung gibt Patient folgendes an: Mitte 1907 trat im Anschlusse an einen in seinen Einzelheiten nicht näher bekannten Krampfanfall eine Art Schwäche in der rechten Hand, verbunden mit Schmerzen und Steifigkeit, insbesondere im Handgelenke auf. Er gebrauchte den Arm seltener, konnte denselben aber noch heben und im Ellbogengelenke abbiegen. Die Haut der Hand war damals gefühllos, die der Unter- und Oberarmes hingegen nicht. Öfters hatte er auch unter Kribbeln und Ameisenlaufen im rechten Arme zu leiden. — Allmählich schritt nun die Schwäche fort, so daß nach Ablauf von 2—3 Monaten der Arm unbrauchbar wurde. Er konnte den Arm nicht mehr willkürlich heben, wohl aber im Ellbogengelenke abbiegen. — Nach Krampfanfällen wurde die Schwäche größer, besserte sich aber zeitweise, so daß er sogar gelegentlich den Arm zur Arbeit verwenden konnte. Er konnte den Arm zwar nicht mehr heben aber ganz gut als Stütze verwenden. Im Ellbogengelenke konnte er ihn noch abbiegen, so daß er z. B. in einer Strafanstalt, in der er eine längere Freiheitsstrafe abzubüßen hatte, mit Schlosserei beschäftigt werden konnte. Dies wurde von dem Oberaufseher der betreffenden Strafanstalt auch bestätigt, welcher erzählte, daß der Patient damals mit dem kranken Arme Eisengegenstände festhalten konnte, auf die er mit dem linken Arm loshämmerte. Einmal bekam er einen vorübergehenden tonischen Krampfzustand im Arm, wobei er denselben steif an den Körper angepreßt bzw. auch krampfhaft nach rückwärts halten mußte.

Im Mai 1908 erlitt er einen schweren epileptischen Anfall, stürzte im Anfalle vom Eisenbahnzug (beim Aussteigen) herab und verletzte sich am Arme, der blutig geschlagen wurde und anschwoll. Er mußte deshalb vier Wochen in einem Spitale behandelt werden. Seit dieser Zeit blieb der Arm bis auf den heutigen Tag ganz gelähmt..

Die Dauer von den ersten Anfängen der Armparese bis zur vollentwickelten Lähmung betrug demnach ein halbes Jahr. — Nach erfolgter Lähmung begann die rechte Hand allmählich in Pfötchenstellung überzugehen und verblieb in dieser Stellung. Die Armlähmung blieb bis zum gegenwärtigen Zeitpunkte (Juli 1910) unverändert bestehen. — Das rechte Bein war stets völlig frei und gebrauchsfähig geblieben. Desgleichen hatte das Sprachvermögen niemals — auch nur die geringste — Störung erlitten.

Wegen zeitweise auftretender gehäufter Krampfanfälle und pathologischer Rauschzustände wurde Patient wiederholt in Krankenanstalten abgegeben (darunter auch fünfmal in die obengenannte Klinik).

Status: Jedesmal mit getrübtem Sensorium und den Anzeichen krankhafter Erregungszustände eingebracht, wurde er nach Verlauf weniger Stunden stets wieder luzid, erwies sich für die letzten Vorgänge amnestisch, zeigte sich dann stets völlig geordnet, nach Ort, Zeit und Persönlichkeit richtig orientiert, frei von Sinnestäuschungen und Wahnvorstellungen. Seine elementaren Hirnfunktionen (Merkfähigkeit, Vorstellungsablauf, Apperzeption, Aufmerksamkeit etc.), sowie sein intellektueller Besitzstand ließen in den anfallsfreien Zeiten keinerlei Störungen bzw. dauernde Defekte erkennen. — Die Stimmungslage war zeitweise eine ohne äußere Motivierung reizbar erregte, auch vorübergehend depressiv verstimmte, ansonst keineswegs labile. Diese interparoxysmellen Stimmungsanomalien traten in unregelmäßigen Intervallen auf und waren entfernte Vorboten von Anfällen. Eine erhöhte Suggestibilität (s. u.) konnte niemals nachgewiesen werden. Das Sprachvermögen verblieb nach allen Richtungen hin ungestört bei promptem Wortfindungsvermögen. Der Kranke bekam während seiner wiederholten Behandlung an der Klinik des öfteren seine geschilderten Krampfanfälle, deren rein epileptischer Charakter außer jedem Zweifel war. Hysteriforme Anfälle gelangten hingegen niemals zur Beobachtung.

Ein selbst beobachteter Fall verlief folgendermaßen: Aufschrei, Patient fällt nach rückwärts zu Boden, schlägt schwer auf, anfänglich Blässe, dann livide Gesichtsverfärbung, tonisch-klonische Krämpfe (s. u.), Schaumbildung, reaktionslose, weite Pupillen. Während des Anfalles Bewußtsein aufgehoben, nachher Schlafsucht.

Patient trug von seinen Anfällen häufig blutende Verletzungen, blaue Flecken, Beulen etc. davon. Zungenbisse kamen nicht zur Beobachtung.

Der interne Befund erwies sich nach allen Richtungen hin als völlig normal. Luetische Kennzeichen konnten in keiner Art vorgefunden werden. Der Wassermannsche Komplementablenkungsversuch ergab zweimal völlig negatives Resultat (ausgeführt von der dermatologischen Universitätsklinik).

Der Harn war in den interparoxysmellen Zeiten nach Quantität und Qualität stets normal beschaffen.

Am hyperbrachyzephal konfigurierten, etwas asymmetrisch ausgebildeten Schädel ist am oberen Winkel des Hinterhauptknochens ein unregelmäßig gestalteter Knochendefekt (Trepanationsstelle) ersichtlich. Die Wundnarben sind auf Druck stark schmerzhaft. An den über dem Knochendefekte befindlichen Weichteilen sind bei Liegestellung Pulsationen sichtbar. Durch Druck auf diese Wundnarbenstelle konnte niemals ein Krampfanfall ausgelöst werden.

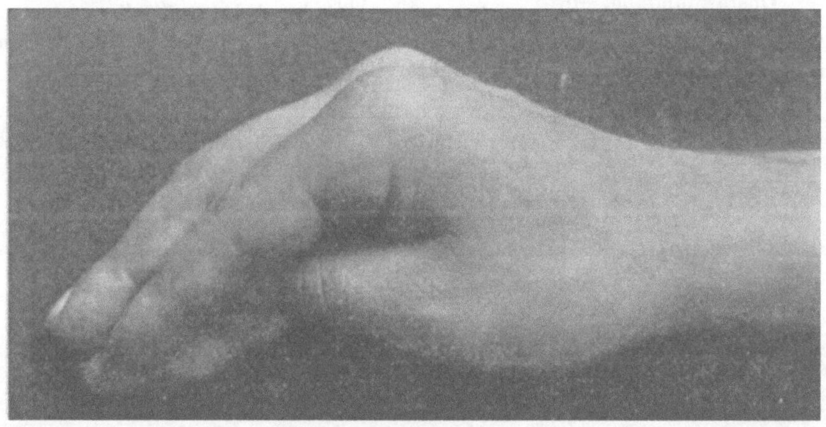

Fig. 1.

Schädelmasse: horizontaler Umfang . . . . 535 mm
              sagittaler Umfang . . . . 370 „
              biaurikularer Umfang . . . . 370 „
              sagittaler Längsdurchmesser . . . . . 175 „
              größter biparietaler Querdurchmesser . 155 „
              mittlerer bitemporaler Querdurchmesser 125 „
              Schädelhöhe in der Sehne gemessen . . 150 „
              Jochbogenspannung . . . . 115 „
              Gesichtshöhe . . . . 120 „
              Kinnscheitelhöhe. . . . . 240 „
$$J = 100 \; Q : L = 88{,}5.$$

Ansonst ist am Schädel auch röntgenologisch nichts Pathologisches konstatierbar. Es besteht keine besondere Perkussionsempfindlichkeit desselben. Sämtliche Gehirnnervenfunktionen einschließlich der sensorischen erweisen sich als durchwegs normal. Das Geruchsvermögen ist rechts etwas stärker als links. Das Geschmacksvermögen ist beiderseits gleich, bei prompter Apperzeption. Der Fundus ist normal. Das Gesichtsfeld zeigt für weißes Licht und für Farben eine ganz geringe Einschränkung.

Der rechte Arm hängt wie ein loser Appendix der Schwere nach herab. Er befindet sich in gestreckter Stellung, wird abduziert und etwas einwärts rotiert gehalten. Die Hand ist leicht dorsal flektiert, weist eine typische Pfötchenstellung auf. Die Haut des Armes ist nirgends verändert, desgleichen nicht die Hautgebilde. Die Hauttemperatur beträgt am rechten Vorderarme 2—3⁰ C weniger als an der linken oberen Gliedmasse. Die Hauttemperatur wurde wiederholt an symmetrischen Vorderarmstellen mittels Hautthermometer, rechts und links unter denselben Kautelen, gemessen. Bei 18⁰ C Zimmertemperatur betrug z. B. die Hautwärme am rechten Vorderarme 32,5⁰ C, am linken 35⁰. Als einmal die Achsenhöhlentemperatur 37,7⁰ (Bronchitis) betrug, war die Temperatur des linken Armes 34,6⁰ C, die Temperatur rechts 33,2⁰ C (nach 10 Minuten Meßdauer). — Ödeme fehlen. An den Gelenken sind keinerlei anatomische Veränderungen nachzuweisen, insbesondere keine anatomischen Kontrakturen. Die Pfötchenhand (Fig. 1) stellt einen habituellen Kontraktionszustand der für diese Muskelstellung bestimmten Kleinhandmuskulatur dar. Das Daumenende ist auf die Gelenksfalte zwischen Mittelphalange und Endphalange des Mittelfingers aufgelagert. Der Schlaf führt eine Änderung dieser Pfötchenhand nicht herbei. Das Muskelvolumen ist nur in ganz geringem Grade gleichmäßig reduziert.

Maße.	Rechter Arm	Linker Arm
Handgelenkumfang . . . . . . 17 cm		17 cm
Vorderarmumfang, erstes Drittel 23,5 cm.		25 „
Oberarmumfang, Mitte, ... 25 cm		27 „

Trophische Muskelveränderungen fehlen vollständig. Architektonisch ist das Muskelrelief völlig normal verblieben. Druckpunkte fehlen.

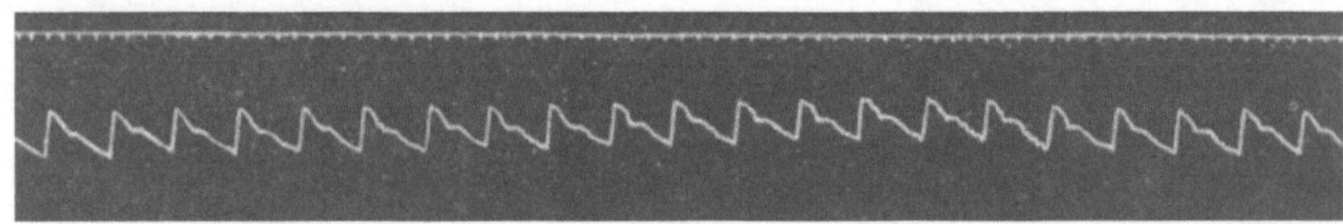

Fig. 2 a.

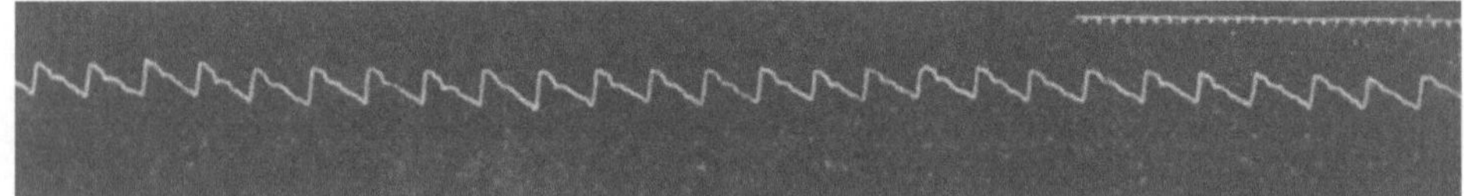

Fig. 2 b.

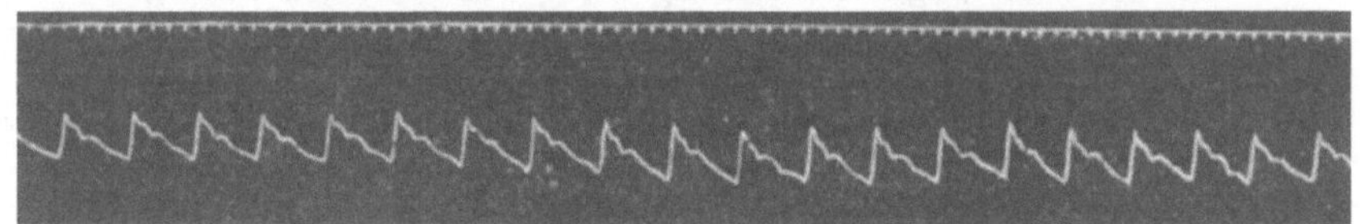

Fig. 2 c.

Der Puls der rechten Radialarterie ist etwas schlechter tastbar als der der linken. Es wurden vom rechten und linken Radialpulse unter denselben Versuchsmaßnahmen mehrfache Pulskurven mit dem Sphygmochronographen nach Jaquet (mit ¹/₅ Sekunden Zeitregistrierung) aufgenommen (siehe hierzu Fig. 2a, b, c). Fig. 2a und 2b zeigt Sphygmogramme des rechten Radialpulses bei ruhiger Atmung, Fig. 2c eine Pulskurve der linken Radialis. Pulshöhe und Pulsbild erwiesen sich rechts und links niemals völlig gleich.

Im Anschlusse daran wurde an dem Patienten auch der Versuch von Valsalva[1]) durchgeführt. Es zeigten sich nun stets an solchen Pulskurven zwischen rechts und links

---

[1]) Der Valsalva-Versuch (v. Frey, Die Untersuchung des Pulses, 1892, S. 208) besteht bekanntlich in Abänderung des Sphygmogrammes bei Anhaltung des Atems (nach tiefer Inspiration) und nachfolgendem starkem Pressen. Dies geht mit der Erhebung der Kurve, Zunahme der Pulsfrequenz, Verkleinerung der Pulse und Umwandlung der Pulsform einher. Es entsteht ein dikrotes, bzw. überdikrotes Pulsbild. Über diesen Versuch schrieb u. a. auch Rollett (Hermanns Handbuch der Physiologie, B, IV, 1. Abt. 1880, S. 298).

ausgesprochene Differenzen. Während man links die typischen Valsalvaschen Veränderungen erkennen konnte, war auf der rechten Seite ein starkes Regelloswerden der Pulse zu konstatieren. (Fig. 3a u. b.)

Die Blutdruckmessung, ausgeführt mittels des Tonometers nach v. Recklinghausen ergab desgleichen auf den beiden Seiten niemals dieselbe Druckgröße.

Der Blutdruck war im Durchschnitte stets links um 5—15 mm Hg gegenüber rechts different (siehe spätere Tabelle).

Wird die Extremität passiv erhoben, fällt sie der Schwere nach völlig schlaff gelähmt herunter. Sämtliche Passivbewegungen im Schulter- und Ellbogengelenke sind leicht möglich. Patient empfindet manchmal, zumal bei rasch ausgeführten Passivbewegungen einen mäßig starken Schmerz, den er in die betreffenden Gelenke richtig zu lokalisieren vermag. — Die Lösung der Pfötchenhand stößt anhaltend auf Widerstand, läßt sich aber lösen und bleibt für kurze Zeit gelöst. Selbst im Schlafe (z. B. postepileptischen) vermag die Pfötchenhand nur mit einiger Kraftanwendung gelöst zu werden, um gleich wieder in die abnorme Stellung zurückzufallen.

Die Extremität ist für willkürliche und automatische Innervationen vollständig immobil; es sind nicht die geringsten Muskelinnervationen ausführbar, auch nicht unter Kontrolle des Gesichtssinnes. Aufforderungen zu aktiven Armbewegungen verursachen keinerlei unlustbetonte Vorstellungen bzw. Unlustaffekte. Trotz sorgfältiger und unauffälliger Beobachtung konnte niemals eine Bewegung im rechten Arm von den Ärzten, vom Personale und von den Mitpatienten festgestellt werden.

Der Muskeltonus zeigt gegenüber links keinen Unterschied. Der rechte Trizepsreflex ist knapp auslösbar (links sehr deutlich). Die Periostreflexe fehlen rechts (links vorhanden). Die elektrische Erregbarkeit der rechtsseitigen Armmuskulatur ergibt sowohl für die direkte Muskelreizung als auch für die indirekte Reizung von den Nervenstämmen aus keinerlei Abweichungen von den elektrophysiologischen Normen. Es bestehen diesbezüglich rechts und links völlig identische Verhältnisse.

Unter dem Einflusse faradischer Muskelreizungen stärkerer Intensität konnte an der Pfötchenhand jedoch kein stärkerer Muskelkontraktionsgrad erzielt werden.

Die Hautsensibilität ist in eigenartiger Weise gestört (s. Fig. 4). Während am ganzen übrigen Körper bei wiederholter Prüfung die Sensibilitätsverhältnisse durchaus normal befunden wurden, ist die Hautempfindung am rechten Arme mit Ausnahme der eingezeichneten Inseln erloschen. Der Empfindungsausfall erstreckt sich hierbei in gleicher

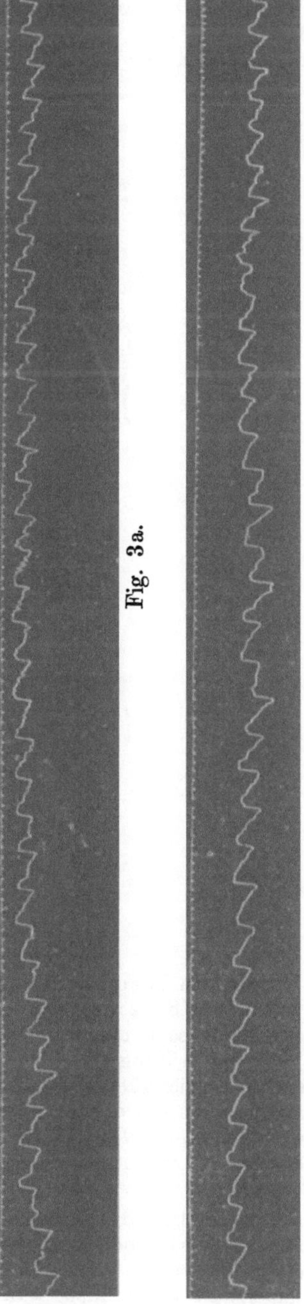

Fig. 3a.

Fig. 3b.

Intensität auf alle Sinnesqualitäten, das ist Berührungs-, Druck-, Tast-, Schmerz- und Temperaturempfindung. Desgleichen besteht faradokutane Unempfindlichkeit, wie auch Unempfindlichkeit für den Franklinschen Funken. Starker Druck erzeugt eine unbestimmte, mangelhaft lokalisierbare Empfindung.

Die Pallästhesie (Vibrationsempfindung) erwies sich ebenfalls als erloschen, so beim Aufsetzen der Stimmgabel auf das Olekranon und auf den Stylus radii bzw. ulnae.

Der Übergang des Empfindungsausfalles zur normalen Hautempfindung ist ein scharfer und wird durch eine Linie markiert, welche von der vorderen Achselfalte über das Akromion zur hinteren Achselfalte zieht.

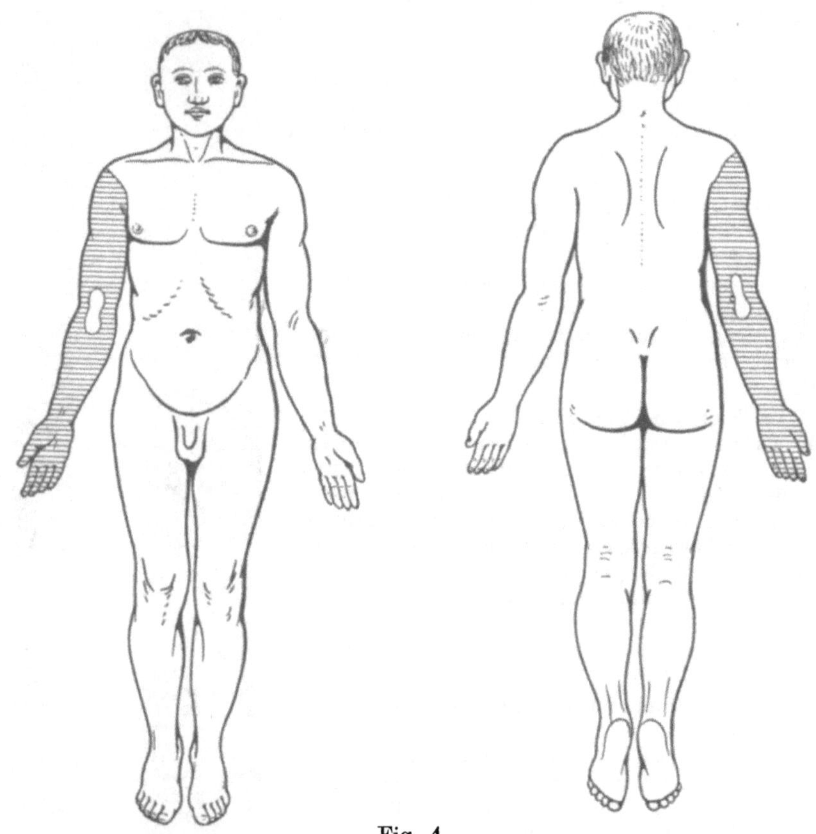

Fig. 4.

In den Inselpartien ist die Sensibilität nicht nur erhalten, es besteht sogar eine partielle Überempfindlichkeit, so gegen Schmerzreize, gegen höhere Temperaturgrade und gegen den faradischen Strom.

Die Prüfung der Tiefensensibilität und insbesondere des Muskelsinnes war mit einigen Schwierigkeiten verknüpft. Bei energischeren Passivbewegungen des Armes wurden nämlich stets die oben erwähnten Schmerzen signalisiert, es waren auch diese Schmerzempfindungen, welche in der Regel den Patienten über die gröberen Bewegungen in den Gelenken informierten. Durch mehrfache Versuche gelang es aber — bei Ausbleiben dieser Schmerzreize — einen völligen Muskelsinnsausfall an der Extremität aufzudecken.

Bezüglich der „Tiefensensibilität“ im allgemeinen konnte nachgewiesen werden, daß auch das Periost der Vorderarmknochen so weit nachweisbar analgetisch war, daß hingegen eine starke seitliche Kompression des Ellbogen- und auch Handwurzelgelenkes schmerzhaft empfunden wurde. Zusammenkneifen der Muskelbäuche erzeugte ebenso wie starker Druck eine (schlecht) lokalisierbare Wahrnehmung.

Die Stereognose fehlt rechts. Patient gab stets an, er habe nichts in der Hand, auch wenn ihm grobe Gegenstände (Kamm, Messer, Bürste, Seife etc.) in die Hand gegeben werden.

Die Schwere des Armes fühlt Patient nicht, er hat nur das Allgemeingefühl eines herabhängenden Fremdkörpers. Wurden Gewichte angehängt, empfand Patient nur im groben einen Zug am Arme, konnte Differenzen bis zu 1 oder 1½ kg nicht einschätzen.

Patient konnte bei gewöhnlichem Herabhängen des Armes bei Augenschluß auf Verlangen prompt und sicher mit der linken Hand die rechte ergreifen und präsentieren.

Er konnte auch den rechten Arm an jeder geforderten Stelle erfassen (z. B. am Ellbogen, an der Schulter), solange derselbe schlaff herabhing. Grobe, im Schultergelenke ausgeführte Stellungsänderungen vermochte Patient auch zu erkennen und dieselben nach links zu übertragen.

Beim langsamen und sachten Verbringen des Armes in eine andere Stellung, insbesondere bei Vermeiden von Zug an der Schulter erwies sich der Kranke jedoch ausserstande, die nunmehrige Lage zu beschreiben. Er konnte, sowie z. B. der Arm leicht nach rückwärts gebracht wurde, nicht mehr so prompt zugreifen, wie bei herabhängendem Arme, er begann umherzutasten und den Arm zu suchen, was er gewöhnlich durch Abtasten des Armes vom Schultergelenke aus nach abwärts besorgte. Eine Übertragung vorsichtig durchgeführter Passivbewegungen nach links mißlang dann stets.

Das Verhalten des Patienten seinem gelähmten Arm gegenüber war stets kennzeichnend. Er war um seinen Arm unbekümmert, schätzte den Zustand nicht richtig ein. Trotz der enormen motorischen und sensiblen Funktionsstörungen war der Kranke sich stets bewußt, daß er eine rechte obere Gliedmaße besitze und hatte für den Defektzustand auch Selbstwahrnehmung. Er sprach hierbei aber gleichgültig von seiner Lähmung, äußerte zu wiederholten Malen den Wunsch, man möge ihn von seinem Anhängsel, das zu nichts mehr tauge und ihm nur lästig sei, befreien und den Arm amputieren. Er ließ sich die therapeutischen Maßnahmen mit der Motivierung, es nütze so wie so alles nichts, nur widerstrebend gefallen.

Der übrige objektive neurologische Befund verhielt sich vollkommen normal. Speziell gilt dies auch vom rechten Bein. Die Untersuchung der Wirbelsäule ergab intakten Befund.

Das eigenartigste Symptom am ganzen Krankheitsbilde bildete nun der Umstand, daß die gelähmte rechte obere Extremität an den epileptischen Krampfzuständen nie teilnahm und daß gleichzeitig die Pfötchenhand keinerlei Änderung erfuhr, d. i. sich nicht löste.

Bei den wiederholten Anfällen epileptischer Natur, die von der Umgebung und auch von mir selbst seit dem Beginne der Behandlung öfters beobachtet werden konnten, krampfte der rechte Arm nicht mit, ja es blieb sogar das nach der kortikalen Hemmungsentladung eintretende tonische Krampfstadium an der rechten oberen Gliedmaße aus. Während die tonisch klonischen Reizvorgänge sich ansonst über die gesamte Willkürmuskulatur erstreckten, blieb der rechte Arm stets davon verschont, hing schlaff herab; auch hier blieb die Hand stets in der Pfötchenhandstellung.

Die therapeutischen Maßnahmen (Brom-Jodmedikation, Mechano-, Hydro-, Elektro-Therapie, Wachsuggestivmaßnahmen) hatten trotz einer im ganzen durch mehrere Monate fortgesetzten Behandlung keinen Erfolg, wie denn auch der Status nervosus sich während dieser Zeit nie wesentlich abänderte. Die Hypnose wurde nicht angewendet.

Patient suchte nach mehrmonatlicher Pause im Dezember 1909 nach großen Wanderungen durch Deutschland, Österreich und Italien wieder die Grazer Nervenklinik auf und verblieb bis August 1910 neuerlich an der Klinik.

Vom Dekurs ist zu bemerken, daß Patient zeitweise ohne äußere Veranlassung verärgert und deprimiert war, fortdrängte und einen ausgesprochenen Trieb zum Wandern entäußerte. Solche Phasen endigten in der Regel mit epileptischen Anfällen.

Epileptische Anfälle wurden nun auch während der letzten Aufenthaltsdauer von den Ärzten, von dem Pflegepersonal usw. gesehen und stets wurde übereinstimmend berichtet, daß bei allen beobachteten Krampfanfällen der rechte Arm nie mitkrampfte, im Gegenteil schlaff herabhing und daß sich die Pfötchenhand dabei nie löste. Auch diesmal gingen die Anfälle mit völliger Bewußtlosigkeit, Zyanose, Schaumbildung und regellosen Muskelkrämpfen einher. Einmal trat blutiger Schaum vor den Mund. Nach den Anfällen war Patient stets schlafsüchtig, still, ablehnend, in sich gekehrt, wortkarg. Nach den Anfällen war die Hautsensibilität generell hypalgetisch, mit Ausnahme der Insel am rechten Arme. Auch zeigte sich das Gesichtsfeld vorübergehend eingeschränkt.

Blutdrucktabelle.
Fall 1.

Nr.	Datum	Tages-stunde	Tempe-ratur	Pulszahl	Blutdruck in cm H_2O [1]		Anmerkung (Z. B. Anfall, Mahlzeiten, Affekt.)
					Rechts (gelähmte E.)	Links	
1	28. XII. 1909	¹/₂ 6 Uhr nachm.	19° C	76	116	125—130	nach dem Abendessen, gleichförmige Stimmung
2	4. I. 1910	10 Uhr vorm.	17° C	76	110—115	130	vor dem Essen, gestern nachmittags ein Anfall
3	4. I. 1910	6 Uhr abends	18° C	77	115	128 (+)	nach dem Essen, gleichmäßige Stimmungslage
4	31. I. 1910	10 Uhr vorm.	17° C	76	110	124	hat absichtlich Alkohol bekommen, euphorisch
5	1. II. 1910	¹/₂ 1 Uhr mitt.	fast 17° C	80	110—114	122	1 Stunde nach dem Essen, etwas verärgert
6	3. II. 1910	¹/₂ 1 Uhr mitt.	18° C	78	fast 120	fast 130	1 Stunde nach dem Essen, verärgert; abends 9 Uhr Anfall
7	5. II. 1910	10 Uhr vorm.	16° C	75	110 (+)	fast 136	vor dem Essen
8	5. II. 1910	6 Uhr abends	19° C	76	118	140	nach dem Essen
9	7. II. 1910	6 Uhr abends	18° C	78	116 (+)	130	nach dem Essen, sehr verärgert, Kopfschmerz
10	1. IV. 1910	9 Uhr vorm.	17° C	76	114	125	—
11	2. IV. 1910	¹/₂ 7 Uhr abends	19° C	82	116 (—)	128 (—)	leichte Bronch. Temperatur 37,7° C
12	13. IV. 1910	10 Uhr vorm.	17,5° C	79	110 (—)	120 (—)	vor dem Essen
13	14. IV. 1910	¹/₂ 10 Uhr vorm.	18,5° C	74	110 (—)	etwas über 130	Nachtzeit ein Anfall, Pat. ist verstimmt
14	24. IV. 1910	9 Uhr vorm.	17° C	74	110	120	nach dem Abendessen
15	26. IV. 1910	³/₄ 6 Uhr nachm.	18° C	72	112 (—)	120 (—)	—
16	30. V. 1910	11 Uhr vorm.	19° C	86	118	124	vor dem Mittagessen
17	5. VI. 1910	12 Uhr mitt.	19,5° C	83	118	132	verärgert, sehr erregbar
18	12. VI. 1910	10 Uhr vorm.	20,5° C	79	114	126	—
19	17. VI. 1910	8 Uhr abends	19,5° C	82	118	128 (—)	—
20	21. VII. 1910	9 Uhr früh	20° C	80	112	130 (—)	—

[1]) Apparat nach v. Recklinghausen.

Vom Status bei der letzten Entlassung ist zu berichten (Ende Juli 1910), daß der Befund ein völlig unveränderter war. Erwähnt soll noch werden, daß auch die Maße der beiden oberen Extremitäten dieeelben geblieben sind.

Maße.	Rechts	Links
Vorderarm, 1. Drittel	23½ cm	25 cm
Oberarm, Mitte	25 „	27 „

Suggestibilitätsprüfung (vor der Entlassung aufgenommen).

Probe A: 9 Eprouvetten, mit reinem Wasser gefüllt. Es wird dem Patienten aufgetragen, den Inhalt der Eprouvetten der Reihe nach zu riechen, mit dem Zusatze in einer Eprouvette befinde sich Pfeffermünzwasser. Negatives Ergebnis.

Probe B: 9 Eprouvetten, mit reinem Wasser gefüllt. Es wird der Auftrag erteilt, den Inhalt zu kosten, mit dem Zusatze, in einer Eprouvette befinde sich sauer schmeckendes Wasser. Negatives Ergebnis.

Probe C: Serie von 20 gleich großen Kugeln. Diese Kugeln werden zum Abtasten vorgelegt mit dem Auftrage, die größte und die kleinste Kugel herauszusuchen und vorzulegen. Patient vollführt den Auftrag und kommt zum Resultate, daß alle Kugeln gleich groß seien. Negatives Ergebnis.

Probe D: Es werden 7 gleich lange und gleich dicke Linien der Reihe nach vorgelegt (mit Verdeckung der unmittelbar gezeigten), jedesmal mit der Frage: Ist diese größer oder kleiner als die vorhergegangene? oder mit der Bemerkung: Nicht wahr, diese ist größer? Negatives Ergebnis.

Probe E: Es werden 7 ungleich lange, gleich dicke Linien der Reihe nach vorgelegt. „Diese ist größer" (<). „Nein gleich". — „Diese ist gleich groß" (>). „Nein, etwas größer". — „Diese aber ist gleich" (<). „Nein". — „Diese ist größer" (=). „Nein, gleich". — „Ist diese größer oder kleiner" (=). „Ziemlich gleich". — „Ist diese gleich groß" (<). „Nein". Negatives Ergebnis.

Probe F: 1. Es werden isolierte Buchstaben in Pausen von 5 Sekunden vorgelegt:
S - o - m - m - e - r - t - a - g.
Patient liest zum Schlusse richtig: Sommertag. — „Wo ist denn das „N" geblieben"?. „Kommt keines vor". — „Es heißt doch Sonnentag?" (bestimmt): „Nein, Sommertag".
2. V - o - r - r - i - c - h - t - u - n - g.
Liest richtig. „Wo ist das „E" geblieben?" Hab' keines gesehen". — „Aber es heißt doch Verrichtung?" „Nein, bestimmt nicht". Negatives Ergebnis.

Probe G: Es wird ein Bild (Ackerbau) vorgezeigt und längere Zeit zum Betrachten gelassen. „Was haben Sie gesehen?" „Einen Pflüger, einen Säemann, einen Mann mit Egge, ein Mädchen mit Früchten in der Schürze, eine Bäuerin, die etwas einsetzt, einen Bauer, der mit dem Spaten sticht". (Richtig). — „Hat der Bauer rote Strümpfe?" „Nein, blaue". (Richtig.) — „Das Mädchen hat einen roten Rock an?" „Nur rot gesäumt, aber ein rotes Mieder". (Richtig.) — „Sind die Zugtiere vor der Egge Schimmel oder Braune?" Keine „Pferde, sondern Ochsen". (Richtig.) — „Ist die Kirche rechts oder links in der Ecke abgebildet?" „Hab' keine gesehen". (Richtig.) — „Sind die Zugtiere vor dem Pfluge Schimmel oder Rappen?" „Ein Pferd ist ein Schimmel, der andere ein Brauner". (Richtig.) — „Steht der Eckstein rechts oder links?" „Ganz vorne, links, vor dem Bauer, der sticht". (Richtig.) — „Ist der Himmel stark bewölkt?" „Nein". (Richtig.) — „Wo sind die Blumen?" „Keine darauf". Negatives Ergebnis.

Fall II.

Rudolf K., 44 Jahre alt, pensionierter Bahnkondukteur aus Steiermark.

Anamnese: Stammt von gesunden Eltern ab, war als Kind stets gesund. Hat in seinen jugendlichen Lebensjahren niemals an Krampfzuständen oder sonstigen Nervenkrankheiten gelitten, auch niemals an Enuresis nocturna. Als fünfjähriges Kind erlitt er durch Schlag eine Nasenbeinverletzung, späterhin als Militärist eine schwerere Schnittverletzung am linken Handwurzelgelenke. Er diente seine gesetzliche Militärpflicht durch drei Jahre hindurch ab und absolvierte späterhin sämtliche vorgeschriebenen Waffenübungen.

Anfangs 1892 trat er in den Eisenbahndienst ein und fand schließlich als definitiver Kondukteur Verwendung. Vor Aufnahme in den Bahndienst, sowie vor der definitiven Anstellung wurde er ärztlich untersucht und als völlig gesund befunden.

Lues wird entschieden negiert. Patient war stets ein mäßiger Potator.

Anfangs November 1898 erlitt Patient einen schweren Unfall. Er wurde beim Ausladen von Eisenstangen von einer herabfallenden Stange am rechten Beine getroffen und zu Boden geworfen. Er blieb bewußtlos liegen und wurde erst nach Verlauf von fast zwei Stunden wieder zum Bewußtsein gebracht. Nach erfolgter Überführung in sein Domizil kam er in länger dauernde ärztliche Behandlung, fand dann zu wiederholten Malen in der Grazer chirurgischen Klinik Aufnahme, wo er mehrfachen Fußoperationen unterzogen wurde. Er fühlte sich zur damaligen Zeit außerordentlich nervös, gereizt, litt an Kopfschmerzen, Schlafstörungen und Schwindelanfällen.

Anfangs Juni 1899 aus der klinischen Behandlung entlassen, zog er sich bald nach dem Verlassen der Anstalt, auf dem Wege zum Bahnhofe, im Anschlusse an eine heftige Gemütsbewegung, einen „Ohnmachtsanfall" zu; nach dem Erwachen aus dieser Ohnmacht war seine rechte obere Extremität vollständig schlaff gelähmt und gefühllos, während das Bein intakt geblieben war.

Im Momente des Ohnmachtsanfalles verspürte Patient, wie aus seinen Angaben zu entnehmen ist, einen heftigen „Brenner" im Kopfe, sowie ein blitzartiges, schmerzhaftes Gefühl in der ganzen rechten Körperhälfte, worauf er zusammensank.

Schon im Monate März 1899, während der Spitalbehandlung, traten bei ihm wiederholte „Ohnmachtsanfälle" auf, die anfänglich nur leicht und vorübergehend, später immer schwerer wurden. Im Jahre 1900 wurde Patient dauernd pensioniert und genießt seither eine Unfallrente von 90 %.

In den letzten drei Jahren wurde sein Zustand immer schlechter. Die Anfälle traten häufiger und intensiver auf und gingen mit Zungenbissen einher. Patient wurde alkoholintolerant, sehr reizbar und schreckhaft, litt häufig an paroxysmalen Migräneanfällen sowie an Verstimmungen, begann auch zu stottern, insbesondere im Affekt.

Im Jahre 1905 erlitt Patient einen besonders heftigen Anfall, wobei er etwa eine halbe Stunde lang bewußtlos am Boden liegen blieb und sich ausgebreitete Blutunterlaufungen sowie einen Zungenbiß zuzog.

Die Armlähmung ist seit Juni 1899 angeblich in unveränderter Art persistent geblieben.

1906 und 1907 stand Patient wegen heftiger Enteralgien (Magen-Blinddarmgegend) in chirurgischer Behandlung, wurde zweimal operativ behandelt (Laparotomie). Patient lebt seit zehn Jahren in kinderloser Ehe. Seine Frau hat niemals abortiert. Patient war stets Rechtshänder.

Die im Juli 1908 gepflogene nervenärztliche Untersuchung hatte folgendes Ergebnis:

Mittelgroßer, mittelkräftiger Mann. Leidender Gesichtsausdruck. Schlaffe Körperhaltung. Blasse Gesichtsfarbe, blasse Schleimhäute. Am Hautdeckensysteme nichts Pathologisches zu konstatieren. Keinerlei Luesanzeichen zu entdecken. Lebhafte vasomotorische Phänomene während der Untersuchung: kongestive Rötung des Gesichtes, vorübergehende, fleckige Hautrötung an den vorderen Rumpfpartien, Dermographie ersten Grades bei mechanischer Hautreizung. Lebhafte generelle Schweißausbrüche. Der Schädel ist leicht asymmetrisch konfiguriert, zeigt einen rachitischen Typus. Der horizontale Kopfumfang beträgt 57,5 cm. Keine erheblichere Perkussionsempfindlichkeit, keine verwertbaren Perkussionsanomalien. Die Nasenwurzel ist etwas eingedrückt, die Nasenweichteile narbig verändert (Reste einer seit Kindheit datierenden Verletzung).

Das Geruchsvermögen erscheint beiderseits erheblich herabgesetzt (Hyposmie).

Augenmuskelstörungen fehlen. Kein Nystagmus. Augenhintergrund normal beschaffen, Gesichtsfeld mäßig stark konzentrisch eingeengt. Die Pupillen sind gleich weit, rund, übermittelweit. Sämtliche Pupillenphänomene sind im normalen Ausmaße vorhanden.

Das Gehörvermögen ist intakt. Weber im Kopfe. Fazialis und Hypoglossus sind symmetrisch und ausgiebig innervierbar. Kein Zittern in der von diesen Nerven versorgten Muskulatur. Die Masseteren kontrahieren sich gleich, kräftig. Keine Schluckbeschwerden. Das Sprachvermögen ist organisch intakt.

Ab und zu tritt im Affekt eine leichtgradige funktionelle Sprachstörung (eine Art von Dyslalie) auf. An der Zunge sind zwei auf Zungenbisse verdächtige Stellen ersichtlich.

Das Geschmacksvermögen ist für sämtliche Geschmacksqualitäten erhalten, für sauer und salzig jedoch beiderseits abgestumpft.

Die Konjunktival- und Kornealreflexe sind beiderseits schwach vorhanden. Die Nasenschleimhaut- und Ohrenkitzelreflexe fehlen. Die Rachen-Gaumenreflexe sind hingegen außerordentlich lebhaft auslösbar.

Die rechte obere Gliedmasse hängt schlaff gelähmt, wie ein Anhängsel herab. Sie ist kühler anzufühlen als die linke und leicht ödematös. Das Muskelvolumen ist überraschend gut erhalten, es findet sich daselbst nicht die geringste Spur einer Atrophie vor. Die Intaktheit des Muskelvolumens findet sich an sämtlichen Muskeln der Gliedmaße einschließlich Schultergürtel vor.

Der Muskeltonus ist rechts etwas geringer als links beschaffen. Die Muskelkonturen (das Muskelrelief) bieten desgleichen normalen Adspekt dar. Kontrakturen bzw. spastische Kontraktionszustände fehlen. Der rechte Trizepsreflex ist dauernd sehr schwach auslösbar, links deutlich. Zwischen rechts und links besteht nur ein deutlicher Intensitätsunterschied im Reflexausschlage. Die Periostreflexe fehlen beiderseits.

Die elektrische (faradische und galvanische) Erregbarkeit ist für alle Muskelgruppen eine außerordentlich prompte und zwar schon für schwache faradische Ströme.

Patient ist über die Existenz seiner rechten oberen Gliedmaße stets informiert, fühlt dieselbe jedoch ohne eigentliche Schwereempfindung als einen Fremdkörper herabhängen.

Wird Patient energisch aufgefordert, mit dem rechten Arme Bewegungsversuche anzustellen, bemüht er sich sichtlich, dieser Aufforderung nachzukommen. Er hält den Blick gespannt auf die Gliedmaße gerichtet, wird kongestioniert, beginnt rascher und unregelmäßiger zu respirieren und zeigt eine Pulszunahme um mindestens 20 Schläge pro Minute (von etwa 80 bis über 100, selbst 114). Bei dieser Anstrengung gelingt es ihm, aktiv eine ganz rudimentäre Fingerbeugung auszuführen, während die übrige Armmuskulatur völlig gelähmt (auch ohne Tonusverstärkung) verbleibt. Der passiv erhobene Arm fällt stets der Schwere nach herab.

Ohne die beschriebene Kontrolle des Gesichtssinnes aber gelingen diese rudimentären Fingerbewegungen niemals.

Durch Auflegen der rechten Hand (unter Augenschluß) auf die sehr empfindliche Bauchhaut kann eine Verbesserung der Bewegungsmöglichkeit auch nicht erzielt werden. Bei gewöhnlichem Herabhängen des Armes vermag Patient unter Augenschluß, mit dem gesunden, linken Arme den rechten prompt zu ergreifen und zwar in jeder beliebigen Höhe, am Handwurzel-, am Ellbogen-, am Schultergelenke, an der Mitte des Oberarmes etc. Wird aber der rechte Arm unvermutet passiv weggezogen, z. B. nach hinten gebracht, greift Patient immer zum gewohnten Orte hin, beginnt dann, wenn er den Arm nicht vorfindet, ratlos herumzutasten. Daraus konnte stets ersehen werden, daß Patient über die jeweilige Lage der Extremität keine Kenntnis hatte, sondern nur bei gewöhnlicher Hängestellung die einzelnen Teile des Armes optisch sich eingeprägt hatte.

Werden Gewichte an den rechten Arm angehängt, kann er nur höchstgrobe Gewichtsveränderungen verspüren, ohne sich über die Gewichtsgröße ein annähernd richtiges Urteil verschaffen zu können.

Für alle Passivbewegungen ist der Arm frei beweglich. Patient vermag Passivbewegungen in keinem Gelenke zu erkennen, demnach auch nicht auf die gesunde Gliedmaße zu übertragen.

Bei energischeren Bewegungen verspürte Patient in den einzelnen Gelenken keinen nenenswerten Schmerz, höchstens bei starkem Emporheben im Schultergelenke. Zusammendrücken der Muskeln empfindet er ohne unangenehmes Begleitgefühl. Patient vermag sogar diese Empfindung richtig zu lokalisieren.

Die Hautsensibilität am Arme erweist sich wie folgt gestört: Die Berührungsempfindung und Temperaturempfindung ist erhalten geblieben, wenn auch herabgesetzt. Die Topognose (Lokalisationsvermögen) ist desgleichen erhalten, wenn auch unsicher und vielfach fehlerhaft. Die Schmerzempfindung jedoch ist völlig erloschen, sowohl für Nadelstiche, für den faradischen Pinsel, für die Franklinsche Funkenentladung, endlich für hohe Wärmegrade. Berührung mit einem heißen Nadelkopfe empfand er stets nur als bloßen Druck.

Schließlich muß noch das Erloschensein der pallästhetischen Empfindung bemerkt werden.

Sensibilitätsbefund (siehe Fig. 5): Im gleichmäßig schwarz gefärbten Areale besteht Hypalgesie bei erhaltenen übrigen Sinnesqualitäten. Im schraffierten Areale

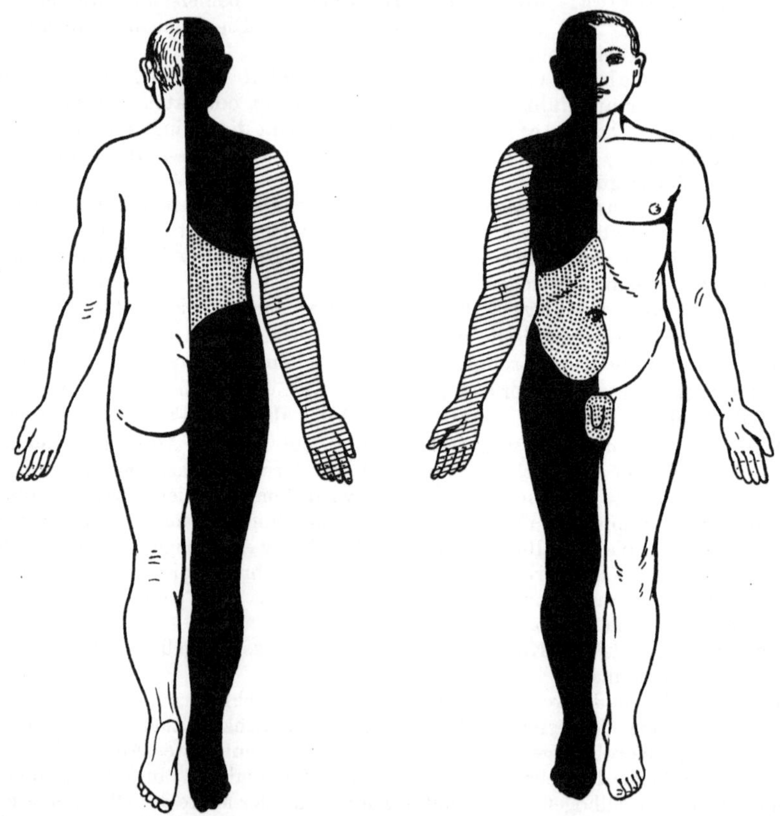

Fig. 5.

ist die Schmerzempfindung aufgehoben, bei Erhaltensein (wenn auch Abschwächung) der übrigen Sinnesqualitäten. Pallästhesie hier stark herabgesetzt. In den punktierten Partien ist Hyperalgesie vorhanden.

Die Beweglichkeit der Wirbelsäule und die Funktion der Rumpfmuskulatur erweist sich als intakt.

Die Bauchhautreflexe sind rechts und links gleich, schwächlich auslösbar.

Das rechte Bein ist durch chirurgische Veränderungen pathologisch gestellt, wird andauernd stark nach außen gedreht gehalten.

Muskelvolumen, Tonus und Muskelkonturen verhalten sich an den Beinen normal. Die K. S. R. und A. S. R. sind beiderseits etwas schwach, jedoch gleich stark auslösbar.

Der röntgenologische Befund des rechten Fußgelenkes ergibt: plantares Vortreten des Köpfchens des Metatarsus der großen Zehe. Außerdem besteht hier eine operative Arthrodese.

Der Gang ist schwerfällig, hinkend, entsprechend der habituellen Auswärtsdrehung des Beines. Stehen auf dem rechten Beine ist nicht möglich. Brach - Rombergsches Phänomen nicht vorhanden.

Harn- und Mastdarmbeschwerden fehlen.

Am Abdomen ist eine stark druckempfindliche Operationsnarbe (Blinddarmoperation) vorfindlich.

Interner Befund: Normale Herzdämpfung. Reine Herztöne. Der II. Ton über den großen Gefäßen etwas akzentuiert. Pulszahl pro Minute 80, bei Muskelanstrengungen bzw. bei Schmerzreizen bis über 100 ansteigend.

Temporalarterien mäßig stark, vortretend, geschlängelt. Karotiden beiderseits leicht verdickt.

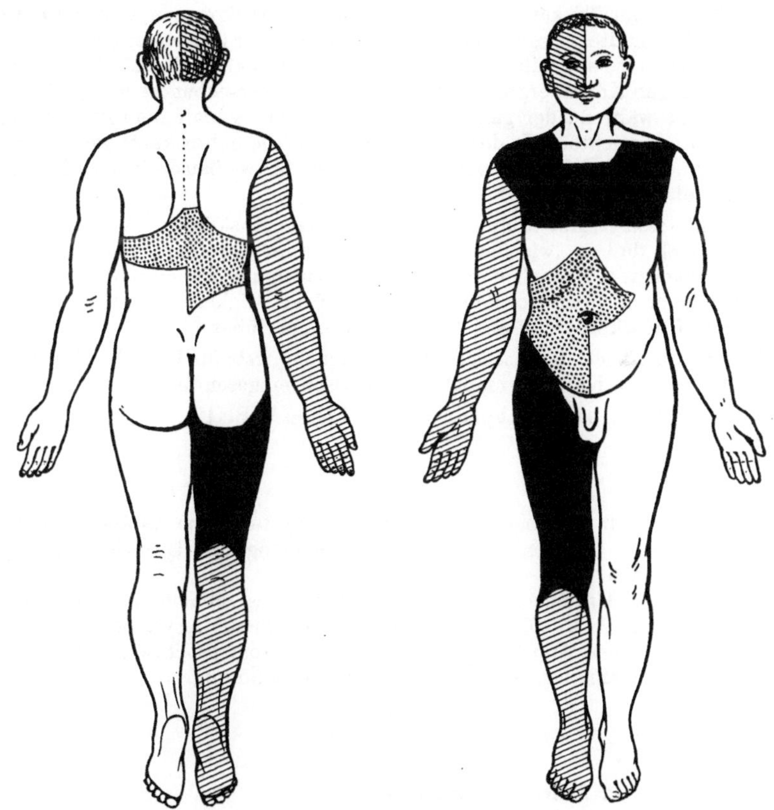

Fig. 6.

Arterieller Blutdruck mäßig erhöht. Der Blutdruck (in cm H_2O) gemessen am Oberarme zeigt zwischen rechts und links deutliche Differenzen, stets zu ungunsten der gelähmten Gliedmaße. Der Unterschied schwankt zwischen 5 und 10 cm H_2O.

Lungen gesund. Harn frei von pathologischen Bestandteilen. Testikel sehr druckempfindlich.

Psychischer Befund: Bis auf leicht eintretende Stimmungsanomalien in ängstlich depressivem Sinne sind psychische Reiz- sowie Defektsymptome nicht nachzuweisen. Die elementaren Gehirnfunktionen erwiesen sich intakt. Um seinen gelähmten Arm kümmert sich Patient gar nicht. Er behauptet, er komme im großen und ganzen mit seinem linken Arme vollkommen gut aus. Eigentliche Beschwerden verursacht ihm nur der Unterleib und das rechte Bein. Er ist überzeugt, nie mehr gesund und arbeitsfähig zu werden, der rechte Arm sei für ihn überhaupt verloren. Sprechfähigkeit gänzlich intakt.

Dekursus: Nach Ablauf eines Jahres (Juli 1909) wird Patient einer neuerlichen Untersuchung zugeführt. Seine Frau berichtet: Der Zustand der Lähmung hat sich völlig unverändert erhalten. Im Februar 1909 mußte Patient wegen Magengeschwüren operiert werden. Seit der Operation besteht oft ein stundenlang anhaltendes, nervöses Aufstoßen. Patient bekommt noch andauernd seine Ohnmachtsanfälle (alle drei Wochen ein derartiger Anfall). Er fällt dabei wie ein „Stück Holz" um, wird dunkelblau im Gesichte, sodann treten Muskelzuckungen am ganzen Körper auf, mit Verdrehen der Augen und Verziehen des Gesichtes, Schaumbildung vor dem Munde und Seitwärtswendung des Kopfes einhergehend. Nach jedem Anfalle fühlt sich Patient wie zerschlagen, matt und schlafsüchtig. Die Anfälle dauern mit dem nachfolgenden Schlafsuchtszustande etwa eine halbe Stunde. Einmal hat sich Patient während eines solchen Anfalles in die Zunge gebissen. Wiederholt ereignete es sich, daß Patient sich beim Hinstürzen verletzte, einmal im Gesichte, durch Fall in eine Türkante. Öfters ist es auch vorgekommen, daß Patient während eines Anfalles sich annäßte, gelegentlich trat auch noch in der letzten Zeit Enuresis nocturna auf. Die Frau berichtet bei Schilderung der Anfälle ausdrücklich, daß die Muskelzuckungen, die ansonst den ganzen Körper ergreifen, den rechten Arm verschont lassen: „Dieser krampft niemals mit, hängt während der ganzen Zeit des Anfalles schlaff herab". Dasselbe wird von einem Begleiter berichtet. In der letzten Zeit habe die Schreckhaftigkeit und Reizbarkeit zugenommen. Auch leide Patient an zeitweisen Schweißausbrüchen, die mit Angstaffekten einhergehen.

Der Kranke selbst gibt konforme anamnestische Auskünfte. Von seinen Anfällen wisse er nur so viel, daß es „wie Feuer über ihn komme", er dann Üblichkeiten verspüre und hinstürze. Nach dem Erwachen sei er wie zerschlagen und verspüre heftigen Kopfdruck. Für den Arm habe er nach wie vor kein Gefühl der Zugehörigkeit. Es sei dieser für ihn ein herabhängender Fremdkörper, dessen Schwere er nicht fühle.

Es konnte nun auch diesmal derselbe Untersuchungsbefund erhoben werden. Augenhintergrund normal, Gesichtsfeld mäßig konzentrisch eingeschränkt.

Neuerlicher Sensibilitätsbefund siehe Fig. 6 [1]**) S. 17.**

Zum Schlusse muß noch bemerkt werden, daß hysteriforme Anfälle niemals zur Beobachtung kamen, auch von der unmittelbaren Umgebung auf Hysterie suspekte Anfälle nicht geschildert werden.

Die psychische Untersuchung ergab andauerndes Fehlen psychopathologischer Erscheinungen gröberer Art. Die des öfteren vorgenommene „psychische Untersuchung" ergab niemals irgend einen Anhaltspunkt zur Annahme rein psychischer Prozesse als Ursache oder Begleiterscheinungen der vorhandenen Armlähmung.

Anhang: Fall III.

Heinrich St., 42 Jahre alt, Kutscher.

Anamnestische Vorbemerkungen, Befunde und Krankheitsverlauf: Der Vater des Patienten war ein starker Trinker, starb an Rotlauf im 46. Jahre. Mutter starb an einem Kehlkopfleiden im 59. Jahre. Ein Bruder des Patienten starb im 24. Jahre an Herzklappenfehler. Drei Geschwister starben an „Fraisen" in den ersten drei Lebensjahren.

Der Untersuchte litt angeblich niemals an „Fraisen", machte im 7. Lebensjahre eine infektiöse Kinderkrankheit mit Lungenkomplikation durch und erlitt im 14. Lebensjahre eine schwere Gehirnerschütterung. Er stürzte damals von einem Baume ca. 7—8 m hoch herab, war daraufhin neun Tage lang gehirnkrank, trug damals jedoch keine dauernden Folgezustände davon.

Den Militärdienst absolvierte er durch drei Jahre vorfallsfrei, war hierauf vier Jahre lang im Gendarmeriedienste. Zu dieser Zeit erkrankte er an „Rheumatismus und Neurasthenie" und wurde nach siebenmonatlichem Krankenstande vom Gendarmeriedienste

---

[1]) Die Bedeutung der eingezeichneten Areale ist S. 16 ersichtlich.

entlassen. Im Jahre 1906 erkrankte er an Bauchtyphus, welcher nach fünf Wochen ohne Nachkrankheiten ausheilte. Im Jahre 1904 erlitt er eine Verletzung durch ein Wagenrad, erlitt damals einen Rippenbruch und eine Schulterläsion rechts.

Der Untersuchte war niemals luetisch infiziert, hat niemals an Epilepsie, überhaupt nie an Krampfanfällen gelitten. Er war aber seit den Militärjahren ein starker Trinker. Er trank Bier, Wein, selbst Branntwein, zeitweise in großen Quantitäten.

Ende Januar 1909 erkrankte er an einem akuten psychopathologischen Zustande auf alkoholischer Grundlage, weshalb er auf die neurologisch-psychiatrische Klinik (geschlossene Abteilung) überbracht wurde. Er war damals gerade als Krankenpfleger angestellt, konnte wenig schlafen und laborierte kurz vorher an schweren Darmstörungen (Gastroenteritis).

Patient begann nun allerlei Akoasmen und „Stimmen" zu vernehmen, so: Pfeifen, Zischen, Rauschen, Poltern, den Zusammenprall von Puffern, hörte Singen, Trommeln, Hornblasen, ferner Stimmen bedrohenden und beschimpfenden Inhaltes (Phoneme), z.B. „man werde ihn niederschlagen, niederschießen"; er hörte allerhand schlechte Namen, z. B. „Leuteschinder" usw., sah außerdem vielfach Gestalten, die auf ihn zugingen und ihm drohten und hatte auch eine Reihe von eigenartigen kinetischen Empfindungen, fühlte sich z. B. wie durch eine Last zusammengepreßt, dann in die Luft gehoben und fortgeschleudert, hatte das Gefühl, als ob er mit seinem Bette weggerissen und in die Luft gehoben werde etc.

Nebstdem traten taktile Sinnestäuschungen zutage, z. B. warme Bestrahlungen, Beißen in den Fuß, die Empfindung des Fesselns, er verspürte, daß man Decken über ihn werfe, fühlte eigenartige kriechende Bewegungen am Rücken usw.

Patient war bei der Aufnahme in einem gefaßten Angstzustande, zeigte Neigung zum Systemisieren im Sinne eines Beeinträchtigungswahnes, war örtlich und zeitlich richtig orientiert. Den Krankheitszustand sah er als einen merkwürdigen Geisterspuck an, dessen Opfer er geworden sei.

Dieser Zustand dauerte etwa eine Woche an, worauf die Sinnesvorstellungen zurückgingen, die Wahnvorstellungen abblaßten, um schließlich zu verschwinden.

Die Diagnose wurde auf eine akute toxische Halluzinose gestellt und der Kranke nach etwa einmonatlicher Behandlung geheilt entlassen.

Vom damaligen körperlichen Befund ist hervorzuheben, daß bis auf Tremores, Spuren von Eiweiß und Indikan im Harne, einer mäßigen Verbreiterung der Herzdämpfung sowie Druckempfindlichkeit des Abdomens, keine weiteren pathologischen Erscheinungen vorhanden waren. Am Nervensystem fanden sich bei der Entlassung bis auf leichten Muskeltremor und einer mäßiggradigen Dermographie keinerlei Störungen an den nervösen Funktionen vor. Der Augenhintergrund war normal, die Sensibilität frei (Behandlungsdauer vom 25. I. bis 26. II. 1909).

Im März 1909 suchte Patient neuerdings und zwar freiwillig die Anstalt wegen einer leichten Rezidive seiner früheren Halluzinose auf. Er war bei der nunmehrigen Aufnahme lebhaft kongestioniert, ängstlich, zeigte frequenten Puls, war halluzinant, zeigte ansonst ein geordnetes Gebahren. Er berichtet, daß er seit Tagen wieder Stimmen höre und schlaflos sei. Er wies diesmal wieder ein stärkeres Zittern der Zunge und der vorgestreckten Hände, verbreiterte Herzdämpfung, Druckschmerzhaftigkeit der Lebergegend auf. Nach seiner Entlassung am 1. Juni waren auch diese körperlichen Erscheinungen wieder geschwunden.

Patient arbeitete nun einen Monat lang als Tagarbeiter, hatte schwere Körperarbeit zu verrichten, fühlte sich ansonst gesund. Anfangs Juli verspürte er nun ohne äußere Ursache eine öfter auftretende Schwäche in der linken Hand und im linken Fuße, zeitweilig Kälteempfindungen daselbst, Ameisenlaufen am linken Arme und Kopfschmerzen, zeitweise auch Magendarmbeschwerden. Er suchte deshalb freiwillig zum drittenmal die Anstalt auf und fand in der offenen Abteilung Aufnahme.

Der Befund ergab diesmal intakte psychische Verhältnisse, jedoch Perkussionsempfindlichkeit des Kopfes, mäßig eingeschränktes Gesichtsfeld, einen auffallenden Schwächezustand an der linken oberen Extremität im Sinne einer leichten Parese mit abnorm rascher Ermüdbarkeit (Myasthenie). Die Extremität war etwas bläulich gefärbt, fühlte sich kühler an, zeigte aber weder Atrophie noch Tonusveränderung. Dynamometer im Anfange etwa 30, nach mehreren Wiederholungen gleich Null. Händedruck dann auch kaum mehr fühlbar. Die Nervenstämme waren damals nicht empfindlich. Bei Zielbewegungen bestand leichte Unsicherheit. Der linke Trizepsreflex war schwächlich auslösbar, jedoch ohne nennenswerten Unterschied gegenüber rechts. Sensibilität am Arme: Berührungsempfindung vollständig aufgehoben, mit mangelhaftem Unterscheidungsvermögen von Spitze und Kopf; Schmerz- und Temperaturempfindung fast vollständig aufgehoben; Pallästhesie herabgesetzt; Muskelsinn und Stereognose hingegen fast intakt. Das linke Bein war eine Spur schwächer als das rechte, die K. S. R. und die A. S. R. waren gleich stark auslösbar, ohne nennenswerte Veränderung. Am linken Beine leichte Ataxie. Deutlicher Brach-Romberg. Beim Gehen wurde das linke Bein etwas nachgeschleift. Die Sensibilität an der linken Gesichtshälfte erwies sich als leicht herabgesetzt. Konjunktivalreflex und Nasenkitzelreflex links desgleichen leicht herabgesetzt. Rachenreflex gut vorhanden. Augenhintergrund normal, Augenbewegungen frei.

Die motorische Schwäche und erhöhte Ermüdbarkeit (Myasthenie) des linken Armes dauerte während der ganzen nunmehrigen Behandlung, in der Dauer von vier Monaten, mit geringen Intensitätsschwankungen unverändert an, desgleichen die Sensiblitätsstörungen. Der Kranke wurde diesmal nur gebessert entlassen.

Am 30. April 1910 bemerkte Patient beim Aufwachen in der Frühe, daß er den linken Arm gar nicht bewegen konnte und daß er auch das linke Bein schwächer bewegen konnte. Er verspürte dabei ein Gefühl von Ameisenlaufen und Eingeschlafensein in der linken Körperhälfte. Er setzte sich auf einen Stuhl heraus, von welchem er plötzlich herabstürzte und nunmehr linksseitig vollständig gelähmt war. Das Bewußtsein hatte er dabei nicht verloren, wußte alle Vorgänge in seiner Umgebung anzugeben. Mittels Rettungswagen in ein Krankenhaus gebracht, wurde bei ihm die Diagnose „linksseitige Halbseitenlähmung" auf Grund einer „Embolia cerebri" gestellt.

Die Lähmung selbst ging rasch zurück, doch blieb der linke Arm myasthenisch, anhaltend geschwächt. Am 14. Juni wurde Patient aus dem Krankenhause in ausgiebig gebessertem Zustande entlassen.

Ende Juni 1910 erlitt nun Patient einen zweiten „Schlaganfall". Er saß gerade am Anstandsorte, als er plötzlich bemerkte, daß seine linke Körperhälfte gelähmt sei und er sich nicht mehr erheben konnte. Die Lähmung heilte nach drei Tagen, auch diesmal mit „Myasthenie" aus.

Am 18. August erlitt Patient einen Unfall durch ein scheues Pferd. Er wurde vom Pferde nach rückwärts geworfen, erlitt hierdurch einen heftigen Schreck, sowie eine Kontusion des Kreuzbeines. Nach seiner Angabe wurde er vom Pferde auch an der Brust gepackt. Daraufhin in ein nächstliegendes Krankenhaus gebracht, verspürte er beim Sitzen, Gehen und Stehen Kreuzschmerzen und allgemeine rasche Ermüdbarkeit, doch konnte er am 2. September geheilt entlassen werden.

Patient war nachher wieder arbeitsfähig und nahm einen Dienst als Kutscher an.

Am 9. September wurde er auf offener Straße zum dritten Male vom „Schlage" getroffen, auch diesmal ohne Bewußtseinsverlust und wurde mittels Rettungswagen auf die Nervenklinik überstellt (vierte hierortige Aufnahme).

Bei dieser Aufnahme war Patient ruhig, bei freiem Sensorium, geordnet, zeigte normale Temperatur, keinen Alkoholgeruch aus dem Munde, war nach allen Richtungen hin im normalen Umfange orientiert. Sein Erinnerungsvermögen für die letzten Ereignisse war intakt.

Er erzählte, daß er mit seinem Fuhrwerke durch bestimmte Straßen fuhr und plötzlich, ohne daß irgend eine Aufregung oder sonstige Unlustgefühle vorangegangen wären, einen Schwindel sowie starkes Ameisenlaufen in der linken Körperhälfte verspürte, worauf er zusammenfiel. Vorherigen Alkoholgenuß, Affekterregung oder Schreck stellte er in Abrede, gab nur an, in der Nacht schlecht geschlafen zu haben. Bis in die letzte Zeit habe er seinen Posten als Kutscher anstandslos ausfüllen können, er sei mit dem Dienste zufrieden gewesen, nur habe ihn seine Arbeit eine Zeitlang körperlich sehr angestrengt.

Objektiver Befund bei der vierten Aufnahme: Puls ruhig, kräftig, rhythmisch, beträgt in der Minute 80. Der interne Befund ist normal beschaffen. Herzfigur normal, Herzarbeit kräftig; Töne rein, keine Akzentuation. Harn frei von krankhaften Bestandteilen. Lebergegend nicht druckempfindlich. Gesicht etwas kongestioniert. Augenmuskelbewegungen frei. Pupillenphänomene in Ordnung. Augenhintergrund normal.

Gesichtsfeld mäßig konzentrisch eingeschränkt. Fazialis frei, desgleichen der Hypoglossus. Geruchsvermögen herabgesetzt. Gehör frei. Beide Korneal- und Nasenschleimhautreflexe fehlen. Gaumen- und Rachenreflex erhalten, schwächlich auslösbar. Wassermannsche Reaktion negativ.

Die linksseitigen Gliedmaßen sind schlaff gelähmt, die linke Hand fühlt sich kühl an, ist bläulich verfärbt. Der Muskeltonus ist rechts gleich links beschaffen, sämtliche Sehnenreflexe an den oberen und unteren Extremitäten sind im normalen Umfange, rechts gleich links auslösbar. Die Bauchhautreflexe sind schwächlich, rechts gleich links. Sämtliche Rumpfbewegungen frei. Die Sensibilität ist an der ganzen linken Seite erloschen, diesmal Muskelsinn und Stereognose inbegriffen.

Die Diagnose wurde nun gestellt auf „Hemiplegia und Hemianesthesia totalis sinistra (ohne Beteiligung der Gehirnnerven) auf hysterischer Grundlage".

Vom Verlaufe ist hervorzuheben, daß sich die Lähmung des Beines rasch besserte und nach ca. einer Woche restlos verschwand. Der Arm besserte sich nur sehr langsam und zwar kehrte die Motilität zuerst in der Hand wieder zurück, während die Bewegungen im Schultergelenke am längsten ausgeschaltet blieben. Der Arm hing schlaff herunter, zeigte ansonst keinerlei Tendenz zu Spasmen bzw. Kontrakturen. Umfang des Oberarmes (Mitte) beiderseits gleich (29 cm). Muskeltonus und Relief war rechts immer gleich links beschaffen. Die Sensibilität besserte sich insoferne, als die Anästhesie am Beine größtenteils zurückging und am Arme die Berührungsempfindung, der Muskelsinn und die Stereognose sich wieder einstellten, auch die Temperaturempfindung zum Teile wiederkehrte, währenddem die Schmerzempfindung dauernd erloschen blieb.

Am 5. Oktober war das Gesichtsfeld wieder fast normal. Der motorische Schwächezustand und die Sensibilität zeigten auffällige Schwankungen, insbesondere die letztere, so daß bei den verschiedenen Untersuchungen sich manchmal Stereognose, Tastempfindung, Schmerzempfindung vorübergehend deutlich geschädigt zeigten.

Die Dynamometerleistung schwankte links zwischen 0 und 30, währenddem rechts stets ein Dynamometerdruck von 100 bis 120 erreicht wurde.

Bemerkt muß werden, daß in zunehmendem Grade starke vasomotorische Störungen konstatiert werden konnten und daß insbesondere auf Temperatur- und auf mechanische Reize starke vasomotorische Reaktionen erzielt wurden. Beide Hände waren oft dunkelblau gefärbt, fühlten sich kühl an; auf Druck entstanden dann hellziegelrote Flecken.

Nach einem vorübergehenden fieberhaften Zustande (Bronchitis) trat am 10. November 1910 neuerlich Zunahme der motorischen Schwäche am linken Arme auf.

Die nunmehrige Untersuchung ergab folgenden Befund: Sensorium frei. Augenmuskelbewegungen frei, Augenhintergrund und Gesichtsfeld frei; Fazialis, Hypoglossus frei. Ausgesprochene Schwäche des linken Oberarmes. Die linke Hand fühlt sich bedeutend kühler an als die rechte.

Grobe Muskelkraft der linken Hand ist gleich Null. Tonus eine Spur abgeschwächt. Sämtliche Bewegungen der linken Hand gelingen mit sichtlicher Anstrengung, dabei hat Patient das Gefühl rascher subjektiver Ermüdbarkeit (starke Ermüdungsgefühle). Bei der Wiederholung der Bewegung sinkt schließlich der Arm schlaff herab und kann dann eine Zeitlang nicht mehr bewegt werden. Bei Vornahme der Bewegung blickt Patient die Hand zum Teile an, zum Teile auch nicht. Ein Unterschied in der Bewegungsintensität unter Augenkontrolle oder bei Augenschluß existiert nicht.

Werden beide Arme passiv zur Horizontale erhoben, sinkt der linke sofort herab.

Die Sensibilität verhält sich folgendermaßen: an der linken Hand und am Vorderarme vom proximalen Drittel angefangen besteht Anästhesie für alle Sinnesqualitäten (inklusive Muskelsinn und Stereognose). Die rechtsseitige Imitation von passiv vorgemachten linksseitigen Handbewegungen gelingt nicht. Bei passiver Stellungsänderung der linken Hand findet (bei Augenschluß) Patient die linke Hand erst nach mehrfachem Herumtasten.

Beim Befund ist festzuhalten, daß bei Augenschluß keine Verschlechterung des Schwächezustandes auftritt, auch keine Apraxie und Ataxie.

Aufgefordert, links möglichst fest Faustschluß zu machen, gibt Patient zur Antwort: das bringe ich gewiß nicht zusammen. (Begleitvorstellung der Insuffizienz).

Zwischen dem 16. und 21. November dauerte die „Myasthenie" unverändert an. Der anfänglich erreichbare Dynamometerdruck von Marke 30 (an der äußeren Peripherie) geht nach fünfmaliger Wiederholung auf Null zurück.

Sensibilität und Stereognose wie früher. Pallästhesie erhalten. Umfang des Oberarmes rechts und links in der Mitte beiderseits gleich (29 cm). Tonus andauernd rechts gleich links. Trizepsreflexe beiderseits schwächlich, aber doch vorhanden. Die Schmerzempfindung am Arme aufgehoben, mit ziemlich scharfem Übergange in normale Empfindungszone; die Grenze läuft auch von der vorderen zur hinteren Achselfalte über das Akromion.

Werden dem Patienten Gegenstände in die linke Hand gegeben, so umklammert er dieselben, hält sie eine Zeitlang in der Hand fest, läßt sie dann fallen; weiß nichts davon. Temperaturunterschiede werden erkannt, jedoch empfindet Patient sehr intensive Temperaturreize ohne Schmerzkomponente. Die vasomotorischen Phänomene sind links lebhafter als rechts und zeigen auch ausgebreitetere Reaktionen.

Am 22. November gibt Patient spontan an, die Faust leichter ballen zu können. Die Myasthenie ist auch tatsächlich wesentlich gebessert. Bei Augenschluß keine Ataxie am linken Arme. Berührungsempfindung am linken Arme wieder vorhanden, Schmerz- und Temperaturempfindung noch stark herabgesetzt; Nadelstiche werden nur als Druck empfunden. Am linken Beine ist die Schmerzempfindung erhalten, vielleicht etwas geringer als am rechten. Tastbewegungen gelingen mit der linken Hand gut, desgleichen gelingt auch Zugreifen. Die Stereognose ist bis zu einem gewissen Grade wiedergekehrt. Topognose nicht exakt. Bei Augenschluß deutliches Schwanken der Körperachse.

Seit dem 23. November besteht zunehmende Besserung der motorischen Schwäche. Aufgefordert, einen festen Faustschluß zu machen, gibt er spontan an: „Heute kann ich es". Patient hat das Gefühl, die Faust leichter ballen zu können. Nadelstiche werden stets nur als Druck empfunden. Dynamometer links 30—40, rechts 120 (äußere Peripherie). In den nächsten Tagen hält die Besserung an. Während dieser Zeit Auftreten von spindelförmigen Knoten im Unterhautzellgewebe in beiden Armen, welche in der Nacht vergehen. Das linke Bein ist völlig frei, Schmerzempfindung hier erhalten. Patient kann Lageveränderungen an den linksseitigen Extremitäten richtig signalisieren. Stereognose links leidlich gut, Abtastbewegungen gelingen gut, die Erkennung von Raumgebilden ist verlangsamt. Andauernd starkes Schwanken bei Augenschluß.

Der am 30. November aufgenommene Status psychicus läßt erkennen: Andauernd geordnet, bis ins Detail orientiert, keine Labilität der Stimmungslage, Reaktionen im Milieu intakt. Keinerlei Apperzeptionsstörungen. Gedankenablauf ungestört, aktive und passive Aufmerksamkeit nach jeder Richtung intakt. Psychomotilität im normalen Ausmaße. Kombinationstätigkeit und Merkfähigkeit frei, die Suggestibilitätsprüfung ergibt einen negativen Befund.

Zwischen dem 3. und 6. Dezember 1910 trat eine Rezidive der Bronchitis mit vorübergehendem fieberhaftem Zustande ein, Besserung der Parese und Myasthenie aber anhaltend. Die linke obere Extremität ist weniger zyanotisch als früher, ist wie die rechte gleich warm anzufühlen. Patient fühlt sich auch subjektiv im linken Arme kräftiger, behauptet, „sich mehr zutrauen zu können". Dynamometer rechts 90—100, links 30.

Zwischen dem 17. und 30. Dezember tritt die Myasthenie wiederum im verstärkten Maße auf; äußere Ursache nicht vorhanden. Patient fühlt sich links subjektiv schwächer, klagt auch über schmerzhafte Ermüdungsgefühle. Die linke Extremität fühlt sich kühler an, bei Augenschluß sinkt sie rasch herab. Berührungsempfindung erhalten, Schmerzgefühl aufgehoben, Stereognose intakt, Muskelsinn erhalten. Der Patient hat normales Lagegefühl, richtige Selbstwahrnehmung. Subjektiv gibt er an, es fehle ihm an Kraftgefühl. Die analgetische Zone schneidet in einer Linie, die von der vorderen Achselfalte zur hinteren geht, ziemlich scharf von der normal empfindenden ab. Der Kranke äußert subjektive Klagen über Vertaubungsgefühle.

Am 9. Januar 1911, früh, trat wieder ganz plötzliche Myasthenie ein und zwar Verschlechterung bis zur völligen Kraftlosigkeit. Ursachen der plötzlichen Verschlechterung unbekannt. Der Zustand besserte sich gegen Abend desselben Tages. Sonst im großen und ganzen Status quo ante.

Zwischen dem 13. und 17. kann von einer langsam zunehmenden Besserung gesprochen werden, so daß am 20. Januar derselbe objektive Befund erkennbar war, wie er am 22. und 23. November statthatte.

Die wiederholt durchgeführten Blutdruckmessungen ergaben zu den verschiedenen Zeiten folgende Werte:

Blutdrucktabelle bei Fall III.

Datum	Systol. Blutdruck in cm H_2O[1]		Anmerkung
	Links (kranke E)	Rechts	
1910			
12. XI.	136	140	
16. XI.	136	126	½10 Uhr früh, gut geschlafen, Puls 72.
17. XI.	137	130	½10 Uhr früh
18. XI.	138	124	10 Uhr früh
19. XI.	145	125	10 Uhr früh
21. XI.	143	120	½11 Uhr früh
22. XI.	150	128	10 Uhr früh
25. XI.	130	130	
1. XII.	128	128	vormittags, nach dem Essen
13. XII.	135	135	
1911			
9. I.	134—136	126	abends, vor dem Essen
17. I.	132	128	vormittags, vor dem Essen

2. Diagnostische Zusammenfassung der Untersuchungsergebnisse der Krankenbeobachtungen I u. II nebst differentialdiagnostischen Bemerkungen und einschlägigen hirnpathologischen Erörterungen.

In den beiden ersten in extenso mitgeteilten Krankheitsfällen ist der Tatbestand einer habituellen rechtsseitigen Armlähmung (Monoplegie) gegeben. Bei dem Falle I erscheint die Monoplegie mit einer dauernden Pfötchenhandstellung kombiniert, welche selbst bei Bewußtseinsaufhebung in gleicher Weise persistent verbleibt.

Die Lähmungen sind mit eigenartigen Sensibilitätsstörungen vergesellschaftet.

Die Monoplegie betrifft sämtliche willkürlichen und unwillkürlichen Motilitätseffekte, ist im Falle I eine vollständige, während hingegen im Falle II bei Anstrengung nur rudimentäre Bewegung mit den Fingern ermöglicht ist.

In beiden Fällen besteht Selbstwahrnehmung des vorhandenen Motilitätsausfalles, gleichzeitig eine kennzeichnende Stellungnahme der betroffenen Individuen der gelähmten Gliedmaße gegenüber.

Die gleichseitige untere Gliedmaße war in beiden Fällen neurologisch intakt geblieben, desgleichen Fazialis und Hypoglossus, sowie das Sprachvermögen.

---

[1] Die Messungen wurden mit dem Blutdruck-Meßapparate nach v. Recklinghausen durchgeführt.

Von unseren beiden Kranken ist Fall I ein objektiv zweifellos konstatierter Epileptiker, während bei dem Falle II der Tatbestand eines epileptischen Leidens mit höchster Wahrscheinlichkeit angenommen werden muß. Anschließend daran muß die Bemerkung gegenüber gestellt werden, daß bei keinem dieser Kranken hysteriforme Anfälle zur Konstatierung gelangten.

In besonderem Maße erweckt bei beiden Fällen die Dauer der Lähmung unser Interesse, ferner die völlige Unveränderlichkeit bzw. Unbeeinflußbarkeit derselben, das Ausbleiben sekundärer „organischer" Veränderungen, endlich auch das im Falle I objektiv festgestellte (im Falle II anamnestisch berichtete) Ausbleiben der epileptischen Erregungsentladung im Bereiche der gelähmten Gliedmaße.

Hinsichtlich des Entstehungsmotives bestehen Unterschiede zwischen den beiden Fällen: Fall I zeichnet sich durch schubweise Entwicklung der Lähmung aus, Fall II durch einen apoplektiformen Eintritt. Bei dem Falle I kommt den epileptischen Insulten eine maßgebende Bedeutung in der Genese der Lähmung zu.

Eine materielle zerebrale Erkrankung herdförmiger Art, eine spinale oder periphere Affektion nervösen Gewebes, ist differentialdiagnostisch auszuschließen. So fehlten hier die bei organischen zerebralen Herderkrankungen charakteristischen Erscheinungskomplexe.

Die Mechanik der zerebralen Innervationsstörungen gestaltet sich bekanntlich nach Sitz und Umfang der Läsion, ferner nach der Art ihres Einsetzens in sehr verschiedener Weise (Monakow[1])). Die motorische Leistung der Hirnrinde besteht im Prinzipe darin, daß hier die tiefer repräsentierten physiologischen Elemente richtig kombiniert und in die richtige Sukzession gebracht werden, während die Bedeutung der subkortikalen Zentren darin zu suchen ist, die Prinzipalbewegungen und grob-automatischen Bewegungsmechanismen wirksam zu machen (Monakow). Einzuschalten wäre hierbei, daß die telenzephalen Lähmungen (Großhirnlähmungen) sich in letzter Linie als „verwickelte höhere Assoziationslähmungen" dokumentieren. Bei solchen Lähmungsformen sind stets zentripetale und vor allem die Zusammenfassung von Erregungsimpulsen bewirkende Funktionsbestandteile mitbeteiligt (Monakow). Eine Residuär-monoplegie organischen Ursprunges bei unseren Fällen ist zufolge Fehlens von Hypertonie, von dissoziierten Muskelverkürzungen sowie anatomischen Sekundärveränderungen an der Extremität, endlich mangels einer Hyperreflexie, nicht anzunehmen. Die Stellung eines zerebralgelähmten (mit Läsion des Pyramidensystemes) einhergehenden Armes ist bekanntlich durch sekundäre Flexionskontrakturen im Ellbogen-, Hand- und in den Fingergelenken gekennzeichnet. Diesen Lähmungsformen kommt insbesondere das Phänomen zu, daß die Streckergruppe mehr akinetisch, die Beugergruppe hingegen mehr kontrakturiert erscheint.

Die vorhandene Armmonoplegie muß funktionell außerhalb des Pyramidensystemes entstanden gedacht werden und muß hierbei dynamisch allen motorischen Apparaten, die bei dem Entstehen und Ablaufen von Bewegungen überhaupt beteiligt sind, a priori eine gewisse Rolle eingeräumt werden.

---

[1]) **Monakow,** Gehirnpathologie, I. Hälfte, S. 461 ff. (1905).

Es sind in unseren Fällen nicht nur alle Zweck- und Zielbewegungen (Bewegungskombinationen) ausgefallen, sondern es sind auch alle Prinzipalbewegungen ausgeschaltet, worunter hier alle gröberen Bewegungsformen gedacht sind, welche für mechanische Abwehrreaktionen, für Mithilfe oder für Affektausdruck unwillkürlich aufgebracht werden.

Die Unversehrtheit des Tonus, des Volumens sowie der elektrischen Erregbarkeit des Muskelsystemes der gelähmten Gliedmaße, das Erhaltenbleiben des Tiefenreflexes (Trizepssehnenreflex) muß Intaktheit des Vorderhornneurons, des spinalen Schaltzellensystems und des sensiblen peripheren Neurons mit seiner spinalen Aufsplitterung zur Voraussetzung haben. Es sind infolgedessen spinale oder gar peripher lokalisierbare organische Krankheitsprozesse auszuschließen.

Weiters muß Bedingung sein, daß die Einflüsse von Hemmung und Bahnung auf dem Wege der in Betracht kommenden subkortikalen motorischen und zerebellaren Leitungsbahnen auf dem spinoperipheren Reflexbogen sich gegenseitig das Gleichgewicht halten, also die Funktion des Reflexbogens weder nach der einen noch nach der anderen Richtung hin modifizieren.

Ein besonderes Augenmerk verdient die Tatsache des Ausbleibens der epileptischen Reizvorgänge an der gelähmten Extremität.

Nach den Leitsätzen, welche Binswanger[1]) in Übereinstimmung mit Bubnoff und Heidenhain[2]), Ziehen[3]), Johannsen[4]), Prus[5]), Bechterew[6]) und anderen Autoren über die Pathologie und Genese des klassischen epileptischen Anfalles aufgestellt hat, ist der Sitz der epileptogenen Zustandsveränderung des Gehirnes in das gesamte Organ zu verlegen und kommen neben der Rinde, der eine prinzipielle Präponderanz zukommt, noch die subkortikalen motorischen Zentralapparate (Stammganglien, Pons, Vierhügel, Medulla) in maßgebender Weise in Betracht. Für das Zustandekommen der Konvulsionen ist nun eine intensive und fast gleichzeitig mit der allgemeinen kortikalen Hemmungsentladung einsetzende Miterregung dieser subkortikalen motorischen Zentralapparate durchaus notwendig (Binswanger). Der Effekt dieser Miterregung ist nun zum Teile in der generalisierten tonischen Krampfphase gegeben, worauf dann erst die sogenannte klonische Phase einsetzt.

Wenn nun bei unserem Krankheitsfalle (Fall I), bei dem ein traumatogenes epileptisches Allgemeinleiden vorliegt, alle paroxysmellen Reizeffekte (sowohl die tonische als auch die klonische Phase) an der monoplegischen Extremität ausbleiben, ist der Schluß gerechtfertigt, daß in der Pathologie der in Rede stehenden Lähmung sowohl die kortikalen als subkortikalen motorischen Apparate in eigenartiger Weise ausgeschaltet sind. —

---

[1]) Binswanger, Arch. f. Psych. XIX. Die Epilepsie. 1899. Journ. f. Psych. u. Neurol.

[2]) Bubnoff und Heidenhain, Pflügers Arch. 1881/82.

[3]) Ziehen, Arch. f. Psych., Bd. XIX. 1890. Monatschr. f. Psych. u. Neurol. Bd. II. S. 77.

[4]) Johannsen, Inaug.-Diss. Dorpat 1895.

[5]) Prus, Wien. klin. Wochenschr. 1898. Nr. 38.

[6]) Bechterew, Neurol. Zentralbl. 1897. Nr. 4. S. 146.

Es ist auch an den Tatbestand einer sogenannten **Erschöpfungslähmung bei Epilepsie**, wie solche von **Jackson**[1]), **Higier**[2]), **Clark**[3]), **Féré**[4]), **Redlich**[5]), **Binswanger**[6]), **Todd - Robertson**[7]), **Finkelnburg**[8]), **Bratz-Leubuscher**[9]), **König**[10]), **Spielmeyer**[11]) u. a. berichtet werden, zu denken. **Clark** erwähnt zwar in seinen ausführlichen Mitteilungen, daß solche postparoxysmelle Erschöpfungslähmungen relativ häufig vorzukommen pflegen und wie **organische** Lähmungen diversester Art durch längere Zeit hindurch bestehen, in Ausnahmefällen sogar zu Dauerformen werden können.

Letzteres berichten u. a. **Spielmeyer**[12]), **Oster-Sachs**[13]), **Stransky**[14]).

Die Differentialdiagnose zwischen postparoxysmellen Erschöpfungslähmungen und „organischen" ist nach **Clarks**[15]) Anschauungen oft schwierig, gelegentlich aber gar nicht durchzuführen. Die persistent verbleibenden Erschöpfungslähmungen (meist Hemiplegien) haben aber wohl fast immer eine organische Grundlage, sie beruhen auf Hämorrhagien und Embolien, die während des Anfalles sich ereigneten. So berichtet u. a. **Broadbent**[16]) über einen Fall, bei welchem zu Beginne eines Anfalles eine rechtsseitige Hirnarterienembolie mit nachfolgender Hemiplegie auftrat.

Hierzu muß beigefügt werden, daß die persistent verbleibenden postparoxysmellen Lähmungen, denen solche grob-anatomische Läsionen supponiert werden, ihre organische Herkunft regelmäßig über kurz oder lang durch die bekannten Sekundärveränderungen erkennen lassen.

In allen beschriebenen Fällen (zumal bei den von **Clark** herangezogenen), **fehlen spezifisch-hysterische Stigmata.**

Schlaffe Lähmungen von Gliedmaßen bei Hystero-Epileptikern, die im unmittelbaren Anschlusse an Anfälle aufgetreten sind, werden des öfteren berichtet; doch handelt es sich hier stets um **transitorische Zustände**, bei denen z. B. nach einem erneuten Anfalle der Status quo ante wieder hergestellt wurde (**Haßlauer**[17]).

Higier[18]), **Oppenheim**[19]), **Bornstein**[20]), **Marchand-Olivier**[21]) beschrieben interessante, paroxysmale schlaffe Lähmungen bei Epileptikern,

[1]) **Jackson**, zit. nach **Binswanger**.
[2]) **Higier**, Neurol. Zentralbl. 1897. S. 152. Nr. 4.
[3]) **Clark**, Arch. of Neur. Vol. II u. III, 1900, Heft 3/4.
[4]) **Féré**, Epilepsie 1896 (Übersetz.).
[5]) **Redlich**, D. Z. f. N. Bd. 36. 1909. 3.—4. Heft.
[6]) **Binswanger**, l. c.
[7]) **Todd - Robertson**, zit. nach **Redlich**, l. c.
[8]) **Finkelnburg**, Münch. med. Wochenschr. 1908.
[9]) **Bratz - Leubuscher**, Neurol. Zentralbl. 1906. S. 138.
[10]) **König**, D. Z. f. N. 1897. Bd. 11.
[11]) **Spielmeyer**, Münch. med. Wochenschr. 1906. Nr. 29.
[12]) **Spielmeyer**, l. c.
[13]) **Oster - Sachs**, zit. nach **Redlich**, l. c.
[14]) **Stransky**, Wien. klin. Wochenschr. 1908. S. 171.
[15]) **Clark**, l. c.
[16]) **Broadbent**, Ref. Neur. Jahresber. VII. 1903. S. 571.
[17]) **Haßlauer**, Würzb. Abh. IV. Bd., 1904. Heft 10.
[18]) **Higier**, D. Z. f. N. 1898. Bd. 14.
[19]) **Oppenheim**, Lehrb. d. Nervenkr., 4. Aufl., Bd. II.
[20]) **Bornstein**, D. Z. f. N. 1908. Bd. 35. 1908. S. 407.
[21]) **Marchand - Olivier**, zit. nach **Bornstein**.

die von ihnen als Abarten von epileptischen Äquivalenten (spinaler Genese) aufgefaßt werden.

Bezeichnend ist, daß diese paroxysmellen Lähmungen stunden- bis tagelang andauerten und länger dauernde Paresen zurückließen. Hysterische Kennzeichen fehlten auch hier vollständig.

Nicht unerwähnt sollen die Berichte von Longwill[1]), Russel[2]) u. a. bleiben über passagere, auf lokalen, vasomotorischen Störungen fußende Lähmungen, zumal Hemiplegien. Oppenheim[3]) schließt sich der Ansicht Longwills an und anerkennt die Möglichkeit einer solchen Entstehungsweise von Lähmungen, betont aber, daß es sich hier meist um erkrankte Gefäße handelte, die durch vasomotorische Einflüsse vorübergehend für den Blutzufluß ausgeschaltet werden.

Es wäre noch die Frage zu entscheiden, inwieweit das Ausbleiben der epileptischen Reizerfolge an der monoplegischen Gliedmaße für die Auffassung der Lähmung nach irgend einer Richtung hin Klärung zu bringen imstande ist.

Das Ausbleiben von klonischen Krampferscheinungen bei umschriebenen anatomischen Schädigungen ist mehrfach bekannt geworden.

Unverricht[4]) sah nach Exstirpation eines Rindenherdes bei Tieren und nachfolgender elektrischer Auslösung eines generellen epileptischen Anfalles ein Ausbleiben der Krämpfe in dem dem Defekte entsprechenden Muskelgebiete.

Redlich[5]) sah dies nach operativer Entfernung eines im linken Armzentrum sitzenden Tuberkels.

Féré[6]), Chardon und Raviart[7]) beschrieben Epileptiker, die später Apoplexien mit Halbseitenlähmung akquirierten, wobei nunmehr die Anfälle die gelähmten Extremitäten von Krämpfen freiließen. Ähnliches sah auch ich bei einem traumatischen Epileptiker, der zu wiederholten Malen trepaniert wurde.

Bei sämtlichen dieser Fälle hatten sich grob-anatomische Läsionen etabliert, wobei die Lähmungen ihre anatomische Herkunft auch äußerlich dokumentierten.

Von einem Ausbleiben der tonischen Phase bei den geschilderten Lähmungen ist nirgends die Rede, ist auch meines Wissens bei Epilepsiefällen mit anatomischen Hirnveränderungen noch nicht einwandfrei beobachtet worden.

Schließlich muß des Umstandes Erwähnung getan werden, daß bei solchen anatomischen Lähmungen — soweit sie einen Arm im vollen Umfange umfassen — in der Regel eine, wenigstens entfernte Mitbeteiligung des gleichseitigen Beines vorhanden war.

---

[1]) Longwill, Scott. Med. Journ. 1906.

[2]) Russel, Berl. klin. Wochenschr. 1890. Nr. 25.

[3]) Oppenheim, Berl. klin. Wochenschr. 1890. Nr. 25 u. Lehrb. d. Nervenkr., 4. Aufl., II. Bd.

[4]) Unverricht, Deutsch. Arch. f. klin. Med. 1890, Bd. 46.

[5]) Redlich, l. c.

[6]) Féré, Compt. rend. de la Soc. de Biolog. 1897.

[7]) Chardon u. Raviart, L'écho médic. 1905, Nr. 2.

In Würdigung der vorstehenden Erörterungen können die Lähmungen bei unseren Fällen nur aus einer funktionell abgeänderten Dynamik der zerebralen motorischen Stationen entstanden gedacht werden und müssen die Monoplegien angesichts der Existenz spezifisch-hysterischer Erscheinungen diagnostisch unter den **Sammelbegriff der hysterischen Lähmungen** subsumiert werden.

Immerhin nehmen diese Monoplegien innerhalb des Rahmens der hysterischen Lähmungsformen eine nach mehrfacher Richtung hin abweichende, eigenartige Sonderstellung ein.

3. Allgemeines zur Pathologie der hysterischen Lähmungen.

Die nachstehenden Ausführungen verfolgen den Zweck, die in der überreichen Literatur über hysterische Lähmungen niedergelegten Anschauungen für die vorliegenden Untersuchungen in den wesentlichsten Punkten zu referieren.

Die außerordentlich zahlreichen, eigentümlichen und vielgestaltigen Erscheinungsformen des hysterischen Gesamtleidens gaben seit Charcot die breiteste Grundlage zur Ausgestaltung spekulativer Deutungen ab. (Siehe auch pag. 1—3).

Die Lehren der Charcot-Schule gipfeln in dem bekannten Dogma der Unteilbarkeit des Krankheitswesens der Hysterie und der klinischen Einheitlichkeit ihrer Symptomenkomplexe.

Diesem Dogma wurde im Laufe dieses Jahrzehntes durch die Erfahrungen und Experimente einsichtsvoller Forscher der Boden entzogen und steht die Hysterie gegenwärtig unter dem Zeichen ihres Verfalles.

„Als Nervenkrankheit fällt die Hysterie auseinander." Diesen Satz Raimanns[1]) möchte ich an die Spitze der nunmehrigen Betrachtungen über die hysterischen Lähmungen (bzw. motorischen Ausfallserscheinungen) stellen.

Die Syndrome, welche man heutzutage noch unter diesen Begriff bringt, können nach Art, Dauer und Verlauf der sie konstituierenden Krankheitsphänomene nicht mehr als einheitliche nervöse funktionelle Störungen aufgefaßt werden. Ja noch weiter: die hysterischen (hysteriformen) Lähmungen können in ihrer Gesamtheit nicht einmal auf einem gemeinsamen Erfolgsfelde untereinander in einen inneren Zusammenhang gebracht werden.

Bei einer umfangreichen, ich möchte sagen größeren Gruppe der hysterischen Lähmungen pflegen zumindest während des Bestandes derselben psychopathologische Begleitzustände statt zu haben. Es gibt überhaupt nur relativ wenig hysterische Lähmungen, bei denen die psychischen Elementarvorgänge nach jeder Richtung hin intakt sind. So bestehen Apperzeptions- (Auffassungs-), Merkfähigkeits-, Aufmerksamkeits - Störungen, gelegentlich Erinnerungsfälschungen (Pseudologie), Stimmungslabilität mit besonderem Hervortreten von Unlustaffekten, Neigung zu unmotivierten explosiven Affekterregungen, zu traumhaften Sinnestäuschungen, rasche Ermüdbarkeit, Zwangsvorstellungen, kombinatorische Insuffizienz und im besonderen Grade erhöhte Suggestibilität. Der psychische Gesamthabitus entspricht vielfach dem unter dem Namen „hysterischer Charakter" bekannten Degenerationszustände.

---

[1]) Raimann, Die hysterischen Geistesstörungen. Wien 1904.

Das Sensorium ist vielfach — wenn auch geringgradig — unklar, dämmerhaft, hierbei labil, Erinnerungslücken zurücklassend.

Der in der kasuistischen Verwertung der hysterischen Lähmungen wiederholt erhobene Mangel einer lückenlosen objektiven Darstellung des gesamten Hirnzustandes ist ein Anzeichen dafür, daß auf diese wichtige Tatsache nicht immer in vollem erforderlichen Ausmaße Bedacht genommen worden ist.

Selbst bei jenen hysterischen Lähmungen (bzw. Paresen), denen der Tatbestand eines isolierten „Ausfalles des Muskelbewußtseins", einer sogenannten „Bewußtseinseinengung", einer „zirkumskripten motorischen Amnesie", einer „motorischen Abulie", eines „Sejunktionsvorganges" usw. unterlegt worden ist (Lasègue[1]), A. Pick[2]), Duchenne[3]), Janet[4]), Richer[5]), Binet[6]), Pitres[7]), wurde viel zu wenig der allgemeine Hirnzustand berücksichtigt, obzwar diese Gattung von hysterischen Lähmungen (Paresen) von allen in Betracht kommenden Forschern auf „psychische Ausfallserscheinungen" bezogen worden ist. Unter diesen „psychischen Ausfallserscheinungen" waren aber eigentlich nur diejenigen psychischen Leistungen verstanden, welche mit der kortiko-motorischen Dynamik in irgend einer unmittelbaren Beziehung standen. So verstand man unter diesen Ausfallserscheinungen eine Art „Abblassen der Erinnerungsbilder der Bewegungsvorstellungen" somit eine Art spezifische Amnesie, ferner eine lokalisierte „Bewußtseinsenge" etc. Fazit ist daß diese Vorkommnisse mit den feinsten psychologischen Methoden behandelt wurden und daß aber zur Untersuchung irgend eines Theoremes immer wieder neue Theorien ins Treffen geführt wurden.

Hier möchte ich nunmehr eine Spezies hysterischer Lähmungen herausheben, nämlich diejenigen, welche durch Verlust der Willkürmotilität bei Ausschaltung des Gesichtssinnes gekennzeichnet sind, bei welchen unter Beihilfe des Gesichtssinnes dann Willkürbewegungen komplexer Art anstandslos geleistet werden können.

Die auf diese Art von der Willkürmotilität bedingungsweise ausgeschalteten Gliedmaßen sind regelmäßig von mehr oder minder schweren kutanen und tiefen Sensibilitätsstörungen befallen. Bei kutanen Hyp- und Anästhesien findet man gar nicht so selten eine Einbuße (Insuffizienz) der motorischen Leistungen in den ergriffenen Körperabschnitten, die sich gelegentlich unter dem Bilde einer Myasthenie (Amyosthenie) präsentieren. Die Symptome der Motilitätsinsuffizienz können mit den Schwankungen der Sensibilitätsstörungen gleichen Schritt halten (Binswanger[8])).

Es waren insbesonders Exner[9]), welcher für den physiologischen Ablauf von Willkürbewegungen die Intaktheit der zentripetalen Reizleitung und

---

[1]) Lasègue, Etudes medical, I. u. II. 25.

[2]) Pick, Zeitschr. f. Physiologie und Psychologie der Sinnesorgane. IV. 1893.

[3]) Duchenne, zit. nach Richer (s. u.).

[4]) Janet, Der Geisteszustand der Hysterischen. 1894.

[5]) Richer, Hysterische Lähmungen etc. 1892. Paris.

[6]) Binet, L'année psychol. III, 1897 (65).

[7]) Pitres, Leçons cliniq. sur l'hystérie. Vol. I u. II. Paris 1891.

[8]) Binswanger, Die Hysterie. Wien 1904.

[9]) Exner, zit. nach Binswanger.

Rezeption als erforderlich hinstellte, welcher Anschauung Edinger [1]), Ewald [2]), Bethe [3]), Strümpell [4]) u. a. durch Betonung der Wichtigkeit der sensiblen Kontrolle für die Regulierung rein motorischer Vorgänge beipflichteten. Man kann tatsächlich derartige Störungen der Sensomobilität im Sinne Exners zur Erklärung mancher motorischer Schwächezustände bei Hysterie heranziehen. Solche hysterische Motilitätsinsuffizienzen sind nach dem jeweiligen Hirnzustande (Affekte) bedeutenden Schwankungen unterworfen. Bei Schädigung der Tiefenempfindungen können sich in fließenden Übergängen paretische und ataktische Schwächezustände bis zu vollständigen Lähmungen ausgestalten. Solche Vorgänge gehören zu den bekanntesten Phänomenen der Neuropathologie. In der Literatur sind mehrfach solche Fälle bekannt, darunter auch der seltene Binswangersche Fall [5]), der sich durch Eintreten von Handlähmung (bzw. ataktischer Parese des Armes) unter Augenabschluß bei dem Tatbestande einer isolierten Aufhebung des Muskelsinnes (und der Stereognose) auszeichnet. Der Fall ist deshalb erwähnenswert, weil alle unter Augenabschluß vorhandenen Motilitätsstörungen bei offenen Augen nicht statthatten.

Die durch Ausfall der Willkürmotilität an einer oder an mehreren Gliedmaßen bei Augenabschluß gekennzeichneten Lähmungen, sogenannten Duchenneschen Lähmungen, wurden von Duchenne [6]), Lasègue [7]), Pitres [8]), A. Pick [9]), Sollier [10]) u. a. als die hysterischen Lähmungen im engeren Sinne des Begriffes angesehen und eingehenden analytischen Forschungen unterworfen. Das Bemerkenswerte bei diesen Lähmungen ist die Funktionserhaltung der subkortikalen Bewegungsmechanismen.

Mit Recht präzisiert Binswanger seine Ansichten hierüber dahin, daß diese Form von „Willkürlähmungen“ durch den Ausfall der Bewegungsregulierungen verursacht sind.

Bekanntlich bewirken Schmerzempfindungen, zumal wenn sie in irgend einer Weise mit der Motilität in Beziehung stehen, in ganz bedeutendem Grade Abschwächung der motorischen Leistungen. Stellen sich affektbetonte Hemmungsvorstellungen ein (Binswanger), werden die motorischen Ausfallserscheinungen um so intensiver. Hierher gehört die reflektorisch-motorische Insuffizienz von Gliedmassen bei peripherem, durch Bewegungsintentionen ausgelöstem Schmerzreize, so z. B. erzeugt durch Reizvorgänge realer Art (z. B. Gelenkserkrankungen, traumatische Folgen etc.). Hierher gehören des weiteren die dermalen noch als funktionell auszuprechenden latenten Hyperalgesien aller erdenklichen Art, seien sie kutan oder tief lokalisiert (z. B. die Arthralgien, die topischen Schmerzzonen). Bei disponierten Individuen können nun derartige Schmerzreize Lähmungen von Gliedmaßensegmenten bzw. ganzen Gliedmaßen

[1]) Edinger, zit. nach Binswanger, l. c.
[2]) Ewald, zit. nach Binswanger, l. c.
[3]) Bethe, zit. nach Binswanger, l. c.
[4]) Strümpell, zit. nach Binswanger, l. c.
[5]) Binswanger, l. c.
[6]) Duchenne, l. c.
[7]) Lasègue, Etudes médicales. II, 25.
[8]) Pitres, Gaz. méd. de Paris 1888. Nr. 12—16.
[9]) Pick, A., Zeitschr. f. Physiologie und Psychologie der Sinnesorgane. IV. 1893, l. c.
[10]) Sollier, Genèse et nature de l'hystérie. 2 Bd. Paris 1897.

nach sich ziehen (Binswanger[1]), Voß[2]) u. v. a.). Unter Disposition versteht man hier wiederum mehr oder minder ausgeprägte Abänderungen im nervösen Gesamtzustande. Die bei solchen Schmerzlähmungen entstandene Gebrauchsunfähigkeit, richtiger gesagt Inaktivstellung, vermag nach der Meinung mehrerer Autoren unter geeigneten Umständen sekundär zu einem anhaltenden Ausfalle der motorischen Impulse zu führen. Inwieweit Schmerzreize subkortikale Bewegungsinnervationen hemmen können (Prinzipalbewegungen), kann hier nicht besprochen werden.

Wir kommen nunmehr auf die rein „ideogene" Provenienz hysterischer Lähmungen zu sprechen. Die fördernde Einwirkung bestimmter unlustbetonter Vorstellungen auf die Entstehung hysterischer Lähmungen bedarf dem Gesagten nach keiner weiteren Betonung. Es gibt reine, von überwertigen Vorstellungen abhängige Lähmungen, die von transitorischer Dauer sind und als interkurrente Symptome hysterogener Hirnfunktionsstörungen zu gelten haben. Man kann solcherlei Lähmungen, die gelegentlich auf Induktion bei erhöhter Suggestibilität beruhen, auch bei luzidem Sensorium entstehen sehen. Nach Aufhören der überwertigen Lähmungsvorstellungen, d. i. der diesen Vorstellungen zugrunde liegenden Hirnvorgänge, pflegen die Lähmungen restlos zurückzugehen. Noehte[3]) z. B. beschreibt einen neuropathisch veranlagten Soldaten, welcher eine vorübergehende hysterische Monoplegie bekam, als er bei einem Kameraden die Folgen eines apoplektischen Insultes sah. Bei Lähmungen dieser Art ist die spontane Aufmerksamkeit auf den Bewegungsausfall geradezu hingelenkt.

Von bemerkenswertem Interesse sind die im Anschlusse an hysterische Anfälle (auch hystero-epileptische) entstandenen Lähmungen. Die Literatur befaßt sich damit stellenweise in ausführlicher Art. Die so hervorgerufenen motorischen Lähmungen sind regelmäßig noch mit sensiblen vergesellschaftet, können sich rasch zurückbilden, aber auch — wenigstens bis zu einem gewissen Grade — persistent, ja selbst in vollem Umfange fortbestehend bleiben. Zum Teile fallen sie in jene Kategorie, bei welcher die Sensomobilität Exners in Betracht kommt.

Eine letzte Gruppe von Lähmungen, die in den Rahmen dieses Kapitels hineinpassen, bilden die hysterischen Apraxien und Parapraxien. Es können hier die Muskelaktionen anstandslos geleistet werden, hingegen bestimmte Bewegungskombinationen (Zweckbewegungen) nicht: hierher gehört als bekannteste Form die Astasie, Abasie (Dysbasie) und Agraphia hysterica.

Zum Schlusse noch ein Wort über die hysterischen Myasthenien (Amyosthenien): sie sollen nur soweit berücksichtigt werden, als sie außerordentlichen Schwankungen nach Dauer und Intensität unterworfen sind und den kompletten Lähmungen vorausgehen bzw. ihnen folgen können und daß den affektiven Vorgängen eine besonders fördernde Rolle zukommt. Im übrigen sei auf das S. 30 bereits Gesagte verwiesen.

Die hysterischen Lähmungen sind durchwegs schlaffer Natur. Bei den bisher besprochenen psychogenen Lähmungen läßt sich der Nachweis führen, daß nur die Willkürbewegung aufgehoben ist, während die automatischen

---

[1]) Binswanger, l. c.
[2]) Voß, Klinische Beiträge zur Lehre von der Hysterie. Jena 1909.
[3]) Noehte, Deutsche Mil.-Zeitschr. 1904. Nr. 4.

(affektiv-reflektorischen, z. B. Abwehrbewegungen), erhalten sind. Allerdings können auch diese letzteren in ihrem gesetzmäßigen Ablaufe alteriert werden. Alle für die Organisation der Willkürmotilität physiologisch überhaupt in Betracht kommenden Apparate, die Aktionen im Bewußtseinsorgane bis zur fokalen Realisierung gegebener Impulse können innerhalb einer echten hysterischen Lähmung in bestimmtem Ausmaße sowie in bestimmter Zusammensetzung tangiert sein.

Binswanger[1]) gibt an, daß etwa die Hälfte aller hysterischen Lähmungsformen hemiplegischer Art sind. Nach Voß[2]) beträgt die Zahl der Hemiplegien nur den dritten Teil.

Der Beginn ist im überwiegenden Maße ein plötzlicher, seltener allmählicher. Die Prognose wird von den meisten Autoren günstig hingestellt, wenn auch nach Wochen- bzw. Monatsfrist erst Heilungen eintreten. Von sämtlichen Autoren wird hingegen die Neigung zu Rezidiven betont. Eine nicht geringe Anzahl hysterischer Lähmungen bleibt dauernd unverändert, allen Heilungsversuchen trotzend. Es liegen aber auch bekanntlich zahlreiche Berichte vor, worin Heilungen hysterischer Lähmungen mittels Hypnoseanwendung berichtet werden.

Die hysterischen Monoplegien sind verhältnismäßig selten. Die Autoren machen darauf aufmerksam, daß bei den hysterischen (schlaffen) Monoplegien eine, wenn auch geringe Mitbeteiligung der anderen Extremität derselben Körperhälfte vorhanden zu sein pflegt. Bei den segmentalen Lähmungen sind niemals Muskelgruppen, welche von bestimmten Nervenstämmen bzw. Rückenmarksegmenten aus versorgt sind, sondern immer nur funktionell zusammengehörige Bewegungskomplexe, welche, wie Oppenheim[3]) ausführt, nach der Vorstellung des Kranken eine Einheit bilden, getroffen.

Nicht so selten gehen die hysterischen Extremitätenlähmungen mit Begleiterscheinungen einher. Es sind außer den bekannten sensorischen, sensiblen, psychischen u. a. Begleitsymptomen auch eine Reihe von Motilitätsstörungen innerhalb anderweitiger Innervationsgebiete angetroffen worden. Alle Willkürmuskelgebiete, einfache und komplexe, können beteiligt sein. Auf dem Gebiete der Laut- und Sprachbildung kann Aphonie, psychomotorischer Mutazismus, selbst vorübergehende motorische Aphasie vorkommen. Die Störungen im Bereiche der Augenmuskulatur sind Diplopie, Ptosis und zwar schlaffe und pseudoparalytische, (Binswanger[4]), Wilbrand und Sänger[5]) u. a.). Selbst konjugierte Blicklähmungen, z. B. nach aufwärts, konnte ich feststellen. — Bei Fazialisbeteiligung ist regelmäßig der Mundwangenfazialis mitbetroffen, und nur sehr selten der ganze Stamm, (Boinet[6]) Féré[7]), Oppenheim[8]), Binswanger[9]), Ziehen[10]), u. a.). Manchesmal ist bei Fa-

---

[1]) Binswanger, l. c.

[2]) Voß, l. c.

[3]) Oppenheim, Lehrb. d. Nervenkrankh. 4. Aufl. II. Bd.

[4]) Binswanger, l. c. pag. 372 u. 385.

[5]) Wilbrand und Sänger, „Über Sehstörungen bei funktionellen Nervemleiden. Leipzig 1892.“

[6]) Boinet, Progr. méd. 1891.

[7]) Féré: Rév. de méd. 1897.

[8]) Oppenheim, Neur. Zentralblatt 1892. pag. 357.

[9]) Binswanger, l. c. pag. 364 ff.

[10]) Ziehen, Med. Klinik 1906. Nr. 25. pag. 641.

zialisbeteiligung eine eigenartige Mischung von Parese und Spasmus an der homo- und kontralateralen Seite ersichtlich.

Die hysterischen Lähmungen treten häufig im Anschlusse an Anfälle, an Affekterregungen (Schreck), nicht so selten auch ohne jede nachweisbare unmittelbar auslösende Ursache auf. Der Grundsatz, daß die hysterischen Lähmungen viel weniger schwerwiegender Natur sind als die organischen, gilt gewiß für den Großteil der Fälle. Mit Recht wird jedoch von Neurologen, u. a. Binswanger, betont, daß man sich hier zu keiner allzu optimistischen Auffassung bestimmen lassen darf. (Über klinische Eigentümlichkeiten der hysterischen Lähmungen siehe S. 43 ff.)

4. Bemerkungen zur Ätiologie der Hysterie, insbesondere der traumatischen.

Ich halte es für angezeigt, den bisherigen psychophysiologischen Ausführungen über die hysterischen Lähmungen einen Überblick über einen Teil der für die hysterogene Hirnveränderung — zu deren Teilerscheinungen eben die Lähmungen gehören — anerkannten ursächlichen Momente gegenüber zu halten.

Binswanger[1]) hebt Keimschädigung durch Alkohol, Lues, Tuberkulose, Morphinismus und durch konstitutionelle Erkrankungen wie Diabetes Gicht, hervor. Grasset[2]), Bourneville[3]), Saville[4]), Voß[5]), Bassenco[6]) u. a. stehen auf dem gleichen Boden. Von den im individuellen Leben erworbenen Schädlichkeiten werden akute und chronische Vergiftungen (Alkoholismus, Morphinismus, Saturnismus, Merkurialismus) genannt (Voß, Laudenheimer[7]), Abramowitsch[8]) u. v. a.). Es mehren sich in der letzten Zeit immer mehr Stimmen, welche den akuten Infektionskrankheiten (Typhus, Scharlach, akuter Gelenkrheumatismus, Angina, Influenza, Diphtherie, Pneumonie, Malaria, Sepsis) eine maßgebende Rolle zuschreiben, Curschmann[9]), Binswanger, Voß, Leichtenstern[10]) u. a. So sah Voß[11]) bei 123 Infektionskranken 19 mal im Anschlusse an diese Krankheiten Hysterien entstehen. Eine ganz bemerkenswerte Rolle kommt der Lues zu. Im Gegensatze zu Charcot und seiner Schule wird von Fournier[12]), Kirkoff[13]), Jolly[14]), Rouby[15]), Zerner[16]), auch Gilles

---

[1]) Binswanger, l. c.

[2]) Grasset, The relations of hysteria with the scrofulosis and the tubercular diathesis. Brain 1884.

[3]) Bourneville, Arch. de neurol. 1899.

[4]) Saville, Lancet 1904 (Jan.).

[5]) Voß, l. c.

[6]) Bassenco, zit. nach Binswanger.

[7]) Laudenheimer, zit. nach Binswanger.

[8]) Abramowitsch, L'hysterie saturnine (Thèse de Montpellier 1903).

[9]) Curschmann, Münch. med. Wochenschr. 1904. S. 180.

[10]) Leichtenstern, Nothnagels Handb. Bd. IV. S. 131.

[11]) Voß, l. c.

[12]) Fournier, Bullet. de l'Akad. de méd. III. p. XLV.

[13]) Kirkoff, Thèse de Paris 1898.

[14]) Jolly, Schmidts Jahrb. 1904. Bd. 282.

[15]) Rouby, Thèse des Paris 1889.

[16]) Zerner, Inaug.-Dissert. Berlin 1906.

de la Tourette[1]) der Lues die Bedeutung eines echten ätiologischen Momentes zugesprochen. Unter den Stoffwechselerkrankungen stehen die Chlorose (Noorden[2])) und die Skrophulose obenan. Noorden fand unter 255 Chlorotischen 30 mal ausgesprochen hysterische Individuen.

Auf die ungemein häufige Vergesellschaftung der Hysterie mit organischen Erkrankungen des Zentralnervensystems weisen Reihen von Mitteilungen hin: Tabes (Vulpian[3]), Charcot[4]), Guinon[5])), multiple Sklerose (Charcot[6]), Binswanger[7]) etc.). Hirntumor (Oppenheim[8]), Thoma[9]), Schönthal[10]), Bruns[11]), Enzephalitis, Enzephalomalazie etc. (Oppenheim[12]), Leichtenstern[13]).

Unter den ursächlichen Momenten das wichtigste und interessanteste ist wohl unstreitig das Trauma. Dasselbe gehört eigentlich an die Spitze dieser Ausführungen. Hierher gehören nicht nur alle nach Intensität und Art verschiedensten mechanischen Erschütterungen des Körpers, zumal des Nervensystems, hierher gehört auch das sogenannte sensugene Trauma, (Hartmann[14])) wohin die unter die Namen: Schreck, psychisches Trauma, Chokwirkung, Affektchok, Schmerzparoxysmus usw. gehörigen Einflüsse zu rechnen sind. Neben dem mechanischen und sensugenen Trauma muß auch das elektrische und das thermische Trauma, besonders eine rasche intensive Durchkältung des Körpers genannt werden.

Den angeführten Momenten wird nicht bloß eine die Hysterie auslösende Wirkung zugeschrieben — bei einem hysteropathisch vorgebildeten Nervensysteme — sondern auch eine bei nervengesunden Individuen direkt Hysterie erzeugende Wirkung. Es steht wohl noch aus, die letztere Annahme, welche namhafte Autoren verfechten, in ihrem vollen Umfange einwandfrei zu beweisen. Ist dies für bestimmte Ursachen im hohen Grade wahrscheinlich, halte ich dies für die traumatischen Einflüsse als eine erwiesene Tatsache. Es unterliegt gar keinem Zweifel, daß das Trauma auch bei Individuen, welche keinerlei nervöse Disposition besitzen, schwere hysteropathische Veränderungen hervorrufen kann. Diese überragende Bedeutung des Traumas in der Genese der Hysterie erfordert einen Überblick über die allgemeinen Veränderungen im Zentralnervensysteme, die sich in direktem, unmittelbarem Anschlusse an ein Trauma einstellen können (Hartmann[15])). Es sollen hier nur jene Verände-

---

[1]) Gilles de la Tourette, Progr. méd. Jahrg. 1887. S. 511.

[2]) Noorden, Nothnagels Sammelwerk, Bd. 8. T. II (Die Bleichsucht).

[3]) Vulpian, zit. nach Binswanger.

[4]) Charcot, Poliklin. Vorträge 1894.

[5]) Guinon, zit. nach Binswanger.

[6]) Charcot, l. c.

[7]) Binswanger, l. c.

[8]) Oppenheim, Die Geschwülste des Gehirns. 2. Aufl. S. 70.

[9]) Thoma, Lährs Zeitschr. Bd. 9. S. 606.

[10]) Schönthal, Berl. klin. Wochenschr. 1891. Nr. 10.

[11]) Bruns, Geschwülste des Nervensystems. 2. Aufl.

[12]) Oppenheim, Berl. klin. Wochenschr. 1890. Nr. 25.

[13]) Leichenstern, l. c.

[14]) Hartmann, Handbuch der ärztlichen Sachverständigentätigkeit Bd. 9 2. Teil. S. 637.

[15]) Hartmann, l. c., S. 635 ff., I. Teil. Der folgende Literaturbericht ist aus Hartmanns Werk entnommen.

rungen herangezogen werden, welche dauernder Natur sind. Seit den Untersuchungen von Koch und Filehne (1874), stehen die Gefäßschädigungen nach mechanischen Erschütterungen im Brennpunkte des Interesses. Die Arbeiten von Williamson, Rossolimo, Büdinger, Dinkler, Köppen, Gussenbauer, Sachs und Freund, Hauser, Schmaus, Kocher usw. ergaben in Übereinstimmung, daß nach mechanischen Traumen nicht bloß funktionelle Störungen der Vasomotilität (vasomotorische Ataxie), sondern direkt materielle Schädigungen der Gefäßwände eintreten können. So werden kleinzellige Infiltration der Gefäßwände, besonders der Adventitien, Hyperplasie der Endothelkerne, Erweiterung der perivaskulären Lymphräume mit Leukozytenemigration beschrieben. Von den leichtesten Läsionen der Elemente der Gefäßwände bis zu den schweren, degenerativen Veränderungen, selbst entzündlichen, sind alle Arten von Läsionen möglich. So kann es zu Endarteriitis obliterans, zu Verdickungen der Wandungen, aneurysmatischen Erweiterungen, kapillären Blutungen etc. kommen, die natürlich dann ihrerseits wieder materielle Veränderungen des Gehirngewebes zur Folge haben. Ja selbst schon geringe Traumen können strukturelle Schädigungen der Gefäßwandelemente und Ernährungsstörungen hervorrufen. Daß selbst leichtgradig alterierte Gefäße in ihrer Funktion Einbuße erleiden, ist auf der Hand liegend. Bekannt ist, daß eine länger andauernde bzw. persistente funktionelle Labilität der Gefäße nach traumatischen Einflüssen selbst sekundäre Strukturveränderungen erzeugen, d. h. den Anstoß zu organischen Gefäßerkrankungen geben können. Daß ein akuter vasomotorischer Symptomenkomplex, wie ihn Friedmann[1] nennt, eine nachhaltige Läsion der vasomotorischen Regulierung im Gehirne und somit Funktionsläsionen nervöser Art im Gefolge hat, ist begreiflich.

Entstehen nun durch die Gefäßläsionen mehr oder weniger markante Schädigungen des nervösen Gewebes (Ernährungsstörungen, Blutungen, Erweichungen), so gehören auch primäre, von den Gefäßen unabhängige materielle Veränderungen zu den wichtigen posttraumatischen Erscheinungen. Diese primären materiellen Schädigungen sind teils molekulare Veränderungen in den Zellen und Fasern, teils primäre Nekrosen (lymphogene Degeneration nach Hartmann[2]). Die gesetzten Folgeerscheinungen sind zum Teil herdförmiger, zum Teil diffuser Art (Hartmann, Gussenbauer, Schmaus, Bickeles,- Büdinger, Lutzenberger etc.). Die durch ein sensugenes Trauma erzeugten, akuten Hemmungsvorgänge verschiedenster Gruppierung können als primär krankmachende Ursache schwere Funktionsläsionen der nervösen Apparate hervorrufen, die dann als habituelle Grundlage für die Auslösung der verschiedensten neuro- bzw. psychopathologischen Symptomenkomplexe zu gelten hat (sogenannte Disintegration des Zentralnervensystems nach Hartmann[3]). Ein disintegriertes Zentralnervensystem hat begreiflicherweise seine Widerstandsfähigkeit in mehr oder weniger schwerem Grade eingebüßt.

Zu den posttraumatischen Folgekrankheiten, die sich nach den verschiedensten klinischen Gesichtspunkten gruppieren lassen, sind die akuten bzw. nach einer bestimmten Inkubationszeit sich einstellenden hysteropathischen

---

[1] Friedmann, Arch. f. Psych. etc. Bd. 23 u. 26. Deutsche Zeitschr. f. Nervenh. Bd. 9. 1897.
[2] u. [3] Hartmann, l. c.

Bilder zu rechnen. Daß auf diesem Boden motorische Ausfallserscheinungen verschiedenster Art manifest werden können, bedarf keiner weiteren Erläuterung.

Unter den motorischen Ausfallszuständen als Folgen von Traumen kommen Lähmungen vor, welche in klinischer, prognostischer und pathogenetischer Hinsicht eine Sonderstellung gegenüber den rein hysterischen beanspruchen. Diese Sonderstellung, die schon Charcot[1]) ausgesprochen hat, ist in letzter Zeit von namhaften Autoren, Bruns, Binswanger[2]), Oppenheim[3]), viel schärfer durchgeführt worden. Sie fanden ihre klinische Einreihung unter die Unfallskrankheiten und wurden als traumatische Lähmungszustände bezeichnet, die sich in wesentlichen Punkten von den durch organische Nervenkrankheiten bedingten unterscheiden, den hysterischen aber völlig konform, d. i. hysteriform sind.

Hinsichtlich ihrer Entstehung wurde u. a. von Oppenheim mit Entschiedenheit ausgesprochen, daß für einen Teil der traumatischen Lähmungen akzidentelle Momente u. dgl. abgelehnt werden müssen.

In der vorliegenden Arbeit wird diese Auffassung in besonderem Maße begrüßt und der Versuch gemacht, die klinischen Eigentümlichkeiten sowie den Verlauf derartiger „traumatogener Lähmungen" schärfer zu umgrenzen und ihrer Sonderstellung gegenüber den rein hysterischen, d. i. psychogenen Lähmungen durch objektive Untersuchungsmethoden eine experimentelle Grundlage zu verleihen.

5. Die traumatogenen Lähmungen.

An die Spitze dieses Abschnittes möchte ich die erste Eigenbeobachtung (Fall I) als klassischen Vertreter einer traumatogenen Lähmung hinstellen. Es sei kurz rekapituliert: völlige Monoplegie, ohne die geringste, auch nur andeutungsweise vorhandene Mitbeteiligung der anderen Extremität der gleichen Seite; keine Beteiligung der Gehirnnerven, der Sprache und ohne Beteiligung der elementaren psychischen Leistungen. Eigenartige Sensibilitätsstörungen. Jegliches Fehlen anderweitiger, sogenannter hysterischer Stigmata. Fehlen organischer Zeichen. Völlig ungünstige Prognose.

Bei Fall II sind neben einer Monoplegie, die nach verhältnismäßig langer Inkubationszeit apoplektiform eingetreten ist, noch anderweitige, echt hysterische Erscheinungen hervorzuheben.

In der Literatur sind seit Charcot überaus reichliche Vorarbeiten auf diesem Gebiete geleistet worden. Ich will jedoch nur auf ganz reine Fälle verweisen.

Binswanger[4]) beschreibt einen Krankheitsfall, welcher meinem in seiner Art fast vollständig gleicht.

Krangengeschichte Nr. 45, 20 Jahre alter Grubenarbeiter. Patient erlitt eine Quetschung des Oberarmes mit heftigem Schreck, ohne Bewußtlosigkeit. Nach dem Unfalle konnte Patient den Arm noch gut bewegen; wurde wegen heftiger Schmerzen in ein Krankenhaus aufgenommen, wo ein Bruch konstatiert wurde. Anfänglich Eiskompressen,

---

[1]) Charcot, Poliklinische Vorträge. I—II. 1887—89.
[2]) Binswanger, l. c.
[3]) Oppenheim, l. c.
[4]) Binswanger, l. c. pag. 395 ff.

dann Gipsverband. Nach Abnahme desselben (nach einem Zeitraume von 4—6 Wochen) völlige Parese des linken Armes. Bei der nunmehrigen Untersuchung klagte der Untersuchte über Schmerzen im linken Arme, Schlaflosigkeit, zeigte mürrisches, verschlossenes Wesen. Gesteigertes vasomotorisches Nachröten an den Hautdecken. Der linke Arm wird im Schulter-, Ellbogen- und Handgelenke aktiv gar nicht bewegt. Fingerbeugungen und Streckungen werden langsam, mit geringer Kraftentfaltung ausgeführt. Passive Bewegungen im linken Schultergelenke werden als schmerzhaft bezeichnet. Der ganze linke Arm fühlt sich kühler an. Unterarm und Hand sind bläulich verfärbt. Keine Atrophie der Armmuskulatur. Galvanische Erregbarkeit intakt. Beinbewegungen ohne Störungen, kräftig und gut koordiniert. Sensibilitätsprüfung ergibt Störungen von segmentalem Charakter, auf Arm und Schulter lokalisiert (Anästhesie mit Analgesie). Jeder Behandlungsversuch verlief erfolglos. Patient gebraucht bei allen spontanen Verrichtungen nur den rechten Arm und die rechte Hand, er klagt dabei über viele Schmerzen im linken Arme. Verdacht auf absichtliche Aggravation wegen bevorstehenden Militärdienstes. Nach Verlauf eines Jahres unveränderter Befund.

Die Eigenbeobachtung Fall I, sowie der herangezogene Fall Binswangers können als klassische Vertreter der Kategorie der traumatogenen Lähmungen gelten. Seit Charcot sind dieselben vielfach beschrieben worden und zeigen überraschende gemeinsame Merkmale. Nicht nur ähnliche, sondern auch direkt identische Fälle sind in der Literatur niedergelegt. Hemiplegien und Paraplegien sind gegenüber den Monoplegien verhältnismäßig seltener. Der Beginn ist ein überwiegend allmählicher, seltener ein akuter, unmittelbar an das Trauma sich anschließender. Die Periode der Inkubation ist eine verschieden lange, kann sich auch durch Monate hindurch erstrecken. Die Lähmung selbst tritt auch in der Regel allmählich ein, manchmal allerdings binnen wenigen Stunden und Tagen, seltener apoplektiform. Bei apoplektiform eintretenden Lähmungen werden fast regelmäßig vorher mehr oder minder starke affektive Emotionen, Spannungszustände, auch neuerliche Traumen als unmittelbar auslösende Momente angegeben. Während der Inkubationsperiode, insbesondere aber unmittelbar vor Eintritt der kompletten Lähmung sind fast regelmäßig vasomotorische Alterationen subjektiver Art vorhanden, bestehend in eigenartigen Parästhesien, wie Vertaubung der Extremität, Ameisenlaufen, Eingeschlafensein, Gefühl von brennenden Schmerzen, daneben auch Schwindelgefühle, Kopfschmerzen, Blutwallungen (Fluxionen), Hitzegefühle, weniger häufig Kälteparästhesien. Als regelmäßige objektive vasomotorische Begleiterscheinungen sieht man an den betreffenden Extremitäten Vasoparesen, Zyanose, Herabsetzung der Hauttemperatur. Daneben ist auch ausgeprägte Dermographie und Pulslabilität ersichtlich. Die geschilderten vasomotorischen Phänomene können wohl als eine regelmäßige, zum Krankheitsbilde streng zugehörige Begleiterscheinung qualifiziert werden.

Vor Eintritt einer kompletten Lähmung werden von den Kranken sehr häufig vorübergehende myasthenische Beschwerden, d. i. eine außerordentlich rasche Ermüdbarkeit mit entsprechenden Ermüdungsgefühlen berichtet. Diese Amyosthenien sind dann bei genauer Beobachtung auch objektiv regelmäßig festzustellen. Derartige myasthenische Zustände treten häufig im Gefolge von Affekterregungen und Spannungszuständen, insbesondere aber nach Zorn, Ärger, Depression auf und pflegen auch dann mit den geschilderten Parästhesien zusammenzufallen. Die Sensibilität ist bei diesen Lähmungen niemals intakt. Seit Charcot werden von den Autoren stets sensible Begleiterscheinungen berichtet und zwar in der verschiedenartigsten und buntesten überhaupt erdenklichen Zusammenstellung nach Qualität und Intensität.

Bei reinen Monoplegien sind segmentale Anästhesien eine Haupterscheinung. Das anästhetische Gebiet betrifft die ergriffene Gliedmaße und einen bestimmten Schulterrayon. Die Sensibilitätsstörungen sind in der Regel Anästhesien, mit Einschluß des Muskelsinnes und der Stereognose, häufig auch Hypästhesien. Immer aber ist die Schmerzempfindung gestört und zwar im Sinne einer mehr oder minder vollständigen Analgesie. Das anästhetische bzw. analgetische Gebiet grenzt vielfach scharf vom gesunden Hautgebiete ab, so daß Analgesie in normale Schmerzempfindung unvermittelt übergeht. Charcot vergleicht das analgetische Gebiet mit einem Abgusse des Armes und der dazugehörigen Schulterpartie, wie solche auch bei den Rüstungen im Mittelalter als Arm-Schulterschutzstück in Verwendung standen. Manchmal sind die Schulterpartien frei und läuft die Grenze zwischen anästhetischen und normalen Hautgebieten von einer Achselfalte zur anderen (sog. Amputationslinie). Während die Schmerzempfindung in allen mir bekannt gewordenen Fällen aufgehoben bzw. schwer geschädigt war, konnte ich sowohl eigene Fälle, als auch solche in der Literatur auffinden, bei denen während des Bestandes einer Monoplegie die Sinnesqualitäten nur ganz unwesentlich beeinträchtigt waren und speziell Muskelsinn und Stereognose sich völlig intakt zeigten. Allerdings muß gleich hinzugefügt werden, daß der Muskelsinn sehr häufig gestört zu sein pflegt, wenigstens in den distalen Gebieten der Extremität.

Die Lähmung selbst ist stets eine schlaffe.

Die Arme werden ungleich häufiger betroffen als die Beine. Die Extremität hängt herab wie eine tote Masse. Es sind bei kompletten Lähmungen nicht bloß alle Willkürbewegungen aufgehoben, es sind auch die reflektorischen (automatischen) Bewegungen völlig aufgehoben. Bei einer inkompletten Lähmung können die Individuen manchmal noch mit Anstrengung Bewegungen mit den Fingern ausüben. Dieselben sind aber unenergisch, kraftlos, ataktisch. Bei den Armlähmungen erscheint der Arm in der Regel als Ganzes betroffen und sind selbst bei den inkompletten Lähmungen Bewegungen der Gliedmaße im Schultergelenke unmöglich. Auch bei den inkompletten Lähmungen nehmen die automatischen Bewegungsvorgänge in demselben Ausmaße an der Lähmung Anteil, wie die Willkürbewegungen.

Die reinen traumatogenen Lähmungen sind beim männlichen und weiblichen Geschlechte ziemlich in der gleichen Häufigkeit auftretend (Charcot). Derselbe hebt auch schon hervor, daß Lähmungen von der Form einer Monoplegie die anderen Formen überwiegen. Die Kranken behalten fast durchaus die Selbstwahrnehmung ihrer Lähmung. Ihr Verhalten gegenüber derselben ist nach den übereinstimmenden Angaben ein ganz charakteristisches. Die Kranken sind von der Unheilbarkeit der Lähmung völlig überzeugt, verhalten sich gegenüber Heilversuchen ablehnend, zeigen für die gelähmte Gliedmaße — sit venia verbo — kein Interesse mehr, schätzen die Lähmung als solche gar nicht ein, kümmern sich nicht um den Arm, werden bei Aufforderungen zu Bewegungsversuchen vielfach mürrisch, ablehnend, verärgert.

Die Prognose dieser Lähmungen ist eine überwiegend ungünstige und sind mehrfache einschlägige Fälle bekannt, in denen traumatogene Lähmungen allen Behandlungen trotzten und jahrelang unverändert persistierten. Allerdings werden auch vorübergehende Heilungen bzw. Besserungen beschrieben, jedoch bei allen die Neigung zu Rezidiven ausdrücklich betont. (Über eigentümliche klinische Charakteristika der traumatogen Lähmungen Lähmungen siehe weiter unten.)

Im Anschlusse an die vorstehenden Ausführungen halte ich es für angezeigt, noch jene Lähmungen einer Besprechung zu unterziehen, welche unmittelbar nach Trauma mit peripherem Angriffspunkte in vom Verletzungsorte entfernten Nervengebieten entstehen. Man hat für solche Lähmungen die Spezialbezeichnung „traumatische Reflexlähmungen" aufgestellt.

Eine wissenschaftlich außerordentlich wertvolle Zusammenstellung findet sich im neurologischen Teile des Sanitätsberichtes aus dem deutsch-französischen Kriege 1870—1871. Die nachfolgenden Berichte sind wörtlich diesem Werke entnommen.

Im III. Kapitel, Abschnitt 1 und 2, S. 55 ff., 63 ff., heißt es: „Unter den Autoren, welche auf diese interessante Affektion (traumatische Reflexlähmung) nach Schußverletzungen aufmerksam machten, sind die Amerikaner Mitchel, Keen und Morehouse in erster Linie zu nennen. Dieselben beobachteten im Sezessionskriege sieben Fälle, von denen zwei im Auszuge wiedergegeben werden:

1. Schuß in die rechte Halsseite. Mit Sicherheit anzunehmen, daß kein wichtiger Nerv verletzt war. Der Getroffene fiel nieder, fühlte, daß beide Arme gelähmt waren und glaubte, daß beide durchschossen seien. Hämoptoë — neun Tage später klagte er über Taubsein in beiden Armen. — Zwei Monate darauf war Patient wieder im Gebrauche des linken Armes, es bestand hier nur noch eine Sensibilitätsstörung im Ulnarisgebiete. Rechts totale Paralyse.

2. Granatsplitterverletzung am rechten Oberschenkel. Der Verwundete fiel halbbewußtlos hin, fühlte einen brennenden Schmerz an beiden Füßen, der Brust und dem rechten Arme. — Sämtliche Extremitäten waren gelähmt. — Nach einigen Minuten kehrte der Gebrauch des linken Armes zurück. Allmähliche Wiederkehr der Motilität auch im rechten Arme. — Blase, Mastdarm nicht affiziert. — Nach Verlauf von neun Monaten besteht noch eine partielle Paraplegie. Der linke Arm ist kräftig, der rechte führt nur langsame und schwache Bewegungen aus. Nach Jahr und Tag wird noch Schwäche im rechten Arme und in beiden Beinen konstatiert.

Die Reflexlähmungen erstreckten sich in den beschriebenen sieben Fällen auf die Extremitäten und beschränkten sich sechsmal auf eine derselben, einmal „befiel sie Arme und Beine insgesamt". Sie etablierten sich mit Vorliebe auf der der Verwundung entsprechenden Körperseite und gingen fast durchwegs in Besserung bzw. Heilung über. Mit Ausnahme einer Beobachtung konnte die unmittelbare Aufeinanderfolge von Verletzung und Lähmung als erwiesen betrachtet werden. In vier Fällen handelte es sich der Beschreibung nach um komplette motorische Lähmungen, in zwei Fällen um Paresen, in einem Falle um eine sensible Lähmung, nämlich Aufhebung der Tast- und Schmerzempfindung.

Fischer erwähnt in seinem Handbuche der Kriegschirurgie desgleichen über vier Fälle derartiger „Reflexlähmungen", unter anderen eine Schußfraktur des rechten Oberschenkels mit Lähmung des linken Beines.

Im Kriegsberichte sind acht in die Kategorie der Reflexlähmungen gehörige Fälle niedergelegt. Davon wurde einer von Bumke[1]) ausführlich veröffentlicht. In sieben Fällen handelte es sich um Brustschußwunden mit Lähmungen im Gebiete des gleichseitigen Plexus brachialis.

1. Johann Friedrich Sch., Füsilier etc., erlitt am 16. August 1870 eine Verletzung durch eine Kugel, welche zwischen der 9. und 10. Rippe rechterseits eindrang, mehrere

---

[1]) Bumke, Virchows Arch. Bd. 52. Jahrg. 1871. S. 442.

Zoll aufwärts lief und extrahiert wurde. Unmittelbar nach der Verletzung konnte Sch. den rechten Arm nicht mehr heben, überhaupt nicht mehr benützen. Der Wundkanal schloß sich langsam mit Abstoßung von einigen Splittern. — 24. Januar 1871. Bewegung des rechten Armes vollkommen aufgehoben, Empfindung nur in geringem Grade vorhanden; Temperatur vermindert; Hand ödematös geschwollen; Umfang in der Mitte des Ober- und Vorderarmes gegen den des linken um 3 cm vermindert. — Die Lähmung besserte sich, so daß am 25. Oktober 1872 namentlich die Hand ganz gut gebraucht werden konnte.

2. Wilhelm S., Musketier etc., wurde am 1. September 1870 durch einen Haarseilschuß (= Konturschuß) an der linken Brustseite verletzt. Unmittelbar nach der Verletzung konnte er den linken Arm nicht mehr bewegen. Die Verwundung konnte direkt daran nicht schuld sein, denn sie lag an der Seitenwand zwischen 6. und 8. Rippe Die Knochen waren nicht lädiert. Der Schußkanal heilte schnell, nachdem die Hautbrücke zwischen Eingangs- und Ausgangsöffnung abgestoßen war, und hinterließ eine zwei Zoll lange, verschiebbare Narbe. — Am 9. April 1871 bestand noch eine vollkommene Lähmung und eine Abmagerung der linken Oberextremität. — Mitte 1873 war von den trophischen und motorischen Störungen nichts mehr nachzuweisen.

3. Mathias G., Füsilier etc., bekam am 27. November 1870 eine Kugel rechterseits in den dritten Interkostalraum. Das Geschoß konturierte die Seitenwand und trat unterhalb des unteren Winkels des rechten Schulterblattes aus. Auf seinem Wege konnte es den Plexus axillaris nicht erreicht haben. Dennoch konstatierte am 20. März 1871 Oberstabsarzt S. eine Lähmung des rechten Armes und der Hand, welche nach Aussage des Verwundeten im Momente der Verletzung eingetreten war. — Im Juni 1872 war von motorischen Störungen an der Extremität nichts mehr wahrzunehmen.

4. Johann W., Musketier etc., wurde am 24. November 1870 durch eine Kugel verwundet, welche rechts, zwischen der 3. und 4. Rippe, eine Handbreite von der vorderen Achselfalte entfernt, in den großen Brustmuskel eindrang, horizontal nach außen verlief und zwischen dem Musc. teres major und teres minor wieder austrat. Auf diesem Wege konnte sie den Plexus brachialis nicht erreichen. Am 6. Juni 1871 konstatierte man militärärztlicherseits eine völlige Lähmung der Heber des Oberarmes und eine Parese der Fingerbeuger der rechten Hand. Die Hand war geschwollen, der Arm hing schlaff an der Seite des Körpers herab. — W. vermochte mit den Fingern dieser Hand leichte Gegenstände zu halten, mußte aber, um sie fassen zu können, mit der linken Hand den rechten Arm dirigieren. Beginn der Lähmung angeblich gleichzeitig mit der Verwundung. — Ein Jahr darauf war von der Lähmung keine Spur mehr zu entdecken, der ganze rechte Arm einschließlich der Hand und Finger ebenso kräftig und leistungsfähig als der linke.

Es ist nun nach den Kriegsberichten nicht so unwahrscheinlich, daß die Zahl der Extremitätenlähmungen bei Brustschüssen im Feldzuge 1870/71 eine noch größere war. Es ist von mehreren Verwundeten die Rede, die nach reinen Brustschüssen augenblickliche totale Lähmungen der gleichseitigen Obergliedmaße erlitten, wobei nach drei Jahren Heilung bzw. erhebliche Besserung eingetreten war.

An diese Berichte über unmittelbare traumatische „Reflexlähmungen" gliedern sich einige von Steudel[1]) und von mir selbst gemachten Beobachtungen an. Steudel beschreibt zwei Fälle mit penetrierenden Brustschußwunden und gleichzeitig auftretenden partiellen Lähmungen an der gleichseitigen Obergliedmaße. — Die Verletzungen waren derartige, daß eine direkte Plexusläsion auszuschließen war.

Ein Fall eigener Beobachtung, der hierher gehört, betrifft einen 24 Jahre alten, aus Ungarn stammenden Kellner. (Aufnahme 11. Juli 1909.)

---

[1]) Steudel, Beiträge zur klinischen Chirurgie. XI. Band II. Heft. 1894. S. 371.

Anamnese: Linksseitiger Brustschuß (zwei Projektile) mittels Revolver am 7. Juni 1909 in Suizidabsicht. Vorher gesund gewesen. Patient — in bewußtlosem Zustande in das Krankenhaus überbracht — litt in den ersten Wochen an Bluthusten und an starken Brust- und Rückenschmerzen. Gleich nach dem Erwachen aus der Bewußtlosigkeit wurde eine schlaffe Lähmung der linken Oberextremität konstatiert.

Befund: Querovale Einschußöffnung in der Mitte des dritten Interkostalraumes, 4 cm vom linken Sternalrande entfernt. Heilung per primam. — Wegen psychischer Störungen wurde Patient am 11. Juli auf die psychiatrische Klinik aufgenommen. Hier konnte ein ängstlicher Depressionszustand, bei mangelhafter Orientiertheit nach Ort und Zeit und erschwerte Vorstellungstätigkeit konstatiert werden. Als Ursache seines Suizidversuches waren Wahnvorstellungen zu eruieren.

Der linke Arm war schlaff gelähmt, kühl, etwas zyanotisch. Ganz geringe aktive Beweglichkeit der Finger. Muskelvolumen intakt, Tonus links eine Spur geringer als rechts, Relief erhalten, Reflex nicht abgeschwächt. Sensibilität: Verlangsamte und deutlich verringerte Schmerzempfindung am Unterarme und an der Hand, ansonst normal beschaffen. Muskelsinn, Stereognose, Pallästhesie intakt. — Der übrige neurologische Befund ohne Belang. Die Art. radialis gut pulsierend.

Ein Projektil wurde röntgenologisch im Brustraume zwischen den beiden Vene pulmonales steckend festgestellt. Das andere Projektil steckte neben der Wirbelsäule. Lungen allseits frei beweglich. 30 Respirationen. Überall vesikuläres Atemgeräusch. Herzdämpfung fehlt bei leiser Perkussion. Herztöne an normaler Stelle, rein, gut hörbar.

Bei der am 16. September 1909 erfolgten Transferierung auf die chirurgische Klinik behufs operativer Entfernung des Geschosses war die Lähmung wesentlich gebessert, doch bestand noch eine abnorme Ermüdbarkeit.

Bei diesem Patienten war es außer Zweifel, daß die Lähmung eine rein funktionelle war und eine mechanische Verletzung des Plexus bzw. seiner Wurzeln oder eine Markläsion geradezu ausgeschlossen werden konnte. — Das psychopathologische Zustandsbild und der neurologische Befund entsprach hierbei keineswegs einer typischen Hysterie, wenn auch die Vorderarm-Hypalgesie am gelähmten Arme am leichtesten in diesem Sinne zu deuten war.

Neben diesen unmittelbar an das Trauma sich anschließenden traumatischen Reflexlähmungen sind noch diejenigen zu besprechen, welche nach einer gewissen Inkubationszeit an Gliedmaßen sich einstellen, die von der Verletzungsstelle entfernt sind und wo ein äußerer Zusammenhang zwischen Verletzungsort und Gliedmaße nicht besteht. Solche Lähmungen sind unter dem Namen der „sekundären traumatischen Lähmungen" im Kriegsberichte 1870/71 beschrieben (siehe Tabelle S. 42).

Unter 19 namentlich angeführten Fällen erfolgte 10 mal eine solche Lähmung der Obergliedmaßen bei Verletzung an den unteren Extremitäten, mit Bevorzugung der monoplegischen Form. Die Lähmung erfolgte zum Teile an der gleichseitigen, zum Teile auch an der kontralateralen Oberextremität. In einem Falle trat nach Oberschenkelschuß eine Tetraplegie, einmal Hemiplegie auf.

Bemerkenswert ist, daß bei fast allen Verletzten heftige Schmerzattacken beschrieben werden und ebenso bemerkenswert ist die öfters konstatierte Abmagerung der betroffenen Extremität. Die Berichte sind nur skizzenhaft durchgeführt und sind Sensibilitätsstörungen nur verhältnismäßig wenig berücksichtigt. Man hat diese Formen von sogenannten „sekundären traumatischen Lähmungen" traumatische aszendierende und diseminierte Nervenentzündungen zugrunde gelegt, wogegen Erb und Nothnagel Einspruch erhoben und der zentralen Entstehung das Wort redeten. Die Deutung der unmittelbaren traumatischen Reflexlähmungen ist meines Erachtens keine so schwierige.

Es obwaltet wohl kein Zweifel, daß es sich — mindestens in der Mehrzahl der berichteten Fälle — um dynamische Lähmungen zentraler Genese handelt, ganz nach dem Bilde der früher beschriebenen traumatogenen. Die Entstehungsweise, Verlauf und das äußere Bild zeigt nämlich eine außerordentliche Verwandtschaft mit unseren in Rede stehenden Fällen.

Die mehrfach aufgestellten Erklärungsversuche, z. B. Erschütterungsfortpflanzung auf den Plexus brachialis, dann Bluverluste usw. können für den Eintritt der momentanen posttraumatischen Extremitätenlähmungen nach Schuß nicht herangezogen werden. Bekanntlich kennzeichnet sich die nach profusen Blutungen auftretende Lähmung als gradatim fortschreitende, im großen und ganzen günstig verlaufende Lähmung und nicht als plötzlicher, mit vollständiger Armparalyse einhergehender, prognostisch so wenig günstiger motorischer Funktionsverlust von Extremitäten.

Tabelle über geschilderte „sekundäre traumatische Lähmungen" (s. S. 41).

Art der Verletzung	Art der Lähmung	Dauer der Inkubationszeit	Dauer u. Ausgang d. Lähmung	Komplikationen
Schußverletzung des rechten Fersenbeines.	Monoplegie des linken Armes.	Mehrere Wochen.	Heilung nach ca. 1½ Jahren.	„Zuckungen".
Weichteilschuß am linken Oberschenkel.	Monoplegie des rechten Armes.	4 Wochen später.	Besserung nach 8 Jahren konstatiert.	Atrophie d. rechten Armes.
Schußverletzung des recht. Kniegelenkes.	Monoplegie des rechten Armes.	Innerhalb Jahresfrist.	?	Epilept. „Reflexkrämpfe", anfangs nur rechts, dann auch links. Druck in die Kniekehle erzeugt solche Anfälle.
Rechtsseitige Unterschenkelfraktur.	Monoplegie der linken Armes.	2 Monate.	1883 Besserung konstatiert.	?
Weichteilschuß d. linken Oberschenkels.	Monoplegie des linken Armes.	Innerhalb Halbjahresfrist.	1874 Besserung konstatiert.	Tetanus durch fast 3 Wochen hindurch.
Schußverletzung d. rechten Oberschenkels.	Parese sämtlicher Extremitäten	?	1875 noch persistent.	Vasomotor.-trophische Störungen.
Weichteilschußverletzung des linken Oberschenkels.	Linksseitige Hemiplegia faciolingualis.	Nach ca. 2½ Jahren plötzlich auftretend.	Besserung.	Keine Reflexstörungen. Elektr. Erregbarkeit intakt. Sensibilität nur am linken Vorderarm etwas herabges.
Schuß durch das rechte Kniegelenk.	Paraplegia inferior.	1 Jahr später ziemlich plötzlich.	Günstiger Verlauf.	—

Art der Verletzung	Art der Lähmung	Dauer der Inkubationszeit	Dauer u. Ausgang d.Lähmung	Kompli- kationen
Linker Hüft- schuß.	Monoplegie des linken Armes	Binnen Jahres- frist.	1874 kleine Bes- serung.	Klon. Krämpfe, vom link. Beine ausgehend.
Säbelstich in das linke Gesäß.	Parese des linken Armes.	8 Jahre später.	?	„Ischias" gleich- zeitig.
Granatschußver- letzung am lin- ken Oberschen- kel.	Parese des linken Armes.	6 Jahre später.	—	Sensibilitätsstö- rung an den oberen Extre- mitäten.Elektr. Befund intakt. Krampfanfälle. Halbseiten.
Weichteilschuß- verletzung des linken Ober- schenkels(Knie- gelenk).	Parese des linken Armes.	15 Jahre später.	—	Phlegmonöse Entzündung.

6. Über besondere inkonstante klinische Eigentümlich- keiten der hysterischen (hysteriformen) Lähmungen.

Nach der Darstellung der klinischen Kardinalphänomene bei den hysteri- schen (hysteriformen, besonders traumatogenen) Lähmungen sollen in diesem Kapitel einzelne inkonstante klinische Eigentümlichkeiten besonders besprochen werden.

Aus der Fülle der Symptome will ich nur jenen Teil heranziehen, welcher die Sonderstellung traumatogener Lähmungen zu unterstützen im- stande ist.

Von diesen Symptomen werden die angioneurotisch-trophi- schen Störungen, ferner die Anomalien der Tiefenreflexe (Sehnen- reflexe) und die Abänderungen im Muskeltonus, sowie die Kon- trakturphänomene ins Auge gefaßt.

Über das Vorkommen vasomotorisch-trophischer (angioneurotischer) Störungen bei hysterischen Lähmungen existiert eine fast unübersehbare Menge literarischer Berichte. So wird der Tatbestand multipler angioneurotischer Haut- gangräne, das Auftreten von Pemphigusblasen, von Urtikaria, von multiplen Hautblutungen, Hautexanthemen und Ödemen gemeldet. Die fast gesetzmäßigen einfachen Vasoparesen (Zyanose, Kühle) und die Dermographie sind gar nicht mitgerechnet. Die Koinzidenz solcher angioneurotischer Erscheinungen, zu- mal der Ödeme, mit motorischen und sensiblen Lähmungserscheinungen ist zu wiederholten Malen ausdrücklich hervorgehoben und als typisches Bild bezeichnet worden (Cassirer[1]), Curschmann[2]), Voß[3]), Binswanger[4]), Léon[5]), Goebel[6]) u. a.).

Zu den trophischen Störungen gehören Hautveränderungen, Veränderungen der Nägel, der Gelenkkörper, ferner Dekubitus, ja selbst Knochenatrophien (Sudeck[7]), Raimann-Fuchs[8]). Im Falle Raimann-Fuchs, in welchem es sich um eine traumatische, unheilbare Beinlähmung mit allgemeiner Muskelatrophie handelte, waren Gefäßstasen, Ödeme, Kälte, sowie eine hochgradige Knochenatrophie vorhanden. Die peripheren Gefäßinnervationen können bei Lähmungen derart hochgradige sein, daß lokale Asphyxien mit tief livider Verfärbung und ganz enormer Wärmereduktion an der Extremität statthat. Solche Individuen haben dann das Gefühl des Abgestorbenseins der Extremität, aber dann auch insbesonders beim Rückgange der Gefäßlähmung brennende Schmerzen und Parästhesien oft schwerster Art.

Muskelatrophien, oftmals in rascher Entwicklung, sind bei hysterischen Lähmungen zu wiederholten Ma'en vorgefunden worden (Dubois[9]), Steinert[10]). Babinski und Massalongo[11]) berichten von Atrophien en masse. Im Kriegsberichte 1870/71 werden bei den ,,traumatischen Reflexlähmungen" auffallend häufig Muskelatrophien selbst solche weitgehender Art mitgeteilt. Einige hysterische Lähmungen zeichnen sich geradezu durch einen relativ schnellen und massigen Muskelschwund aus.

Bei hysterischen (hysteriformen) Lähmungen mit raschen Atrophien wurde von mehreren Autoren die Vermutung ausgesprochen, daß dieselben durch zentral-vasomotorische Störungen ausgelöst seien: spastische Verengung des Gefäßlumens (Roth und Muratoff[12]), Marinesco[13]), Borgherini[14]) u. a.).

Die Atrophien betreffen zumeist Paraplegien, verhältnismäßig seltener Monoplegien, am seltensten Hemiplegien.

Eine hervorragende Beachtung verdienen die Störungen der Tiefenreflexe. Im Gegensatze zu Binswanger[15]) werden von Dejerine[16]), Nonne[17]), Steinert[18]), Sternberg[19]), Köster[20]), Wigand[21]), Voß[22]) u. v. a. bei hysteri-

[1]) Cassirer, Die vasomot.-troph. Neurosen. Berlin 1901.

[2]) Curschmann, Münch. med. Wochenschr. 1904. S. 180. Über hyst. Ödem.

[3]) Voß, l. c.

[4]) Binswanger, l. c.

[5]) Léon, Thèse de Paris 1899. Oedème bleu hyst.

[6]) Goebel, Deutsche med. Wochenschr. 1906. Nr. 22. S. 899. Hyst.-vasomot. Neurose.

[7]) Sudeck, Deutsche med. Wochenschr. Nr. 19. 1902. S. 336.

[8]) Raimann und Fuchs, Wien. klin. ·Wochenschr. Nr. 49. 1909.

[9]) Dubois, Thèse de Paris 1898.

[10]) Steinert, Arch. f. klin. Med. Bd. 85. 1906. S. 445.

[11]) Babinski und Massalongo, Progr. médic. 1891.

[12]) Roth und Muratoff: Ref. Arch. de Neurol. 1891, pag. 300.

[13]) Marinesco, Semaine méd. 1898. pag. 465.

[14]) Borgherini, Arch. f. klin. Medizin, Band 45 (1889). Heft 5/6.

[15]) Binswanger, l. c.

[16]) Dejerine, Progr. méd. 1880.

[17]) Nonne, Deutsche Zeitschr. f. Nervenheilk. Bd. 24. 1903. S. 474.

[18]) Steinert, l. c.

[19]) Sternberg, Die Sehnenreflexe und ihre Bedeutung für die Pathologie des Nervensystems. Leipzig und Wien 1893. S. 254.

[20]) Köster, Deutsches Arch. f. klin. Med. Bd. 90. 3./4. Heft 1907. S. 225.

[21]) Wigand, Neurol. Zentralbl. 1907. Nr. 7. S. 239.

[22]) Voß, l. c.

schen Lähmungen Sehnenreflexverluste gemeldet. Die Mehrzahl der Autoren steht auf dem Standpunkte, daß bei Hysterie eine Abschwächung bis zum völligen, wenigstens temporären Verluste im Bereiche der Möglichkeit liegt. Im Gegensatze dazu ist eine Steigerung der Sehnenreflexe bis zum Auftreten eines Klonus noch allgemeiner anerkannt (Binswanger[1]), Oppenheim[2]), Sternberg[3]), Westphal[4]), Wagner[5]), Voß[6]) u. v. a.). Mit einem Worte, zwischen Reflexverlust und klonischer Steigerung sind bei der Hysterie alle Übergänge als im Bereiche der Möglichkeit angesehen. Es kann sich hierbei auch um einseitige, der Lähmung entsprechende Reflexanomalien handeln[7]).

Vereinzelte Autoren beschrieben ein Babinski-Phänomen bei hysterischen Lähmungen, zumal Paraplegien. Diese Annahme fand jedoch gewichtige Gegnerschaft und blieben die diesbezüglichen Aufstellungen unbewiesen.

Viel wichtiger, weil häufiger, ist das Vorkommen von Hypotonie der Muskulatur bei hysterischen Bewegungs-Ausfallserscheinungen.

Insbesondere wird eine Koinzidenz einer Hypotonie mit Reflexabschwächung bzw. Reflexverlust berichtet. Köster[8]) teilt einen interessanten Fall einer hysterischen Paraparese (Abasie?) mit, wobei neben Hypotonie ein temporäres Fehlen der Knie- und Achillesphänomene konstatiert werden konnte. Überhaupt wurde bei Astasie und Abasie zu wiederholten Malen Hypotonie und Fehlen der Kniereflexe gesehen (Pitres[9]), Gilles de la Tourette[10]), Souques[11]), Huchard[12])).

Mehrfach wurde auch bei isolierten hysterischen Lähmungen Hypotonie mit Reflexabschwächung beobachtet. Auf diese Koinzidenz wird unter anderen von Nonne[13]) und Huchard[14]) ausdrücklich hingewiesen. Für manche Fälle wurde direkt eine Ermüdbarkeit des Sehnenreflexes bei gleichzeitiger Hypotonie und Parese aufgestellt.

Die elektrische Erregbarkeit wurde zu wiederholten Malen geprüft und wurde mehrmals eine quantitative Herabsetzung der elektrischen (insbesonders faradischen) Erregbarkeit, manchmal direkt eine myasthenische Reaktion gefunden (Schaffer[15]), Lauffenauer, Nonne[16]), Babinski[17]), Dutil[18]), Richer[19]), Voß[20])). Inwieweit dies nach jeder Richtung hin den Tatsachen

---

[1]) Binswanger, l. c.
[2]) Oppenheim (l. c.
[3]) Sternberg, l. c.
[4]) Westphal, Deutsche med. Wochenschr. 1906. Nr. 10. S. 403.
[5]) Wagner, Inaug.-Dissert. Jena 1903.
[6]) Voß, l. c.
[7]) Nach Binswanger soll Fußklonus bei 20 % der Fälle vorkommen.
[8]) Köster, Deutsch. Arch. f. klin. Med. Bd. 90. 1907. S. 225.
[9]) Pitres, Leçons cliniq. sur l'hystérie. Bd. I. Paris 1891.
[10]) Gilles de la Tourette, Progr. méd. 1887. S. 511.
[11]) Souques, zit. nach Binswanger.
[12]) Huchard, Arch. de Neurol. 1882. S. 187.
[13]) Nonne, Deutsche Zeitschr. f. Nervenheilk. Bd. 24. 1903. S. 474.
[14]) Huchard, Arch. de Neurol. 1882. S. 187.
[15]) Schaffer, Deutsch. Arch. f. klin. Med. Bd. 48. 1890. S. 223.
[16]) Nonne, l. c.
[17]) Babinski, Progr. méd. 1891 und Gaz. de hôp. 1900. Nr. 52/53.
[18]) Dutil, zit. nach Binswanger.
[19]) Richer, Étud. clin. de la grande hysterie. Paris 1885.
[20]) Voß, l. c.

entspricht, ist dermalen noch nicht spruchreif; ich selbst sah ein derartiges Phänomen noch niemals.

Schließlich soll noch auf die Kombination von Lähmungen, zumal traumatogenen, mit Kontrakturen eingegangen werden, ohne das Thema der hysteropathischen Kontrakturen überhaupt näher zu berühren. Bekanntlich sind ja Lähmungen mit Kontrakturen (besser gesagt habituelle spastische Kontraktionszustände) häufig kombiniert und bedarf es nach Binswanger oft geringfügigster Anlässe, um irgend einen Gelenksabschnitt, z. B. bei einer Monoplegie, in Kontraktur zu bringen. Die Kontrakturen betreffen hierbei auch funktionell zusammengehörige Muskelgruppen, sind demnach assoziierte Kontrakturen. Von den segmentalen (partiellen) Kontrakturen bei Monoplegien des Armes sind besonders die Faustbildungen und die selteneren, eigentümlichen Schreibstellungen der Hand zu erwähnen. Die meisten Neigungen zur Kontraktur-Anbildung geben wohl die Monoplegien, dann die Paraplegien. Bei Paraplegien entwickeln sich gelegentlich nach Pitres [1]), Köster [2]), Binswanger [3]), Bourneville [4]), Voß u. a. schwere Kontrakturen mit Bevorzugung der distalen Teile und Neigung zu Atrophien. Die Kontrakturen gehen wohl niemals in dauernde Deformationen über. So werden auch langjährige Kontrakturbildungen bei hysterischen Lähmungen ohne nachfolgende anatomische Veränderungen berichtet; in einem Falle sogar Kontrakturbildungen an allen vier Extremitäten, mit Heilung nach siebenjährigem Bestande [5]). Die Kontrakturen bilden sich gelegentlich langsam. gelegentlich aber sehr rasch, fast apoplektiform aus und zeichnen sich gelegentlich durch ihre außerordentliche Intensität, ausgedrückt in extremen Stellungsanomalien der Gliedmaßen, wie solche bei rein organischen Veränderungen niemals erreicht werden können, aus. Wie wiederholte Beispiele zeigen, können aber gelegentlich hysterische und organische Kontrakturen völlig identische Bilder liefern.

Die durch ein Tauma erzeugte Hysterie bildet nach Pitres [6]), Binswanger [7]) u. a. eine besondere Tendenz zur Anbildung hysterischer Kontrakturen. Von den „Reflexkontrakturen" (Schmerzkontrakturen) und von den „psychisch" ausgelösten ist die „traumatogene" Kontraktur wohl zu differenzieren, denn sie schwindet bei Ablenkung, im Schlafe, in der Narkose, auch Hypnose, im Gegensatze zu den sonstigen, den psychogenen und algetischen Kontrakturen nicht.

Ebenso wie die taumatogenen Lähmungen können auch die Kontrakturen persistent bleiben und allen Behandlungsmaßnahmen trotzen. Mehrfach sind die Kontrakturen durch Muskelatrophien kompliziert (Babinski [8]), Binswanger, Pitres [9])).

---

[1]) Pitres, l. c.
[2]) Köster, l. c. und Deutsch. Zeitschr. f. Nervenheilk. 1903. Bd. 26.
[3]) Binswanger, l. c. und Journ. f. Psych. u. Neurol. 1907.
[4]) Bourneville Arch. de Neurol. 1899.
[5]) Siehe Binswanger, S. 461 (Fall Heilbrunn).
[6]) Pitres, Gaz. med. de Paris 1888, Nr. 12—16.
[7]) Binswanger, l. c.
[8]) Babinski, l. c.
[9]) Pitres, l. c.

7. Gegenüberstellung von hysterischen, traumatogen-hysteriformen und anderweitigen „funktionellen" Lähmungen.

Bei der differentialdiagnostischen Gegenüberstellung der echten hysterischen und der traumatogen-hysteriformen Lähmungen müssen dem in einem früheren Kapitel Gesagten gemäß folgende Punkte gegenübergehalten werden: Die echten hysterischen Lähmungen (oder Paresen) zeigen vorzugsweise einen hemi- und paraplegischen Typus, gehen häufig mit Beteiligung von Motilitätsstörungen innerhalb anderer Innervationsgebiete, mit psychischen Begleiterscheinungen (hysterischer Charakter, krankhaft erhöhter Suggestibilität etc.) einher, haben eine überwiegend günstige Prognose und sind therapeutischen Einflüssen gegenüber zumeist sehr zugänglich. — Die traumatogen-hysteriformen Lähmungen sind bemerkenswert häufig monoplegischer Art, zeigen in der Regel keine Mitbeteiligung anderweitiger motorischer Gebiete, gehen ohne psychischen Begleiterscheinungen, insbesonders ohne erhöhte Suggestibilität, einher, haben eine meistens ungünstige, zum mindestens dubiöse Prognose und sind durch therapeutische Maßnahmen sozusagen unbeeinflußbar. — Solche Kranke haben Selbstwahrnehmung ihrer Lähmung und zeigen ihnen gegenüber ein eigenartiges, geradezu pathognomonisches Verhalten. —

Aus den Abänderungen der Haupt- und Tiefensensibilität (die bei traumatogenen Lähmungen stets vorhanden sind) lassen sich differentialdiagnostische Momente nicht ableiten. —

Außerhalb des Rahmens der eben besprochenen Lähmungsformen liegt ein eigenartiger Krankheitszustand, bestehend im periodischen Auftreten von schlaffen, sämtliche Extremitäten gleichzeitig befallenden Lähmungen. Die Pathogenese derselben ist noch dunkel.

Sie entstehen bei sonst nicht hysteropathischen Individuen — ohne vorherige traumatische Einflüsse — in unregelmäßigen Intervallen, befallen in der Regel sämtliche vier Extremitäten und pflegen stunden- bis tagelang anzuhalten.

Westphal[1]) beobachtete bei einem zwölfjährigen Knaben, vier bis fünf Jahre nach Scharlach, plötzlich an allen Gliedmaßen auftretende Lähmungen, die nach kurzer Zeit wieder zu verschwinden pflegten. Sonst war der Knabe frei von nervösen Beschwerden. — Vor Eintritt der Lähmungen empfand derselbe tags vorher Ameisenkribbeln. — Die Lähmungen gingen mit Verlust der elektrischen Erregbarkeit einher. —

Sugár[2]) beschreibt einen analogen Krankheitsfall bei einem 22jährigen Landmanne.

Es stellten sich bei demselben gleichzeitig an allen vier Gliedmaßen schlaffe Lähmungen (bzw. Paresen) ohne eigentliche auslösende Ursachen ein, hielten stunden- bis tagelang (eine halbe Stunde bis drei Tage) an. — Sie begannen mit Angstgefühlen, traten in den Wintermonaten häufiger auf. — Die Tiefen-, Haut- und Schleimhautreflexe verhielten sich während der Dauer der Lähmungsanfälle normal; die Sensibilität war desgleichen intakt. — Dasselbe gilt von den psychischen Funktionen. Die faradische Erregbarkeit war angeblich erhöht (!). —

---

[1]) Westphal, Berl. Klin. Wochenschr. 1910. Nr. 31 u. 32.
[2]) Sugár, Wien. Klin. Wochenschr. 1910. Nr. 46. pag. 1643.

Mailhouse [1]) sah einen 13jährigen Knaben mit periodischen schlaffen, stundenlang anhaltenden Lähmungen sämtlicher Gliedmaßen. Als Ursache gibt Autor Erkältung und Verstopfung an.

Ich selbst hatte Gelegenheit, einen ca. 30 Jahre alten Musiklehrer zu untersuchen, welcher niemals ein in Betracht kommendes Trauma erlitten hatte, luesfrei, kein Potator, kein Hysteropath oder Epileptiker war und ca. drei- bis viermal im Jahre nach vorhergegangener Anstrengung eine Lähmung aller Gliedmaßen (gleichzeitig) bekam. Die Lähmung hielt 6—12 Stunden an, ging mit Hypotonie der Muskulatur, starker allgemeiner Blässe und Kühle der Hautdecken, Herabsetzung der Tiefen- und Hautreflexe, leichter Dyspnoe, ferner mit Intaktheit der Sphinkteren-, Schluck- und Sprachfunktion und fast ungestörter Sensibilität (Haut- und Tiefenempfindung) einher. Die Schleimhautreflexe waren hierbei vorhanden. Die sensorischen und psychischen Funktionen waren frei; die Pupillenphänomene intakt. Eingeleitet wurden die Lähmungen durch übermäßig starke, fast schmerzhafte Ermüdungsgefühle, Kribbeln und der Empfindung des „Absterbens" in den Gliedmaßen. Die Lähmungen gingen jedesmal verhältnismäßig rasch zurück, doch empfand Patient nach jeder Attacke eigentümliche, mehrere Tage anhaltende Sensationen in den Gliedmaßen. —

Über die Beziehungen der zerebrospinalen motorischen Erschöpfungszustände nach epileptischen Krampfanfällen zu den hysterischen bzw. hysteriformen wurde bereits auf Seite 26 gesprochen. — Nach Anfallsserien machen sich bekanntlich nicht gar so selten Erschöpfungslähmungen (Paresen) mit Hypotonie und Reflexverlust, gelegentlich auch allgemeine Myasthenien bemerkbar. Außer para-, hemi- und tetraplegischen Typen können gelegentlich auch Monoplegien in die Erscheinung treten. — Diese Erschöpfungslähmungen (Paresen) können stunden- bis tagelang anhalten und pflegen sich langsam zurückzubilden. — Die Hirnnervenfunktionen und Sprachleistungen können als Teilerscheinung einer postparoxysmellen Hirnrindenerschöpfung mitbetroffen sein. Die Sensibilität pflegt in toto gleichmäßig herabgesetzt, doch nie völlig erloschen zu sein. —

Die von Higier, Oppenheim, Bornstein und Anderen [2]) beschriebenen paroxysmal (ohne vorherigen Anfall) auftretenden schlaffen Lähmungen bei Epileptikern, welche als eine Abart epileptischer Äquivalente aufgefaßt werden, gleichen in mancher Hinsicht den in diesem Kapitel angeführten periodischen schlaffen Lähmungen. — Auch hier gehören hysterische Begleiterscheinungen nicht zum regulären Krankheitsbilde.

Eine interessante Stellung in der Neurologie nehmen die mehrfach letal endigenden sog. Lähmungen ohne anatomischen Befund (Rosental [3])) ein. Dieser Autor hat dieselben erst kürzlich einer erschöpfenden kritischen Betrachtung unterzogen.

Seit Charcot, Lépine, Traube, Raynaud, Oppenheim, Achard u. a. [4]) schenkt man den Hemiplegien ohne makroskopisch-anatomische Veränderungen erhöhte Aufmerksamkeit und sucht sie auf funktionelle Störungen der Dynamik der Motilität zu beziehen, hervorgerufen durch diffuse Ernährungsstörungen im Gehirngewebe (Zirkulationsstörungen, Stauungsödeme, lokale

---

[1]) Mailhouse, The Journal of Nerv. and Ment. Diseases. Vol. 37, Nr. 4, pag. 209. (1910.)

[2]) Siehe pag. 26.

[3]) Rosental, Stefan: kritisches, mit ausführlichem Literaturverzeichnis ausgestattetes Referat in der Zeitschrift f. d. ges. Neur. und Psychiat. Ref. u. Erg. 1912. Bd. V. Heft 2. pag. 113.

[4]) Siehe bei Rosentals Arbeit.

angiospastische Hirnanämie). Es ist das Verdienst Rosenthals, die Kriterien solcher Hemiplegien ins richtige Licht gerückt und die vorhandenen histologischen Strukturläsionen erschöpfend dargestellt zu haben. —

Solche Hemiplegien ohne „anatomischen Befund" treten unter anderem auch häufig bei infektiösen Erkrankungen der Respirationsorgane und bei Pleuraaffektionen auf, so Pleuritis, Pleuraempyem, Pneumonie (zumal des Greisenalters), Lungentuberkulose, Keuchhusten etc. (Jeanselme, Senator, Raynaud u. a.). Dieser Umstand verdient schon aus diesem Grunde unser Interesse, weil bekanntlich auch traumatische Läsionen der Pleura und Lungen (Brustschüsse) nicht so selten sog. traumatische „Reflexlähmungen" im Gefolge haben können, wovon bereits auf Seite 39 ff. die Rede war.

8. Bemerkungen über die Pathogenese hysterischer, insbesondere traumatogener Lähmungen.

Die Durchsicht der Literatur legt die dogmatische Auffassung der im klinischen Ausdrucke so vielgestaltigen Hysterie als einer Vorstellungskrankheit klar zutage. Den affektbetonten Vorstellungen wird für die Genese hysteropathischer Phänomene eine dominierende Rolle zugemessen. Überblickt man das Wesen der Hysterie von diesem Standpunkte aus, so wird man sich beim Vorhalte bestimmter anerkannter ätiologischer Momente (infektiöse, toxische, traumatische Einflüsse) der Schwierigkeiten bewußt, den inneren Kausalzusammenhang zu konstruieren und aufrecht zu erhalten. Bei solchen ätiologischen Einflüssen ist die Annahme materieller Schädigungen für die Genese wohl eher verständlich — weil naturgemäßer — als die psychischer Vorgänge. Es soll hier daran erinnert werden, daß man toxische Hysterien beschrieb, Binswanger[1]), Köster[2]) u. a. — So handelt es sich im Falle Binswangers um eine durch metallische Gifte erzeugte toxische Hysterie. Man hat dann wiederholt versucht, zwischen der toxisch-infektiösen Hysterie und den symptomatologisch identischen oder ähnlichen Intoxikationszuständen des Nervensystems materieller Art eine Brücke zu schlagen, z. B. Kösters Schwefelkohlenstoff-Intoxikationen. Immerhin fällt es schwer, bei einer klinisch festgestellten Hysterie mit z. B. präexistenter Lues, ferner bei Vergiftungen, nach mechanischen Schädigungen etc., das Vorhandensein materieller Veränderungen bezüglich ihrer Pathogenese zugunsten psychogener Momente, z. B. Autosuggestion etc., zurückzustellen oder gar abzulehnen. Die Durchforschung der posttraumatischen Veränderungen im Zentralnervensysteme hat verheißungsvolle Resultate zutage gefördert und die traumatische Gehirnerkrankung in ein ganz neues Licht gestellt. Wir wissen nun auch, wie Hartmann[3]) zuerst ausgeführt hat, daß das Entstehen der nach traumatischen Läsionen des Zentralnervensystems auftretenden Krankheitsbilder in der Weise zu denken ist, daß die Gruppierung von krankhaft veränderten Funktionen durch den morphologischen Aufbau und die physiologische Zusammenhangsform der Organteile wesentlich mitbestimmt wird. Dadurch wird die Gesetzmäßigkeit bestimmter patho-

---

[1]) Binswanger, l. c.
[2]) Köster, Deutsche Zeitschr. f. Nervenheilk. Bd. 26. 1903.
[3]) Hartmann, Die traumatische Gehirnerkrankung etc. S. 656.

logischer Symptomenkomplexe verständlich gemacht. Oppenheim[1]) hat sich in seinem Werke dahin ausgesprochen, daß molekulare Veränderungen in den kompliziertesten Zentren die letzte Ursache traumatogener Veränderungen seien und lehnt die Ansichten, daß rein psychologische Momente der Urgrund hysterischer Erscheinungen seien, in seiner Verallgemeinerung ab. So lehnt er in völlig richtiger Würdigung der Tatsachen die Ansichten Charcots, nämlich die Autosuggestion, dann die Annahme, daß vielfach sozial maßgebende Vorstellungen, z. B. Rentenbegehrungsvorstellungen, wie Strümpell meint, einen Hauptgrund bilden, ab. Oppenheim hat viele Autoren auf seiner Seite, trotzdem spricht noch eine große Zahl Gegner den rein psychologischen Momenten das Wort. Ich möchte an dieser Stelle mit aller Präzision die Ansicht vertreten, daß bei der sogenannten traumatischen Hysterie das Trauma als solches und nicht etwaige Vorstellungskomplexe sozialen Inhaltes oder auch autosuggestive Lähmungsvorstellungen der letzte Grund von Lähmungen sind und daß zum wenigsten für einen Teil der traumatogenen Lähmungen das Moment der „Vorstellung" ätiologisch entschieden abgelehnt werden muß. Es ist schlechterdings nicht verständlich, wie in der Wissenschaft Begriffe wie Autosuggestion, deren objektive Darstellung ihrer Elemente noch aussteht, einen dominierenden Wert für die Erklärung des hysterischen Leidens bekommen haben. Es ist ferner gewiß unbewiesen, daß Vorstellungen, d. h. die den Vorstellungen zugrunde liegenden elementaren Hirnvorgänge und deren Begleiterscheinungen tatsächlich imstande sein können, schwere trophoneurotische und angioneurotische Veränderungen und persistente Totallähmungen herbeizuführen.

Es ist gewiß notwendig, sich mit der Tatsache der „Lähmungsvorstellungen", der „Unheilbarkeitsvorstellungen" zu befassen. Hier wird vor allem die Frage zu lösen sein, ob solche Lähmungsvorstellungen beim Tatbestande einer unheilbaren Lähmung nicht vielleicht die Folge des Ausfallens bestimmter Hirnfunktionen, deren Enddeffekt eben die Lähmung einer oder mehrerer Extremitäten ist, sein könnten. Eine Lähmung bestimmter Genese vermag höchstwahrscheinlich auch die Grundbedingungen zu adäquaten Lähmungsvorstellungen abzugeben. Die Bewegungsvorstellungen, d. h. die Vorstellung der Gebrauchsfähigkeit der Kraftentfaltung einer Gliedmaße, haben zweifellos die Integrität bestimmter physiologischer Funktionsmechanismen zur Voraussetzung. Sind diese Mechanismen geschädigt, gehen auch die zugehörigen Vorstellungskomplexe als Endglied einer bestimmten physiologischen Funktionsform verloren. Meines Erachtens wird in der Auffassung traumatogener Lähmungen und zum Teile auch hysterogener Lähmungen Ursache und Wirkung verwechselt.

Das Versagen der Motilitätsquellen alteriert in weiterer Folge auch die zugehörigen Vorstellungskomplexe, d. h. zieht dieselben in den Kreis der Funktionsschädigung hinein.

Nicht die suggestiv beeinflußbare oder unkorrigierbare Lähmungsvorstellung ist die Ursache der bestehenden Lähmung, sondern sie ist eine Folge der Lähmung.

---

[1]) Oppenheim, Lehrbuch der Nervenkrankheiten. II. Teil.

Ein Teil der traumatogenen Lähmungen ist frei von sogenannten reinen psychischen Ursachen. Es treten uns die schwersten posttraumatischen Lähmungen auch bei Personen entgegen, die keinerlei Rentenansprüche erheben können.

Die wichtige verstärkende bzw. unmittelbar auslösende oder hemmende Rolle von Stimmung und Affekt ist wohl verständlich.

Affekte sind bekanntlich Vorgänge, die in bestimmter Gruppierung mit verschiedenartigsten Funktionsabänderungen im Nervensysteme im Sinne von Hemmung oder Bahnung vergesellschaftet sind. Bei vorhandener Disintegration der motorischen Funktionszentren können durch Affekte Folgezustände, darunter Lähmungen, geschaffen werden, welche bei unversehrtem Zentralnervensysteme nicht gedacht werden können. — Hysteriforme Lähmungen nach Affekten sind vielfach beschrieben worden. Sie können sogar zurückgehen und haben an und für sich keine ungünstige Prognose. Sie stellen aber häufig auch nur als transitorische Funktionsausfälle mit Rezidivneigung neben Myasthenien die Verbindungsglieder zu endgültigen habituellen Lähmungen dar. Ebenso wie die Affekte, zumal Schreck, Furcht, können auch anhaltende Spannungszustände, dann Überanstrengung (Erschöpfung), plötzliche Durchkältung (Sturz ins Wasser) etc., Lähmungen — zumeist transitorischer Form — nach sich ziehen. Die hohe Neigung zu Rezidiven beweist dann, daß das Zentralnervensystem in irgend einer bestimmten Weise disintegriert bzw. erkrankt ist.

Jedenfalls möchte ich daran festhalten, daß es traumatogene Lähmungen gibt, die nur durch äußerliche Merkmale mit der Hysterie gemeinsame Berührungspunkte besitzen und sonst außerhalb des eigentlichen Krankheitsbegriffes liegen. Die Sonderstellung dieser Lähmungen verdient viel stärker pointiert zu werden. Die Differenzierung solcher Lähmungen von nur hysterischen Zuständen ist nicht durch Theoreme, sondern nur durch exakte wissenschaftliche Experimentalmittel zu lösen.

Mit Rücksicht auf die große Rolle, welche die vegetativen Vorgänge gerade bei jenen — die der Gruppe der hysterischen Erscheinungen angehören — spielen, muß der Versuch naheliegen, die vasomotorischen Phänomene an hysterischen (hysteriformen) Lähmungen zu studieren, und die Ergebnisse solcher Untersuchungen den theoretischen Lehrsätzen über die Pathophysiologie solcher Lähmungsformen kritisch gegenüberzustellen.

II. Teil.

Experimenteller Teil.

Plethysmographische Untersuchungen.

1. Physiologische Vorbemerkungen über die Grundlagen der plethysmographischen Phänomene, insbesondere über die psychophysiologischen Blutverschiebungen. Normale Plethysmographie.

Der Grad der Blutfüllung eines Organes bzw. Körperteiles ist von mehrfachen mechanischen und innervatorischen Faktoren abhängig:

a) Von der Vis a tergo, von der Schlagfolge und dem Schlagvolumen des Herzens, wobei ceteris paribus ein verlangsamter oder beschleunigter Herzschlag weder ein Ansteigen noch ein Sinken des Volumens bedingt, da die Blutmenge, welche in der Zeiteinheit aus dem Herzen durch die Arterien strömt, mit derjenigen Menge, die durch die Venen dem Herzen zuströmt, das Gleichgewicht hält.

b) Von der Atmung: Unter normalen Verhältnissen der Atmungsmechanik bewirken die Inspirationsbewegungen eine Beschleunigung des venösen Blutabflusses (zum Herzen) und eine Begünstigung der diastolischen Füllung des Herzens, während die Exspirationsbewegungen eine Erleichterung der systolischen Entleerung des Herzens bewirken. Es entsteht dadurch z. B. an den oberen Extremitäten eine nachweisbare inspiratorische Volumsabnahme und exspiratorische Zunahme.

c) Von der vasomotorischen Einstellung, vom Gefäßtonus und Gefäßrhythmus. Seit den Untersuchungen Schiffs[1] kennt man das Vorhandensein rhythmischer aufeinanderfolgender Kontraktionen und Dilatationen der Gefäße, welche vom Herzrhythmus und dem Schlagvolumen desselben unabhängig sind und viel langsamer erfolgen. Seitdem wird die Existenz von Vasokonstriktoren und Vasodilatatoren angenommen. Es existiert — wie eingehendste Untersuchungen lehren — ein autochthoner Tonus und Rhythmus der Gefäße — analog dem

---

[1] Schiff, Untersuchungen zur Physiologie des Nervensystems. Frankfurt 1855. Lehrbuch d. Physiol. I. Jahrg. 1859.

Tonus und Rhythmus des Herzens — nur wesentlich langsamer und auch unregelmäßiger als der letztere. Dieser autochthone Gefäßtonus ist von der Atembewegung und der Herzarbeit unabhängig (Traube[1]), Hering[2]), Mosso[3]), v. Basch[4]), Luciani[5]) etc.).

So fand Mosso daß das Volumen des menschlichen Vorderarmes automatische, langsame und unregelmäßige Schwankungen aufweist, welcher Befund von v. Basch u. a. bestätigt wurde. Diese Phänomene — in den Wechselbeziehungen der vasokonstriktorischen und vasodilatatorischen Nerven fußend — sind an allen gesunden Gefäßen vorhanden.

Auch Piotrowski[6]) kommt auf Grund von Tierexperimenten zum Resultate, daß unter normalen Bedingungen die Gefäße nach Abtrennung von den Zentren einen selbständigen Tonus besitzen und beibehalten.

Die Tätigkeit der Kapillaren, denen nach mehreren Autoren eine große Selbständigkeit innewohnen soll, muß hier außer Betracht gelassen werden.

Nach Luciani[7]), Mosso[8]), Bernstein[9]) und Bayliß[10]) hängt diese tonisch-rhythmische Gefäßeinstellung nicht vom zentralen oder peripheren Nervensysteme ab, sondern ist nach Analogie des Myokard eine den glatten Muskelelementen der Gefäßwände selbst innewohnende — also autonome — Kraft, der als regulatorische Mechanismen die vasomotorischen Nerven vorgesetzt erscheinen.

Im gleichen Sinne spricht sich Tigerstedt[11]) aus. Er sagt, „daß entweder die Gefäßwand selbst die Eigenschaft haben muß, sich tonisch zu kontrahieren, auch wenn sie vom zentralen Nervensysteme tatsächlich ganz isoliert ist, oder es wird diese Kontraktion durch die im peripheren Verlaufe der Gefäßnerven eingestreuten Ganglienzellen bewirkt. Diese Ganglien bzw. die Gefäßmuskulatur selbst, stellt ein Gefäßzentrum III. Ordnung dar, welches auch isoliert eine starke Wirkung entfalten kann."

Wie die Herznerven (hemmende oder diastolische Vagusfasern und akzelerierende oder systolische Sympathikuszweige, v. Bezold[12]), Ludwig und Cyon[13]), Heidenhain[14]), Gaskell[15]), Langendorf[16]) durch einen komplizierten Mechanismus dem automatischen Herztonus und -rhythmus vorstehen und auf denselben reflektorisch regulierend einwirken,

---

[1]) Traube, Gesammelte Beiträge zur Pathologie und Physiologie Bd. 8.

[2]) Hering, Sitzungsber. d. Wien. Akad. d. Wissensch. 1870 u. Sitzungsber. d. kais. Akad. d. Wissensch. Wien. Bd. 64. II. Abteil. S. 333.

[3]) Mosso, Untersuchungen über den Kreislauf des Blutes. 1881.

[4]) v. Basch, Wien. med. Jahrb. 1876 u. Berl. klin. Wochenschr. 1887. Nr. 12.

[5]) Luciani, Physiologie des Menschen. I. Bd. 1905. S. 275.

[6]) Piotrowski, Pflügers Archiv. Bd. 55. 1894. S. 240.

[7]) Luciani, l. c.

[8]) Mosso, l. c.

[9]) Bernstein, Sitzungsber. d. Naturforscher-Gesellsch. Halle 1887.

[10]) Bayliß, Proc. Roy. Soc. Bd. 80. 1908 u. Journ. of. Physiol. Bd. 14.

[11]) Tigerstedt, Lehrb. d. Physiologie des Menschen Bd. 1. 1905. S. 284.

[12]) v. Bezold, Untersuchungen auf dem phys. Laboratorium in Würzburg. Leipzig 1867.

[13]) Ludwig und Cyon, zit. nach Luciani.

[14]) Heidenhain, Pflügers Arch. Bd. 27. 1882. S. 383.

[15]) Gaskell, Proceed. Roy. Soc. 1881. Dec. und Journ. of Physiol. Vol. IV. 1883 u. Vol. V. 1884.

[16]) Langendorf, zit. nach Luciani, l. c.

so können im analogen Sinne auch die vasomotorischen Nerven auf dem Wege von Reflexen erregt werden. Wie die Herzinnervation durch zentripetale, vom Herzen wegführende Fasernsysteme auf reflektorischem Wege wieder rückbeeinflußt werden kann, werden auch durch von den Gefäßwänden aus zentripetal verlaufende Nerven die Gefäße selbst reflektorisch beeinflußt (Heger [1]). So vermag die Reizung der sensiblen Innenwand der Blutgefäße eine Steigerung des Blutdruckes, sowie auch Verlangsamung der Herzschläge und Veränderung der Pulsgröße herbeizuführen und auf diese Art eine Selbstregulierung der Gefäße zur Vermeidung abnormaler Füllungszustände im eigenen Gebiete, somit auch optimale lokale Zirkulationsverhältnisse zu bewerkstelligen (Luciani [2]).

Diesen lokalisierten Gefäßreflexen kommt eine außerordentlich wichtige Rolle für die Größe des Gefäßtonus und -Rhythmus und demgemäß auch für die physiologische Regulation des Blutdruckes, der Blutbewegung und des Blutfüllungszustandes eines Körperabschnittes zu.

Der Gefäßtonus kann endlich auch auf reflektorischem Wege durch anderweitige zentripetal verlaufende, sensorische und sensible Fasersysteme beeinflußt werden. Gefäßreflexe solch „höherer" Art können sich von der einen Seite auf die andere erstrecken: wenn man z. B. eine Hand ins kalte Wasser taucht, kontrahieren sich auch die Gefäße der anderen Seite (Brown - Séquard u. a.). Solche Reflexe treten nicht so selten in Gefäßbezirken auf, die von dem gereizten zentripetalen Nervensysteme weit entfernt sind. Das Auftreten solch „höherer" Gefäßreflexe hat eine außerordentliche, auch von psychischen, z. B. affektiven Vorgängen bedingte, individuelle Mannigfaltigkeit und Elektivität.

Apparate, welche nun geeignet sind, die jeweilig eintretenden Volumsschwankungen eines bestimmten Körperteiles zu registrieren, sind seit Fick [3] und Mosso [4] die Plethysmographen. Die erhaltenen Volumsänderungen sind hierbei nichts anderes als der Effekt der durch verschiedenste Faktoren bedingten aktiven und passiven Erweiterung bzw. Verengerung innerhalb der Gefäßgesamtheit des betreffenden Körperteiles. Die erhaltenen Plethysmogramme sind demnach reine Gefäßplethysmogramme.

Die sphygmographische Methode, welche die plethysmographische ergänzen soll, betrifft die Untersuchung der Druck- und der Volumpulse (Fick [5] 1869 und v. Kries [6] 1883). Beides sind Pulsqualitäten, welche einen bestimmten periodischen Vorgang im Herzgefäßsystem zur Darstellung bringen, aber strenge voneinander zu unterscheiden sind (v. Kries, R. Müller [7] u. a.). Speziell sagt v. Kries, daß man in den Volumpulsen Effekte erkennt, welche aus verschiedenen Teilen der Gefäßbahn kombiniert sind und daß es fast unmöglich erscheint, aus ihnen einen Schluß auf bestimmte Vorgänge der Wellenbewegung zu ziehen. Die Bilder der letzteren Pulsqualität sind gewiß von der Herzschlagfrequenz abhängig, es spielen hierbei aber auch anderweitige Momente mit, deren Darstellung nur die sehr komplizierten und vielfach nur theoretisch bekannten Mechanismen vasomotorischer Einstellungsvorgänge aufrollen müßte. Jedenfalls darf man — wie auch Lehmann [8] schon betont — aus den Veränderungen eines Volumpulsbildes nicht ohne weiteres auf bestimmte vasomotorische Vorgänge schließen; wir können höchstens erkennen, daß solche Vorgänge sich ereigneten, wir können aber nicht entscheiden, welcher Art sie sind

---

[1] Heger, zit. nach Luciani, l. c.

[2] Luciani, l. c. S. 289.

[3] Fick, Untersuchungen aus dem physiologischen Laboratorium der Züricher Hochschule. Wien 1869. S. 51.

[4] Mosso (111), Archiv f. Physiol. 1878 u. Die Diagnostik des Pulses etc. Leipzig 1879.

[5] Fick, l. c. (Der Ausdruck „Volumpuls" kommt schon bei Fick vor.)

[6] v. Kries, Festschrift der 56. Versammlung deutscher Naturforscher und Ärzte 1883. Supplement zu Bd. 8 des Berichtes der Naturforscher-Gesellschaft zu Frei-Arch. f. Anat. u. Physiol. Phys. Abt. 1887.

[7] R. Müller, Zeitschr. f. Psychol. u. Physiol. d. Sinnesorgane. Bd. 30. 1902. S. 340—390.

[8] Lehmann, Die körperlichen Äußerungen psychischer Zustände. I. Teil. Plethysmographische Untersuchungen. 1899. II. Teil 1901. Die psychischen Äquivalente der Bewußtseinserscheinungen. Elemente der Psychodynamik. III. 1905.

bzw. wo sie stattgefunden haben. Im allgemeinen macht das Verständnis der Volumpulse größere Schwierigkeiten als das der Druckpulse, weil die Entstehung der ersteren verwickelter ist (v. Frey[1]). Jedenfalls können Volumpulsgrößen und deren Änderungen wertvolle Aufschlüsse über vasomotorische Vorgänge gestatten, was den Druckpulsen nicht zukommt.

Ähnliches gilt von der Pulsverspätung. Diesbezüglich hat Grunmach[2] nachgewiesen, daß ceteris paribus die Geschwindigkeit der Pulswelle mit dem Tonus der Gefäßwand anwächst. Inwieweit der Blutdruck bzw. die diesem zugrundeliegenden Faktoren einen Einfluß darauf hat, würde auseinander zusetzen zu weit führen.

Die plethysmographische Kurve besteht aus einer Reihe von wellenförmigen Gebilden.

An einer normalen Kurve unterscheidet man nach den Autoren Mosso, v. Kries[3], R. Müller[4], Lehmann[5], Berger[6], Mentz[7], Gent[8] etc. bei bestehendem normalem Gemütsgleichgewichte (Lehmann) drei Arten von Wellenbewegungen.

1. Die früher nach v. Kries bzw. nach Fick[9] bezeichneten Volumpulswellen, oder die Wellen I. Ordnung, d. h. die pulsatorischen Erhebungen, welche mit den Druckpulsbildern keineswegs kongruent sind.
2. Die respiratorischen Volumsschwankungen oder die Wellen II. Ordnung. Diese Wellen sind die Resultante zweier wirksamer Komponenten, eines mechanischen und eines nervös-vasomotorischen. Die Darstellung und physiologische Bewertung aller Faktoren, welche den normalen respiratorischen Volumsschwankungen zugrunde liegen, ist gewiß keine einfache und kann — wie auch R. Müller hervorhebt — zu Irrtümern Veranlassung geben. Immerhin sind die Wellen II. Ordnung ein konstantes Phänomen, insbesonders bei tiefen Respirationen und können bei ruhiger, gleichmäßiger Atmung ausbleiben. Die Wellen II. Ordnung sind auch als Traube-Heringsche Wellen bekannt, d. h. insoweit dieselben durch die vasomotorisch-nervöse Komponente (rhythmische Erregungen der vasomotorischen Nervenzentren) und nicht durch die mechanische erzeugt werden.

Über diese Respirationswellen schreibt Lehmann[10]): „Während normaler Gemütsruhe zeigt die Volumkurve keine Respirationsoszillationen, es sei denn, daß die Atmung besonders tief ist......... Treten diese bei ruhiger Atmung auf, ist das Individuum entweder schläfrig oder deprimiert", zeigt also einen besonderen Hirnzustand.

Die Respirationen erzeugen am gesunden Arme mitunter deutliche Volumsschwankungen. Bei tiefen Respirationen können die Schwankungen einen ganz erheblichen Grad annehmen. Die inspiratorische Volumsabnahme (aufsteigender Schenkel der Atemkurve) ist hier aber die Regel. Die Höhe der Inspiration fällt mit dem tiefsten Volumsstand zusammen, während der tiefste Exspirationsstand mit dem höchsten Wellengipfel koinzidiert. Bei eintretender Verdauung nach reichlicher Nahrungsaufnahme pflegen sie auch bei ruhiger Atmung vorzukommen.

Die Ansichten Lehmanns über die Genese der Respirationswellen und gleichzeitig auch über den Einfluß der Atmung auf die Volumpulse stimmen mit denen Gents[11] und Brodmanns[12] fast völlig überein. Im übrigen sind die Respirationswellen ceteris paribus von Tiefe und Dauer der Atmung abhängig.

[1]) v. Frey, Die Untersuchungen des Pulses. Berlin 1892.
[2]) Grunmach, Archiv f. Physiol. 1888 u. Virchows Archiv. Bd. 102.
[3]) v. Kries, l. c.
[4]) R. Müller, l. c.
[5]) Lehmann, l. c.
[6]) Berger, l. c.
[7]) Mentz, Wundts philosophische Studien. 1895. Bd. 11.
[8]) Gent, Wundts philosophische Studien. 1903. Bd. 18.
[9]) Fick, l. c. S. 54.
[10]) Lehmann, Elemente der Psychodynamik. 1905. S. 438, 448.
[11]) Gent, l. c.
[12]) Brodmann, Journ. f. Psychol. u. Neurol. Bd. I. 1902. Heft 1, 2.

Die Volumsgröße der Blutfüllung eines Armes in einer bestimmten Respirationsphase ist aber immer eine **Kollektivwirkung** mehrerer bestimmter Momente, wobei das Moment des quantitativen Überwiegens des venösen Abflusses der Armvenen über den arteriellen Zufluß bei der Inspiration, und umgekehrt das Moment des exspiratorischen Überwiegens der venösen Stauung den Ausschlag gibt.

Hier herrschen außerordentlich **wechselnde** quantitative Beziehungen. Es werden dementsprechend auch die variabelsten Ergebnisse bei Feststellung der Größe der respiratorischen Volumsschwankungen resultieren. Es kann sich schließlich auch die Zufuhr und der Abfluß bei einer gewissen Respirationsstärke das Gleichgewicht halten.

3. Als dritte, rein physiologische Form von Volumsschwankungen sind noch die schon von **Mosso** als „Undulationen" bezeichneten sogenannten S. **Mayerschen** [1]) **Wellen oder Wellen III. Ordnung** zu nennen. Es sind dies sanfte, langsam und unregelmäßig periodisch verlaufende Volumsschwankungen, die, gewöhnlich mehrere Respirationen umfassend, unabhängig von äußeren Einflüssen (auch von den Atmungsphänomenen) in die Erscheinung treten und als reine „vasomotorische" Wellen von einer gewissen Selbständigkeit aufzufassen sind (R. **Müller** [2]) **Berger** [3]) etc.).

Lehmann [4]) supponiert allerdings diesen Undulationen III. Ordnung psychische Geschehnisse. Es liegt aber die Annahme viel näher, die u. a. auch **Berger** [5]) vertritt (und der ich mich anschließe), daß diese Schwankungen der Ausdruck autonomer lokaler Einstellungsvorgänge im Gefäßsysteme eines bestimmten Körperabschnittes zur Erhaltung des Gleichgewichtoptimums der Blutversorgung und des Stoffwechsels sind [6]).

Es besteht nun höchste Wahrscheinlichkeit, daß der autochthone Tonus und Rhythmus der Gefäße, von dem früher (S. 53) die Rede war, die Grundlage für die Wellen III Ordnung abgeben, so daß diese letzteren als der Ausdruck der Tätigkeit des automonen Gefäßzentrums III. Ordnung gelten dürfen.

(Die von mir selbst an gesunden Versuchspersonen angestellten plethysmographischen Untersuchungen bestätigen das bisher Gesagte. Auch bei meinen Untersuchungen finden sich u. a. die bei tiefer Atmung in luziden Hirnzuständen auftretenden typischen Wechselbeziehungen zwischen Respirationsphasen und entsprechenden Volumsschwankungen wieder vor.)

Aus der plethysmographischen Kurve können nun mehrere Momente ausgewertet werden, d. i. vor allem der jeweilige Füllungszustand der Extremität, Pulsfrequenz, Pulsbild, Pulsgröße und Pulsschnelligkeit bzw. Pulsverspätung.

Wir sind in vielen Fällen wohl imstande, aus den Plethysmogrammen — zumal bei gleichzeitiger Aufnahme von Volumspulskurven an verschiedenen Gliedmaßen, z. B. beiden Armen — vasomotorische Änderungen in einzelnen lokalen Gefäßgebieten selbst zu bestimmen (**Lehmann** [7])), außer den allgemeinen Veränderungen im Blutumlaufe. Wir können feststellen, daß gegebenenfalls vasomotorische Änderungen stattgefunden haben, wir können auch annähernd richtig feststellen, ob sie sich im bezeichneten Gefäßbezirke abspielten, wir können auch im allgemeinen bestimmen, welcher Art sie sind. Allerdings ist das letzte und vorletzte Moment schwierig zu deuten und Irrtümern unterworfen.

---

[1]) S. **Mayer**, Sitzungsber. d. Akad. d. Wissensch. Wien 1874. VII. Abteil. 1876. S. 281—306.

[2]) R. **Müller**, l. c.

[3]) **Berger**, l. c. 1904. S. 69 ff. III. T.

[4]) **Lehmann**, l. c. 1904. S. 88 ff. I. T.

[5]) **Berger**, l. c. 1904. S. 64 ff. III. T.

[6]) Hier kann kurz die Ansicht **Bergers**, der die Biotonustheorie **Verworns** (Allgemeine Psychologie, V. Aufl. 1903. Jena) zugrundeliegt, gestreift werden, welche dahingeht, daß der Biotonus sich die Gefäßweite selbst bestimmt. Unter Biotonus versteht **Verworn** das dynamische Verhältnis der beiden Stoffwechselphasen des Assimilations- und Dissimilationsprozesses.

[7]) **Lehmann**, Elemente der Psychodynamik. 1905. III. T.

Die „psychischen" Geschehnisse nehmen bekanntlich auf die kinetischen und vegetativen Mechanismen bzw. auf Form und Ablauf der Leistungen derselben einen prinzipiellen Einfluß. Diese Einflußnahme erstreckt sich auch auf den Grad der Blutfülle in der Zeiteinheit in den einzelnen Organen, also demnach auch auf Form und Ablauf der vasomotorischen Innervationsvorgänge. So haben schon Traube[1]), Hering[2]), v. Basch[3]), Mosso[4]), Conty und Charpentier [5]), Ziehen[6]), etc. den Einfluß psychischer Leistungen (und der Affekte) auf Blutdruck, Puls, Herzbewegung und Blutfülle studiert, andere wie z. B. R. Müller [7]), Zoneff und Meumann [8]), Isenberg und Vogt [9]), den Einfluß auf die Atembewegungen. Parallel mit der Ausgestaltung der experimentell psychologischen (d. h. objektiven) Methode erweiterten sich unsere Kenntnisse, bis dieselben von Lehmann [10]), Berger [11]), Gent [12]), Mentz [13]), R. Müller [14]), Brahn [15]), Brodmann [16]) u. a. zu einem vorläufigen Abschlusse gebracht worden sind.

Aus der großen Zahl der Ergebnisse mögen hier nunmehr die beststudierten Erfolge wiedergebracht werden.

Die „Spannung" (= gespannte Erwartung), das ist die spontane und von außen her veranlaßte gespannte Aufmerksamkeit, erzeugt charakteristische Phänomene, vor allem Volumssenkung. Die Spannungsreaktion macht — nebstbei gesagt — alle übrigen Reaktionen abnormal. Während der ganzen Spannungsdauer ist das Armvolumen stets vermindert; Lösung der Spannung bedingt stets ein langsames Ansteigen der Kurve (Lehmann, Gent, Berger, eigene Untersuchungen etc.).

Momentane Gedankenkonzentration bzw. Aufmerksamkeitsanregung hat bei einem bis dahin vorhandenen Normalzustande ein jähes Absinken des Volumens zur Folge, worauf dasselbe langsam wieder anzusteigen beginnt.

Das Erschrecken, d. i. die durch einen plötzlichen und starken Außenreiz hervorgerufene, unlustbetonte Fesselung der Aufmerksamkeit, hat desgleichen ein jähes Absinken des Volumens zur Folge; so können auch alle plötzlichen Reize, Schmerz-, Schall-, Temperatur-, Geruchs- (Ammoniak) und Lichtreize diese Reaktion nach sich ziehen.

Die Unlustgefühle erzeugen auch bei fehlender oder geringer Spannung stets Volumssenkungen, während Lustgefühle sich durch Zunahme des Armvolums entäußern. Bei einem dauernden stärkergradigen Spannungszustande bleiben die den verschiedenen Gefühlsqualitäten eigentümlichen Volumsschwankungen aus.

Die an den Kurven beobachteten Volumsveränderungen sind — soweit durch nervöse Zustandsänderungen erzeugt —durchwegs nur als eine Summation, d. i. als eine Resultante einer Reihe von allen jenen Einflüssen aufzufassen, welche synchron wirksam sind und welche an und für sich die bekannten Veränderungen hervorrufen würden.

---

[1]) Traube, Gesammelte Beiträge zur Pathologie und Physiologie 1871. Bd. 13.
[2]) Hering, l. c.
[3]) v. Basch, l. c.
[4]) Mosso, l. c.
[5]) Conty und Charpentier, C. r. d. s. d. l'Acad. d. scienc. 1877.
[6]) Ziehen, Sphygmographische Untersuchungen Geisteskranker. 1887. Bd. 85.
[7]) R. Müller (l. c. S. 54).
[8]) Zoneff und Meumann, Wundts philosophische Studien 1903. Bd. 18.
[9]) Isenberg und Vogt, Zeitschr. f. Hypn. 1092. Bd. 10.
[10]) Lehmann, l. c. I. III. Teil.
[11]) Berger, l. c.
[12]) Gent, l. c.
[13]) Mentz, l. c.
[14]) R. Müller, l. c.
[15]) Brahn, Wundts philosophische Studien. 1903. Bd. 18.
[16]) Brodmann, l. c.

Bei anhaltenden Spannungs- und Depressionzuständen können die den übrigen Affektqualitäten und der Aufmerksamkeitsreaktion zukommenden Volumsveränderungen ausbleiben, gehemmt, ja gesperrt werden.

Immerhin zeigen die die diversen psychischen Zustände begleitenden Veränderungen im Gesamtvasomotorensystem eine gewisse Gesetzmäßigkeit und Zweckdienlichkeit.

Wir haben oben von den Wellen III. Ordnung gesprochen, welche selbständig bei möglichst geringen äußerlichen Reizeindrücken und oberflächlicher, ruhiger Atmung auftreten (S. Mayersche Wellen). Lehmann[1]) hat diesen „sanften Undulationen" ein besonderes Augenmerk geschenkt und sie auf bestimmte Bewußtseinszustände (psychische Prozesse) bezogen. Lehmann[2]) sprach direkt aus, daß „diejenigen Oszillationen der Volumskurve, welche nicht von der Atmung oder von Muskelbewegungen herrühren, psychischen Ursprunges sind". Diese Anschauung wurde von R. Müller, Berger u. a. direkt abgelehnt und wurde der Autonomie der S. Mayerschen Wellen wiederholt und ausdrücklich das Wort gesprochen (siehe S. 956). Gewiß ist nach dem Stande der jetzigen Anschauungen, ebenso auf Grund eigener Erfahrungen, die „psychische" Herkunft dieser Undulationen nicht richtig.

Die großen Vorteile der plethysmographischen Methode wurden insbesonders von Lehmann, Berger, Gent, Wundt[3]) u. a. beleuchtet, während andere wieder, z. B. R. Müller[4]), Brahn[5]) usw. im Gegenteile dazu die Fehlerquellen und Schwierigkeit der Kurvendeutung betonen.

Dieser plethysmographischen Untersuchungsmethode gliedert sich die sphygmographische Methode im weiteren Sinne des Wortes aufs innigste an. Das engere Studium der Volumpulse stellt eine unumgänglich notwendige Ergänzung dar. Die sphygmographischen Untersuchungen des Volumpulses zeigen nach Lehmann[6]) willkürliche Konzentration der Aufmerksamkeit, z. B. bei einer physischen Leistung, die in der Regel auf der Höhe der Reaktion von einer oft starken Verkürzung der Pulslänge begleitet ist; das Erschrecken ist von einer anfänglichen Verkürzung mit darauffolgender Pulsverlängerung charakterisiert. Eine willkürliche Fesselung der Aufmerksamkeit bewirkt ceteris paribus im Gegenteile Pulsverlängerung (Mentz, Lehmann). Starke Unlustgefühle erzeugen regelmäßig eine Abnahme der Pulslänge, während Lustgefühle sich in einer Pulsverlängerung manifestieren. Nach Lehmann handelt es sich bei der Volumpulslängenänderung um eine Summationswirkung vorhandener wirksamer Faktoren.

Die Pulslänge ist aber in erster Linie nichts anderes als der graphische Ausdruck der jeweiligen Pulszahl in der Zeiteinheit. Pulsverlängerung ist das graphische Kennzeichen für Abnahme, Pulsverkürzung für Zunahme der Pulszahl, da die der Zeiteinheit entsprechende Abszissenlänge an den Kurven eine konstante Größe darstellt.

Es ist demnach viel zweckmäßiger, weil naturgemäßer, nicht von Pulsverlängerung oder -verkürzung bei den einzelnen Reaktionen zu sprechen, sondern vielmehr von Abnahme und Zunahme der Pulszahl (= Herzschlagfrequenz).

Die Pulshöhen (= Amplituden als Ausdruck der Pulsgrößen) dürfen bei der Auswertung unter keinen Umständen außer Betracht gelassen werden, trotzdem auch diese kein völlig getreues Bild vasomotorischer Geschehnisse bilden können. Bekanntlich sind die Pulshöhen und das Pulsbild im Plethysmogramme ganz außerordentlich vom Außendrucke abhängig. Deshalb ist auch nur die Vergleichung der Pulshöhen einer Kurve untereinander gestattet und sind mit Reserve irgendwelche Rückschlüsse auf bestimmte vasomotorische Vorgänge zu ziehen, sobald keinerlei Änderungen der Außenverhältnisse eingetreten sind. Im allgemeinen ist daran festzuhalten, daß Verstärkung der Herzkontraktionen bzw. Vermehrung des Schlagvolumens mit einer Vergrößerung der Volumpulse einhergeht. Die Möglichkeit der Registrierung der Pulsgrößenveränderungen verschafft den Plethysmogrammen ihren besonderen Wert.

---

[1]) und [2]) Lehmann, l. c. und III. internationaler Kongreßbericht 1896. Elemente der Psychodynamik. 1905. III. Teil.

[3]) Wundt, Grundzüge der physiologischen Psychologie. Bd. 2. Leipzig 1902.

[4]) R. Müller, l. c.

[5]) Brahn, l. c.

[6]) Lehmann, l. c.

Es ist nur zum Teile gestattet, aus der Pulsgröße und dem Pulsbilde einen Rückschluß auf die jeweilige Herzarbeit zu ziehen bzw. auf die mit der Herzfunktion in Abhängigkeit stehende Blutdruckgröße. Bei gleichbleibender Herzfunktion zeigt das Auftreten größerer Pulsamplituden (zumal an einer Gliedmaße) eine aktive Gefäßdilatation, während umgekehrt niedrigere Amplituden einen Gefäßkonstriktionszustand erschließen lassen.

Nach der bekannten sphygmomanometrischen Methode von Marey[1]) kann man die große Abhängigkeit der Volumpulsgrößen (= pulsatorische Volumsschwankungen) z. B. eines Vorderarmes vom Außendrucke darstellen.

Marey führte den Vorderarm in einen durch einen Gummiring abgeschlossenen, unter leicht veränderlichem Drucke mit Wasser gefüllten Zylinder ein, welcher mit einem registrierenden Manometer in Verbindung stand. Er sah nun, daß bei allmählicher Vermehrung des hydrostatischen Druckes im Innern des Zylinders die Volumpulsgrößen anfänglich zunahmen, um dann bei Fortwachsen des Druckes sich zu vermindern und schließlich abzunehmen.

Die Wechselbeziehungen zwischen Blutdruck, Pulsfrequenz (= Schlagfolge) und Schlagvolumen des Herzens bestehen darin, daß Änderungen des Blutdruckes eine Änderung der Schlagfolge und des Schlagvolumens des Herzens herbeiführen, indem Erhöhung des Blutdruckes mit Pulsverlangsamung und Verstärkung des Schlagvolumens einhergeht und umgekehrt, weshalb die wirksamste der in Frage kommenden Komponenten den Verlauf der Kurve bestimmen wird. Pulsbeschleunigung erzeugt ceteris paribus ein Ansteigen der Kurve, Pulsverlangsamung ein Absinken, es kann jedoch tatsächlich auch Pulsverlangsamung mit Ansteigen und Pulsbeschleunigung mit Sinken der Volumkurve einhergehen.

Wie verhält sich nun ein Plethysmogramm zu Veränderungen innerhalb der Blutdruckgröße?

Hier ist auf den Umstand hinzuweisen, daß Blutdruckkurve und Volumkurve sich nicht decken. Bei den Volumkurven spielt die Menge des venösen Blutes eine große Rolle (die Lymphflüssigkeit kann vernachlässigt werden), während dies für die Blutdruckkurve von untergeordneter Bedeutung ist (Weber[2])). Die Blutdruckkurve ist demgemäß nie eine Volumkurve und umgekehrt. Allerdings sind bestimmte Ursachen, die den Blutdruck erhöhen (sowie die Blutdruckkurve ansteigen lassen), auch für die Volumkurve im gleichen Sinne wirksam, z. B. verstärkte Herzarbeit, erhöhtes Schlagvolumen, erhöhte Schlagfrequenz. Bei genereller Gefäßerweiterung nimmt in einem plethysmographisch abgeschlossenen Körperteile die Volumkurve zu, während die Blutdruckkurve des eingeschlossenen Gefäßgebietes sinken würde. Trotz allgemeiner Blutdrucksteigerung kann sich weiterhin bei lokaler Gefäßkonstriktion ein Absinken der Volumkurve ergeben und bei lokaler Gefäßdilatation trotz Blutdrucksenkung — wie schon gesagt — das entgegengesetzte Verhalten. Gewöhnlich entspricht ceteris paribus einer Blutdruckerhöhung auch eine Volumszunahme im betreffenden Körperabschnitte; es kann sich aber — wie erwähnt — auch ein entgegengesetztes Verhalten einstellen (Weber[3])), sobald nämlich der venöse Abfluß die arterielle Zufuhr quantitativ überwiegt.

Abgesehen von den technischen Schwierigkeiten einer fortlaufenden Registrierung einer Blutdruckkurve kann schon aus den auseinandergesetzten Gründen auf die Heranziehung von Blutdruckwerten nicht eingegangen werden. Allerdings vermag ein entgegengesetztes Verhalten der beiden Kurvenformen in einem abgeschlossenen Gefäßgebiete dann unter gewissen Umständen den Schluß zu gestatten, daß sich in diesem Gefäßgebiete lokale vasomotorische Einflusse geltend gemacht haben.

Es entspricht den Tatsachen, wenn Weber hervorhebt, daß man bei eintretenden Volumsveränderungen sich stets über die jeweilig obwaltenden Einflüsse aller in Betracht kommenden Momente klar sein muß: so Veränderung der Herztätigkeit, Innervationszustand der Gefäße (zumal lokalen), Atmung, Körperlage etc.

---

[1]) Marey, La circulation du sang. Paris 1881. Siehe auch Luciani, Physiologie des Menschen. I. Bd. 1905.

[2]) Weber, Archiv für Physiologie. 1907. Heft 3 u. 4. Der Einfluß psychischer Vorgänge auf den Körper etc. Berlin 1910.

[3]) Weber, l. c. S. 66.

Es wäre nunmehr noch auf Momente zu forschen, welche es ermöglichen, **aktive vasomotorische** Vorgänge in abgeschlossenen Gefäßgebieten zu erschließen.

Bei gleichzeitiger Aufnahme von Plethysmogrammen an symmetrischen Körperstellen (z. B. den beiden Vorderarmen), kann eine isolierte Volumpulsveränderung in dem einen Plethysmogramme nur auf lokale vasomotorische Vorgänge bezogen werden, da eine Veränderung der Herztätigkeit in beiden symmetrischen Gefäßgebieten dieselben Veränderungen erzeugen müßte. Daß isolierte Volumsschwankungen auf lokale aktive vasomotorische Einflüsse zurückzuführen sind, ist desgleichen verständlich, wenn man gegenüberhält, daß Volumsänderungen, bedingt durch passive Blutfüllungsänderungen, sich an symmetrischen Körperabschnitten ebenfalls gleichförmig manifestieren müßten. Es werden sich passive Blutverschiebungen in der Weise kundgeben, daß Steigungen oder Senkungen der Volumkurve sich bemerkbar machen, ohne daß die Volumpuls-Qualitäten merklich abgeändert werden.

Nicht unerwähnt soll noch bleiben, daß der Nachweis der Pulseintrittsverspätungen bei einem anatomisch gesunden Gefäßsysteme in einem von zwei plethysmographisch untersuchten symmetrischen Gefäßgebieten nur auf lokale Geschehnisse zurückzuführen ist. Die in Betracht kommenden Faktoren für die Geschwindigkeit reine Pulswelle sind nämlich nicht nur in der vis a tergo und im allgemeinen Blutdrucke, sondern auch im Kontraktionszustande der Gefäßwände zu suchen. Die Ursache einer Differenz im Pulseintritte an symmetrischen Gliedmaßen kann nur in der betreffenden Gliedmaße selbst gesucht werden.

Zur Verwertung plethysmographischer Untersuchungsergebnisse erübrigt es noch, die Frage zu behandeln, inwieweit das Zustandekommen der Blutverschiebungen an den Extremitäten von **aktiven lokalen** und von **passiven (mechanischen)** Blutfüllungsveränderungen abhängig gemacht werden kann.

Neben den Forschungsresultaten von Mosso, Berger, Lehmann, Brodmann u. a. sind insbesonders die Untersuchungen E. Webers[1]) für diese Frage heranzuziehen.

E. Weber hat die Existenz eines selbständigen, dem allgemeinen Vasomotorenzentrum in der Medulla nicht unterworfenen Zentrums für die Hirngefäße angenommen. In Übereinstimmung mit Berger[2]) und Brodmann[3]) wies derselbe auf den Umstand hin, daß die Volumkurven des Gehirnes und der peripheren Körperteile bei psychischen Vorgängen und bei Bewegungsimpulsen eine direkte Übereinstimmung (auch eine reziproke) hinsichtlich der vasomotorischen Veränderungen vermissen ließen. Kontraktionen innerhalb der Blutgefäße der Peripherie ließen sich in keine ursächliche Beziehung zu gleichzeitig erfolgenden Volumsvergrößerungen des Gehirns bringen, d. h. diese Kontraktionen pflegten keineswegs eine gleichzeitige Blutvermehrung im Gehirne zur Folge zu haben.

Im Gegensatze hierzu stehen die Veränderungen der Blutfülle in den peripheren Körperabschnitten mit den Blutfüllungsverhältnissen der Eingeweide in einer bestimmten Wechselordnung, indem Volumszunahme der Arme von einer Abnahme der Blutfülle in den Bauchgefäßen gefolgt ist und umgekehrt. Diese Veränderungen geschehen teils durch aktive, teils durch passive Vorgänge.

Wie oben schon dargestellt, tritt bei **Unlust** eine Volumsabnahme der peripheren Körperteile ein, beruhend auf einer aktiven Verengerung aller Peripheriegefäße und gleichzeitigen Erweiterung der Bauchgefäße. Dieser Mechanismus wird durch Beeinflussung des medullären Vasomotorenzentrums in Gang gesetzt, fast gleichzeitig mit einer Beeinflussung des selbständigen Hirngefäßzentrums (im Sinne einer Gefäßkontraktion).

Die Verringerung des Armvolumens bei **psychischer Arbeit** entsteht gleichfalls durch aktive Verengerung der peripheren Gefäße bei Erweiterung der Bauchgefäße, wobei unabhängig davon die Hirngefäße sich erweitern. Diese vasomotorischen Volumsveränderungen erfolgen über die Körperperipherie völlig gleichmäßig, ohne Bevorzugung einer Körperseite (Weber[4])).

---

1) Weber, Der Einfluß psychischer Vorgänge auf den Körper etc. 1910. S. 293, 310, 319, 333, 390 ff.
2) Berger, l. c.
3) Brodmann, l. c.
4) Weber, l. c. Kap. X. S. 241 ff.

Über den Zweck dieser Einrichtung berichtet Weber folgendes: „Bei der Unlust verfolgt die Gefäßkontraktion an der Peripherie den Zweck, die Empfindungsfähigkeit (Aufnahmsfähigkeit) gegen zu starke äußere Unlustreize herabzusetzen. Dasselbe gilt von der gleichzeitig bei Unlust auftretenden Kontraktion der Hirngefäße. Es wird dadurch eine Art Schutzwehr zur Abschwächung neuerlicher unlusterregender Reize geschaffen. Beim entgegengesetzten Zustande, der Lust, wird die Umkehrung des obigen Zustandes geschaffen, d. h. es wird an der Peripherie und im Zentralorgane die Aufnahmsfähigkeit solcher lustbetonter Reize gebahnt. Die Verminderung des Oberflächenvolumens bei Zunahme des Hirnvolumens hat die Bedeutung, die Körperoberfläche — insolange die Hirnarbeit andauert — gegen Außenreize gewissermaßen unempfindlicher zu machen, um auf solchem Wege einer erhöhten Ablenkbarkeit durch die große Zahl der Außenreize vorzubeugen, zumal hierbei die Aufnahmsfähigkeit des Gehirnes eine erhöhte ist.“

Als Stütze für diese Annahme zieht Weber die Untersuchungen Frankfurthers und Hirschfeldts[1]) heran. Diese beiden haben erhoben, daß die Größe der Volumsabnahme an den Armen (bzw. die Verengerung der peripheren Körpergefäße) mit der Größe der Hirnleistung in einem bestimmten Verhältnisse steht: je größer die Gedankenkonzentration, desto intensiver die Armgefäßverringerung.

Wie verhalten sich die vasomotorischen Veränderungen bei Ausführung von Bewegungen und bei Bewegungsvorstellungen?

Über den Einfluß von willkürlicher Bewegung und von Bewegungsvorstellungen auf das Plethysmogramm hat E. Weber[2]) eingehendste Untersuchungen angestellt. Im Anschlusse an die Experimente von Zuntz[3]), v. Frey[4]), Masing[5]), Tiedemann[6]), Krone[7]) u. a. kam Weber auf Grund sorgfältiger Prüfungen zum Resultate, daß bei Ausführung kräftiger Muskelbewegungen (z. B. Fuß), eine erhebliche und zwar auf beiden Seiten gleich starke Volumszunahme der beiden Arme eintritt, auch wenn durch diese Bewegung die Ruhe der Arme in keiner Weise gestört wird. Weber kommt fernerhin zum Schlusse, daß die Ausführung einer intendierten Bewegung zur Herbeiführung dieser Blutdrucksteigerung gar nicht nötig sei, sondern daß die darauf gerichtete Vorstellung der Bewegung — soferne sie genügend konzentriert ist — allein zur Erzeugung der in Rede stehenden Blutdruckerhöhung und entsprechenden Blutverschiebung genügt. Die Bewegungsvorstellungen brauchen sich hierbei durchaus nicht auf die Arme selbst zu beziehen, auch Fußbewegungsvorstellungen, z. B. Laufen, erzeugen dasselbe. Am besten gelang nach E. Weber[8]) die Versuche von möglichst einfachen aber kräftigen Bewegungsvorstellungen, ohne Ausführung derselben. Das Eintreten unwillkürlicher Mitbewegungen am untersuchten Körperteile war hierbei ausgeschlossen.

Weber nahm bei Ausführung von Bewegungen und Bewegungsvorstellungen die Volumina beider Arme gleichzeitig plethysmographisch auf und bekam unter gewöhnlichen Verhältnissen völlig gleiche Kurven, d. h. völlig gleiche Veränderungen der Blutfülle auf beiden Seiten. Die vasomotorischen Erfolge waren aber anderer Art, sobald die Versuchsperson Bewegungsvorstellungen auf einen bestimmten Arm konzentrierte.

Aus den Kurven Webers ist ersichtlich[9]), daß die vasomotorische Veränderung (d. i. der Volumsanstieg) am Arme, auf welchen die Bewegungsintention abzielte, eine viel stärkere, ja sogar qualitativ andere war, wie am ruhenden Arme. Es blieb nämlich das Ansteigen der Kurve an der nichtbeteiligten Extremität nicht nur aus, sondern schlug ins Gegenteil um, so daß hier Volumsabnahme eintrat[10]).

Man kann aus diesen Versuchen schließen, daß an den Armgefäßen zweifellos auch aktive lokale und zwar gesonderte wirksame vasomotorische Vorgänge im Spiele sein

<hr>

[1]) Frankfurther und Hirschfeldt, Arch. f. Physiol. 1910.
[2]) Weber, E., Monatsschr. f. Psychiatrie u. Neurol. Bd. 20. Heft 1906.
[3]) Zuntz, Pflügers Archiv. 1898. Bd. 70. S. 544.
[4]) v. Frey, Verhandl. d. phys.-med. Gesellsch. zu Würzburg. 1905.
[5]) Masing, Deutsches Archiv für klinische Medizin. 1902. Bd. 74. Heft 3.
[6]) Tiedemann, Deutsches Archiv für klinische Medizin 1907. Bd. 91. S. 331.
[7]) Krone, Münch. med. Wochenschr. 1908. Nr. 2.
[8]) Weber, E., l. c.
[9]) S. 243 ff.
[10]) Figg. 77 u. 78 in Webers Arbeit (l. c.)

müssen. Bei der Volumszunahme der Gliedmaße zufolge von Bewegungsvorstellungen kann es sich nicht um rein passive Vorgänge handeln, sondern vielmehr um aktive Gefäßerweiterungen in dem durch Vorstellungen beanspruchten Gefäßgebiete. Damit hängt wiederum die Frage zusammen, inwieweit vom Zentralorgane aus lokalisierte gesonderte vasomotorische Impulse bzw. Hemmungen für die Extremitätengefäße ausgehen können. Die Kenntnis dieser Rolle ist für das Verständnis der an unserer Versuchsperson erhobenen Vasomotolitätsverhältnisse von grundlegender Bedeutung.

Wie verhalten sich nun die Volumkurven während des Schlafes?

Seit Mossos [1]) Untersuchungen über die vasomotorischen Phänome während des Schlafes haben noch Brodmann [2]) ,Lehmann, Weber u. a. sich mit analogen Experimenten beschäftigt. Die eingehenden Untersuchungen Brodmanns [3]) ergaben, daß beim Eintreten des Schlafes die Blutfülle der Gliedmaßen langsam zunimmt und beim Erwachen wieder abnimmt. Im tiefen Schlafe selbst wurden spontane und reaktive regellose Schwankungen beobachtet. Die reaktiven Volumsveränderungen betrafen geringfügige, den Schlaf nicht unterbrechende Reize. Die beobachteten Undulationen waren gelegentlich sehr stark. Diese physiologischen vasomotorischen Begleiterscheinungen werden auf Änderungen des Kontraktionszustandes der Gefäße zurückgeführt und wird die erhöhte Labilität des ganzen Vasomotorenapparates während des Schlafes eigens hervorgehoben. Die Volumsschwankungen haben im allgemeinen einen langsamen Verlauf. Die Änderungen des Kontraktionszustandes der Gefäße führt Lehmann [4]) auf einen Wegfall bestimmter zentral-vasomotorischer Einflüsse, die im wachen Zustande dauernd wirksam sind, zurück, während Weber [5]) das Hauptgewicht auf ein langsam eintretendes, allgemeines Nachlassen des normalen Gefäßtonus verlegt. Mit diesen Vorgängen stimmen auch die Untersuchungen von Hill [6]), Brush und Fayerwether [7]), Colemann [8]) u. a. überein, die zu Beginn des Schlafes stets Blutdrucksenkungen feststellen konnten.

Es erübrigt noch zum Schlusse dieses Kapitels ein kurzes Wort über die Modifikation der Atmungskurve durch psychische Vorgänge. Die Veränderungen eines jeweiligen Hirnzustandes sind in der Regel markanteren, allerdings nicht immer konformen Atemveränderungen vergesellschaftet. Wie bereits Mosso experimentell feststellte, können bestimmte psychische Vorgänge einen entsprechenden Einfluß auf die Respirationsform ausüben. Insbesonders gilt dies von den Affektvorgängen. Ausführliche Untersuchungen verdanken wir nach Mosso — wie schon erwähnt — nach dieser Richtung Lehmann [9]), Mentz [10]), Zoneff und Meumann [11]). Die Resultate sind allerdings nicht in allen Punkten übereinstimmend, zum Teile sogar konträr. Zoneff und Meumann fanden bei Unlustgefühlen Vertiefung und Verlangsamung der Respirationen, bei Lustgefühlen Abflachung und Beschleunigung. Bei Aufmerksamkeitskonzentration tritt nach diesen Autoren Atmungshemmung ein, auch Abflachung.

Im allgemeinen gilt folgende Aufstellung:

1. Bei Aufmerksamkeitskonzentration ist die Atmung verlangsamt, unregelmäßig, bald verflacht, bald vertieft.

2. Der Lustaffekt macht abgeflachte und beschleunigte,

3. Unlustaffekt hingegen vertiefte und verlangsamte Atmung.

4. Der Schreck bewirkt sehr unregelmäßige Respiration, anfangs vertiefte und gehemmte, dann beschleunigte.

5. Die Spannung bewirkt abgeflachte und gehemmte, bei Lösung vertiefte und beschleunigte Atmung.

---

[1]) Mosso, l. c. und Archiv Ital. de Biolog. 1884.

[2]) und [3]) Brodmann, l. c.

[4]) Lehmann, l. c.

[5]) Weber, l. c.

[6]) Hill, Journ. of Physiol. 1898.

[7]) Brush und Fayerwether, Americ. Journ. of Physiol. 5.

[8]) Colemann, Pflügers Archiv 1909.

[9]) Lehmann, l. c.

[10]) Mentz, l. c.

[11]) Zoneff und Meumann, l. c.

Als Grundlage für die nunmehr nachfolgenden Eigenuntersuchungen soll die aus dem Gesagten hervorgehende Tatsache dienen, daß man — trotz der gegebenen Möglichkeit unendlich reicher Kombinationen innerhalb der für das Zustandekommen von Volumkurvenbildern maßgebenden Faktoren — imstande ist, mit einer gewissen Genauigkeit zu entscheiden, ob Volumkurvenveränderungen in abgeschlossenen Gefäßbezirken auf lokale Vasomotilitätsvorgänge oder auf rein passive Blutverschiebungseffekte zurückgeführt werden können.

2. Die für die Kurvenregistrierung verwendeten Apparate und die Versuchsanordnung.

Als Aufnahmsapparat für die Atmungskurve diente der Kissenpneumograph nach Lehmann[1]). Die metallene Hohlkapsel des Apparates ist mit zwei Gummimembranen

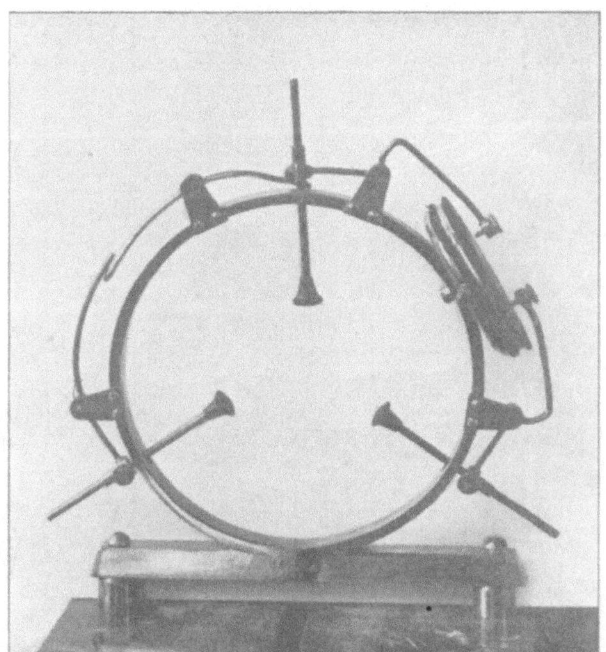

Fig. 7.
Kontrollvorrichtung in Vorderansicht.

verschlossen, wodurch ein doppelter Raum entsteht, zu welchem gesonderte Öffnungen (Schlauchspitzen) führen. Wird der äußere Raum aufgeblasen, entsteht ein elastisches Luftkissen, welches behufs Registrierung der abdominalen Atmung auf die Herzgrube, sonst auf das untere Ende des Brustbeines aufgesetzt und daselbst fixiert wird.

Zur Aufnahme der Vorderarmvolumkurven kam der Armplethysmograph nach Lehmann[2]) zur Verwendung. Die von mir anfangs gebrauchten Plethysmographen besaßen eine Länge von 32 cm, einen Umfang von 34,5 cm (Durchmesser 11 cm); später wurden engere Plethysmographen verwendet, mit 32 cm Umfang (10 cm Durchmesser), bei gleichbleibender Röhrenlänge, um ein Hervorwölben der Armsäcke nach Tunlichkeit zu verringern. Die Steigrohrhöhe betrug an allen Plethysmographen 26 cm, die innere Lichte

---

[1]) und [2]) Lehmann, l. c. I. Teil. Von der Firma E. Zimmermann in Leipzig geliefert.

derselben 25 mm. An dem Apparate wurde eine Kontrollvorrichtung angebracht (siehe Figg. 7, 8 [1])) zum Zwecke der Registrierung der jeweiligen eventuellen Armbewegungen. Diese Kontrollvorrichtung vermag Armbewegungen, die nach auf-, ab- und seitwärts erfolgen, durch drei in einer Ebene bewegliche Zapfen mit entsprechender Hebelübertragung auf eine einheitliche Registriertrommel zu übertragen, welche mit einer Schreibkapsel in Verbindung gebracht wird.

Zur Ermöglichung einer gleichzeitigen Kurvenaufnahme von beiden Armen standen zwei völlig gleichkonstruierte Plethysmographen zu Gebote. Als Hydrosphygmograph wurde dieser Apparat niemals benützt.

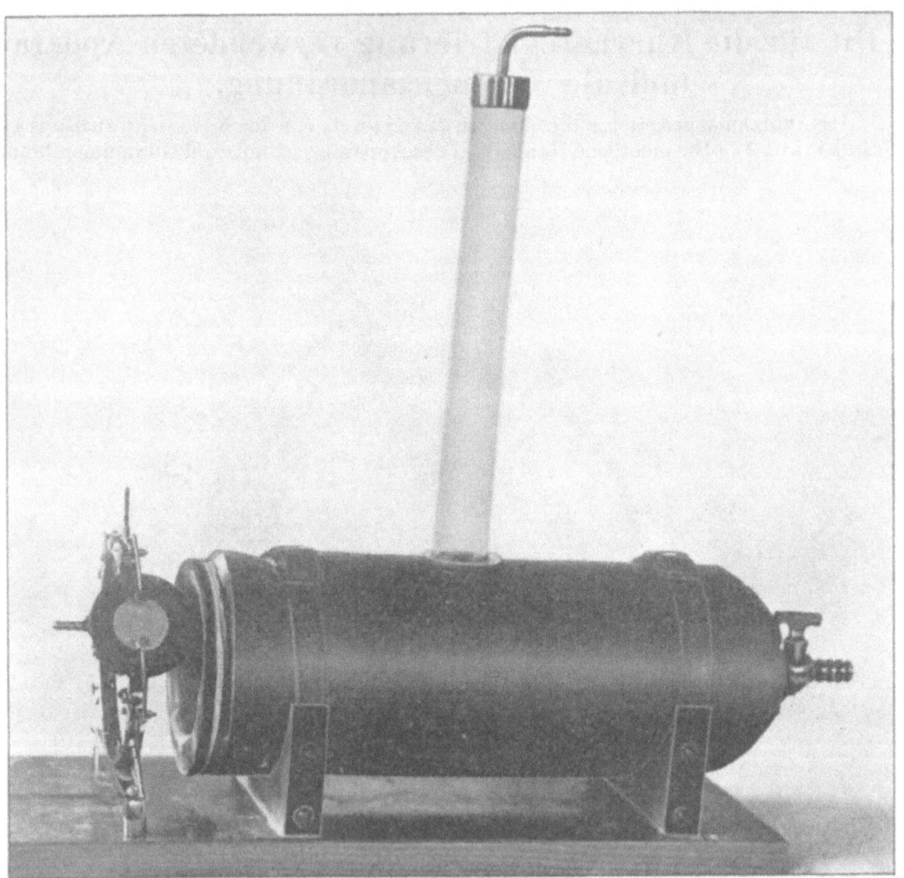

Fig. 8.
Kontrollvorrichtung am Plethysmographen in Seitenansicht.

Die Radialpulsaufnahmen wurden zum Teile mittels des Sphygmochronographen nach Jaquet, zum Teile (für lange Streifen) mit dem Lehmannschen [2]) Transmissions-Sphygmographen bewerkstelligt. Der Jaquetsche Apparat ist mit einem genauen Uhrwerke, welches eine $1/5$ Sek.-Zeitregistrierung ermöglicht, versehen. Der Lehmannsche Sphygmograph ist derart konstruiert, daß er lediglich Druckpulskurven schreibt und plethysmographische Abänderungen bei der Kurvenschreibung aufzuheben vermag.

---

[1]) Ausgeführt von Feinmechaniker Roczek des Universitätsinstitutes für Physiologie in Graz.

[2]) Lehmann (888), l. c. I. Teil.

Die Kurvenschreibvorrichtung besteht aus dem bekannten, von Zimmermann neu konstruiertem Kymographion und aus einem genaueste und feinste Einstellung ermöglichenden Universalstativ. Als Schreibkapseln fungierten die bekannten Mareyschen Tamboure. Die Schreibhebel waren aus flachem Stroh zugeschnitten, die Hebellänge betrug 180 mm, die Entfernung des Angriffspunktes des Tambours von der Umdrehungsachse 5—7 mm.

(Das Kymographion zeichnet sich bei allen Einstellungen durch einen gleichmäßigen Gang aus und kann seine Ganggeschwindigkeit in beliebiger Weise durch Einstellungsveränderungen modifiziert werden.)

Die Rußschleife (gasgeschwärztes Glanzpapier) war 18 cm breit und stets 2,5 m lang.

Zur Reizmarkierung (zugleich Darstellung der Nullinie) und zur Zeitschreibung diente ein Doppelmarkierungsmagnet. Die Zeitmarken wurden erzeugt durch einen ½ Sek.-Zeitintervall einhaltenden Kontaktstromschluß. Die Regelung dieser Zeitintervalle erfolgte durch den Bernsteinschen Federunterbrecher. An den Schläuchen, welche die Schreibvorrichtungen mit dem Aufnahmsapparate verbanden, waren Ventile eingeschaltet, um stets normale, gleichmäßige Druckverhältnisse im gesamten Systeme erzeugen zu können.

Trotzdem der plethysmographischen Untersuchungsmethode der Vorzug eingeräumt wurde, sind die sphygmo- und pneumographischen Registrierungen nie vernachlässigt, im Gegenteile stellenweise eingehend herangezogen worden.

Die Atmungsregistrierung wurde deshalb in den Kreis der Betrachtung gezogen, da sie imstande ist, in der Auswertung der Volumkurven bestimmende Anhaltspunkte zu liefern (s. Seite 62).

Die Versuchspersonen (VP) wurden bei möglichst gutem subjektivem Befinden, vormittags oder nachmittags vor den Hauptmahlzeiten den Experimenten unterzogen. Sie wurden zu diesem Zwecke auf einem Ruhebette oder einem Lehnsessel gelagert. Das Laboratorium entsprach den wesentlichen Anforderungen, wie sie Lehmann für seine Versuche aufgestellt hat. Die zur Bestimmung physiologischer Verhältnisse bezweckten Kontrollversuche wurden an völlig gesunden Personen durchgeführt. Bei sämtlichen Untersuchungen wurde das Hauptaugenmerk darauf gerichtet, spontane nicht beabsichtigte Spannungszustände von den VP fernzuhalten und wurden von den erhaltenen Kurven erst jene ausgewertet, bei denen derartige unbeabsichtigte Spannungszustände ausgeschaltet werden konnten. Ebenso wurde das Eintreten von Ermüdungserscheinungen nach Möglichkeit ferngehalten und dort, wo Schläfrigkeit auftrat, der Versuch in diesem Sinne behandelt. Während des Verlaufes der Untersuchung hatten die VP, soweit es angängig war, die Augen geschlossen. Die Kurvenaufnahmen wurden unter Assistenz bei gleichzeitiger Führung eines Kurvenbuches absolviert. Während der Abwicklung einer Kurve (d. i. der ganzen Schleife) blieb die Wasserstandshöhe im Steigrohre unverändert, erfuhr nur ausnahmsweise Abänderungen. Die Wasserstandshöhe hielt sich zwischen 10 und 18 cm. Die Höhe von 10 cm entsprach den Angaben Lehmanns, während die 18 cm Höhe von R. Müller experimentell am geeignetsten befunden wurde. Die Arme waren in dem Plethysmographen stets fest fixiert, im Ellbogengelenke fast rechtwinkelig abgebogen. Die Apparate waren in einem Teile der Versuche frei aufgehängt, zum Teile auf einer ebenen Unterlage fixiert worden. —

Die VP wurden angewiesen, während der Intervalle zwischen zwei Reizapplikationen auf belanglose Dinge zu denken und den eventuellen Eintritt von Abspannung oder Schläfrigkeit zu berichten. Auf das Moment eintretender Schläfrigkeit oder Spannungs- und Depressionszustände wurde stets mit Aufmerksamkeit geachtet.

Die VP erwartete a priori nicht einen kommenden bestimmten Reiz. Eine beabsichtigte Reizerwartung wurde durch das Kommando: Aufpassen! bewerkstelligt und stets registriert. Oft wurden Kurven ohne jegliche Reizapplikation geschrieben. Stets wurde eine VP mit dem Zwecke und Gange der Untersuchungen vertraut gemacht und auf die apparatologischen Vorkehrungen genügend eingewöhnt.

Übersicht über das Versuchsprogramm.

I. Allgemeine Sinneseindrücke:

A. Optische: (und zwar mit und ohne Erwartung des Reizes). Aufleuchten einer elektrischen Lampe. Vorzeigen von farbigem Papier; Masken; häßlicher Tiere;

humoristischen Spielzeuges; eines menschlichen Schädels; schöner Bildnisse; des eigenen Lichtbildes der VP; begehrenswerter Genußmittel; einer Zitrone; des Spiegelbildes der VP; Hineinbeißen in eine Zitrone vor der VP. — Vorzeigen von Geldnoten.

B. Akustische: Glockenläuten. — Lärm. — Pfiffe. — Dissonanzen. — Durakkorde. — Klatschen. — Schuß aus Kapselpistole. — Klirren zerbrochenen Glases. —

C. Geruchsproben: Asa foetida; Kampher; Essigäther; Moschus; Veilchengeruch; Rosenwasser; Ammoniak; Formaldehyd; Chloroform.

D. Geschmacksreize: Zuckerlösung; Essig; Chinin; Kochsalz; Paraldehyd; Senfspiritus.

E. Hautsinnesreize: Berührung mit Pinsel; Kitzel an Nase, Ohr, Fußsohlen; Druck in die Nabelgegend; Kälte (Eisbeutel, Äthylchloridspray); Wärme (Thermophor); Zusammendrücken der Waden; Nadelstiche.

II. Psychische Leistungen:
1. Anhaltende Spannungszustände.
2. Affektprovokationen durch sprachliche Äußerungen (z. B. Versprechungen von Geldbeträgen, von baldiger Entlassung, Belobung, Tadel etc.).
3. Kopfrechnen mit zweistelligen Zahlen: Addieren, Subtrahieren, Multiplizieren; Rechnen mit einer Unbekannten.
4. Zusammenzählen von Punkten bestimmter Farbengattungen.
5. Lesen; Kombinationsprüfung nach Ebinghaus, (Lesestücke 1—5, siehe Beilage).
6. Auswendiglernen eines vorgedruckten kurzen Lesestückes, von Sprüchen, kurzen Gedichten.
7. Vorstellung von zu leistenden einfachen Muskelaktionen und von Komplexbewegungen; optisches Vormachen derselben.

III. Muskelleistungen:
Tiefes Respirieren; Dorsal- und Plantarbewegung des Fußes; fester Augenschluß; Schluckbewegung; starke Konvergenz der Bulbi; festes Zusammenbeißen; Pressen. — Zug am Ergographen bei Einzelaufnahme einer Armvolumskurve [1]).

IV. Anhang:
Pharmakologische Reize. Amylnitrit, Adrenalin.

Beilage.
Lesestücke zur Kombinationsprüfung
nach Ebbinghaus.

1. Die Sonne w.r un ... gegangen, und es wollte schon dun ... werden, aber die Kin .. r waren noch nicht z. H .. se bei i .... Mutter. Die Kin .. r waren noch auf dem F .. de und hatten über dem Spiel vergessen, daß man des .. ends, ehe es d .... l wird, nach Hause .. mmen muß. Als es nun a ... immer mehr N ... t wurde, da w .. de ihnen .. nge und sie weinten, denn sie .. ßten den Weg nicht zu finden, und der war w .. t.

Auf einmal ..... es hell hinter den .äumen und die Kinder .. hen ein rundes Licht heraufst .. gen, das war der .. nd. Der M ... leuchtete nun so hell, daß die Kinder den W.. nach Hause f .. den konnten.

2. Ein Esel war mit Salz beladen. Als er durch einen Bach mußte, glitt er aus und fiel zu Boden. Wie er sich wieder .... hatte, merkte er, daß seine Last um vieles leichter geworden war. Darüber freute er sich gar sehr und dachte: So willst .. es öfter machen.

Einmal war er mit einem Sack ...., der gar nicht schwer war, denn es waren Schwämme darin. Als er wieder durch den .... gehen mußte, wollte er seine Last noch .... machen und legte sich absichtlich ins ...... Allein die .... sogen sich mit Wasser voll und wurden dadurch so schwer, daß der ...... nicht wieder aufstehen konnte. Er mußte jämmerlich ....

---

[1]) Bei den Muskelleistungen wurde die Möglichkeit von unbewußten Mitbewegungen stets ins Auge gefaßt und die Kurven auch auf diese Eventualität hin geprüft.

3. Ein Jagdhund verfolgte ..... jungen Hasen und hatte ihn beinahe ein .....
Da sprang plötzlich ʻvor ihm ein gro ... al ... Hase auf. Halt! dachte der Hund, der
ist ...., der wird meinem Jäger lieber .....

Er ließ nun den ...... Hasen laufen und setzte hinter ... großen her. Aber der
hatte schnelle ....., die ihn wie der Wind über das Feld trugen. So sehr sich der Hund auch
an ...., er konnte ... Hasen nicht einh ... Inzwischen war auch der kleine ....
fortgelaufen. So geht es meistens. Wer .... Hasen auf einmal jagt, bekommt ...... von
beiden.

4. Hedwig hatte .... kleine Schwester, die ..... Marie. Wenn die Mutter fort-
ging, mußte Hedwig bei der kleinen ..... bleiben, mit ihr spielen und auf ... achtgeben.
Oft nahm Hedwig das Schwesterchen auf den Schoß und schläferte .. ein.

Einmal lag die kleine Marie in ..... Bettchen und schlief . Da kam Berta, des
Nachbars Tochter, und sagte: „Komm. ......, wir wollen auf die Gasse gehen, da ist
ein Mann mit zwei kleinen Affen.“

„Nein“, sagte Hedwig, „ich kann ..... mit dir gehen. Die Mutter ist .... und
ich muß bei ...... Schwesterchen bleiben.“

„Ei was!“ meinte Berta, „Marie .... ja, da kannst du wohl mitgehen.“

„Nein“, antwortete Hedwig, „das darf ich ...... Mein Schwesterchen könnte unter-
dessen aufwachen und schreien oder gar aus ..... Bettchen fallen. Geh du nur allein,
ich bleibe ....“

Und sie .....

5. Drei kleine Geschwister, Karl, Marie, und Fritz saßen vor ... Hause bei ...... und
sprachen .... von Vater und Mutter. Da sagte Karl: „Gestern hat mir der ..... ein
neues Buch geschenkt.“ Die Schwester sagte: „Heute habe ... von der Mutter eine ....
Schürze bekommen.“ Der kleine Fritz setzte .....: „Heute abend .... uns die Mutter
Kuchen und Milch.“

Karl aber erzählte noch von ..... Mädchen, dem Vater und Mutter gestorben
..... Da sahen die Kinder einander still .. und hatten Tränen in den ...... Sie gingen
bald darauf ins Haus hinein und schmiegten sich an Vater und Mutter. Sie waren nirgend
so .... als bei ihren ......

Die VP wurde beauftragt, die Beendigung einer geforderten Leistung durch leichten
Augenschluß zu signalisieren und sprachliche Entäußerungen während der Leistungs-
bzw. Reizdauer zu vermeiden und das Resultat dann während der Intervallen leise her-
zusagen.

Ein spezielles Augenmerk wurde den Bewegungsvorstellungen, die Handbewegungen
zum Inhalte hatten, gewidmet und wurde die VP bei Evokation von Handbewegungs-
vorstellungen ab und zu beauftragt, den Blick in die Gegend des Körperteiles fest hinzu-
lenken. Die Bewegungsvorstellungen betrafen Einzelaktionen an den rechts- und linksseitigen Gliedmaßen, bimanuelle Leistungen und generelle Muskelleistungen.

Auswertung der erhaltenen Kurven.

Die erhaltenen Kurven wurden zunächst fixiert, photographiert und dann ausgewertet.
Die ersten Kurven wurden in den Bereich der Auswertung nicht einbezogen, erst die späteren.
Alle Kurven sind von links nach rechts zu lesen. Als Nullinie ist für alle Kurven die
unterste, mit dem Markierhebel gezogene Linie zu betrachten. Am Pneumogramme zeigt
der aufsteigende Schnekel stets die Inspiration, der absteigende die Exspiration an. Bei
allen Kurven ist die Zimmertemperatur unter dem Zeichen T, die Tageszeit unter dem
Zeichen Z ersichtlich gemacht. Die Respirationsphasen sind durch Halbsekundenzahlen
erkenntlich gemacht.

Der Schlüssel für die Berechnung der Pulslänge (bzw. der jeweiligen Pulszahl)
sowie der Abszissenlänge ist die Zahl der mittleren Geschwindigkeitsgröße des Apparates.
Da die Ganggeschwindigkeit des Apparates wenn auch eine regelmäßige, doch nicht eine
konstant mathematisch gleichmäßige sein kann (je länger der Apparat unaufgezogen läuft,
desto mehr verringert sich allmählich seine Ganggeschwindigkeit), mußten da und dort
die jeweiligen Pulslängen auch mit Hilfe des obigen Schlüssels berechnet werden. In den

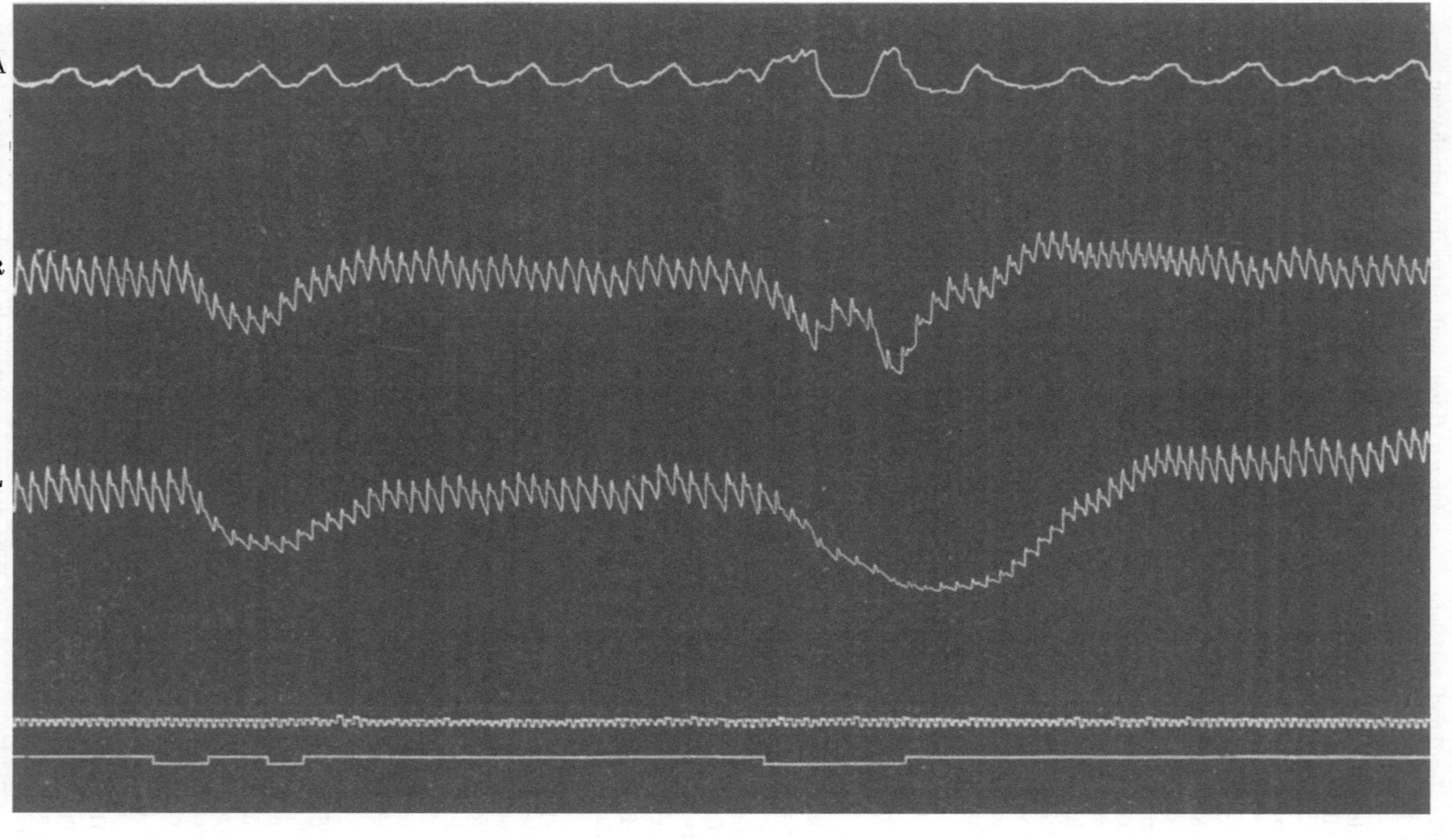

Fig. 9.

Kontrollversuche bei einer gesunden Versuchsperson.

A = Respirationskurve.   R = Rechtsseitiges Plethysmogramm.   L = Linksseitiges Plethysmogramm.   Bei × Reaktion auf starkes Klopfen. Bei × × Reaktion auf Unlust- und Ekelgefühl.

Zeitphasen, in denen die mittlere Ganggeschwindigkeit mit den betreffenden Zeitmarken übereinstimmte, zeigten die ausgerechneten und die mittels Kurvenanalysator ausgemessenen Puls- und Abszissenlängen auch eine bemerkenswerte Übereinstimmung.

Die Zahl der mittleren Ganggeschwindigkeit wurde gewonnen durch den Quotienten der Zahl der Nullinienlänge und der Zeitmarkenzahl.

Bei der Anfertigung von Tabellen wurde die Volumkurvenlinie (Verbindungslinie der Zeitpunkte der Volumpulse) nicht als krumme Linie, wie in den Originalkurven, sondern als gebrochene Gerade gezeichnet.

Die Auswertung der Kurven erfolgte teilweise unter Zuhilfenahme des Zimmermannschen Kurvenanalysators.

3. Ergebnisse der plethysmographischen Voruntersuchungen an gesunden Versuchspersonen.

Bevor die plethysmographischen Untersuchungen an den nervenkranken Versuchspersonen durchgeführt wurden, wurden gesunde Personen hierzu heran-

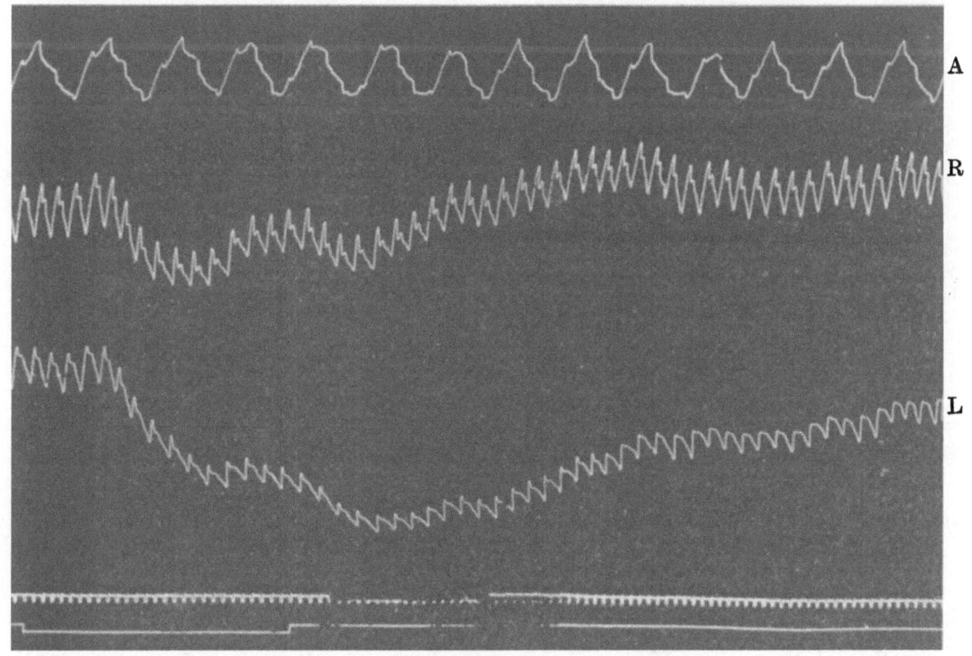

Fig. 10.
Kontrollversuche an einer gesunden Versuchsperson.
Rechtsseitig angeregte Bewegungsvorstellung.
A = Respirationskurve.
R = Rechtsseitiges
L = Linksseitiges } Armplethysmogramm.

gezogen und kamen die Untersuchungen an denselben in der beschriebenen Weise zur Durchführung. Es handelte sich hier um jugendliche, im dritten Lebensdezennium stehende Menschen männlichen Geschlechtes und zwar Rechtshänder. Diese Versuchspersonen gehörten verschiedenen Berufskategorien an, darunter auch rein intellektuellen. Die Untersuchungen wurden zu-

erst an einem (dem rechten) Arme allein durchgeführt, zum Zwecke der
Darstellung normal gültiger Plethysmogramme. Es finden sich hier vor
allem die bei tiefer Respiration und luzidem Hirnzustande auftretenden
typischen Wechselbeziehungen zwischen Respirationsphasen und entsprechenden
Volumsschwankungen vor.

Das Hauptaugenmerk bei den Voruntersuchungen wurde auf die gleichzeitige Aufnahme von Plethysmogrammen symmetrischer Körperteile (Arme)
gerichtet.

Es zeigte sich nun bei gleichzeitiger, in der Anordnung völlig konformer
plethysmographischer Untersuchung der beiden Arme, daß bei sämtlichen
gesunden Kontrollpersonen im Prinzipe eine gesetzmäßige Übereinstimmung

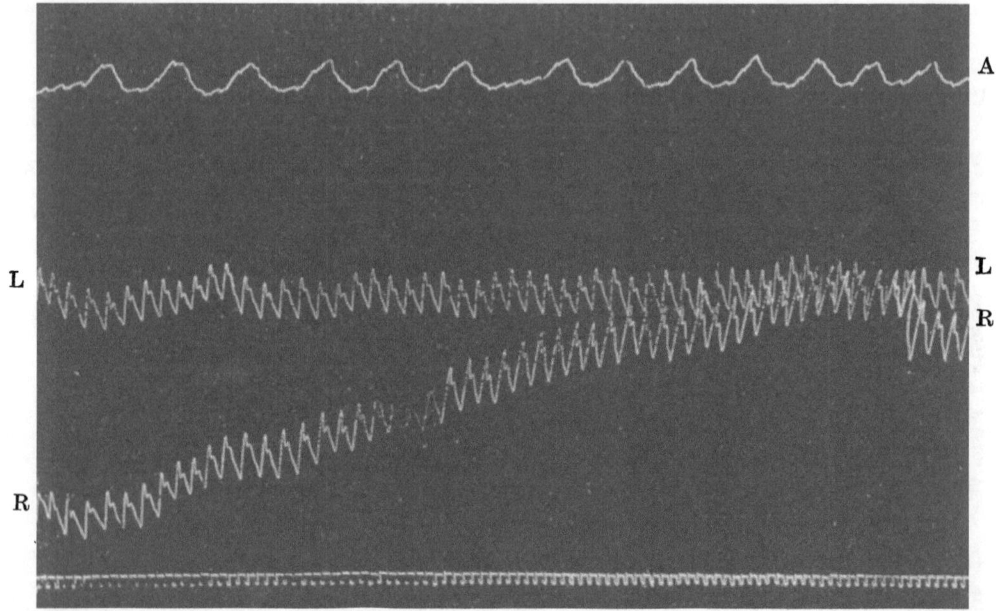

Fig. 11.
Kontrollversuch bei einer gesunden Versuchsperson. Rechtsseitig durch optischen Ein-
druck angeregte Bewegungsvorstellung (einseitige Reaktion).
A = Respirationskurve.
L = Linksseitiges } Armplethysmogramm.
R = Rechtsseitiges }

bzw. Korrelation der Kurvenlinien statthatte und daß aber zwischen
rechts und links gelegentlich erhebliche Differenzen zutage traten. Kleinere
Differenzen wurden gewiß des öfteren durch vorübergehende Ungleichheit
der Anordnung bedingt, konnten aber dann durch peinliche Gleichförmigkeit
in der Anordnung wieder zum Schwinden gebracht werden. Insbesonders mußte
auf gleiche Wassertemperatur, gleichen Wasserdruck, gleiche Armstellung
und Einstellung der Schreibvorrichtung hierbei Bedacht genommen werden.
Trotzdem zeigten sich durchgängig Differenzen und zwar stets zu ungunsten
des linken Armes, sowohl bei Reaktionen auf äußere Eindrücke, zumal affektiven, bei Zweckleistungen, aber auch bei völliger Ruhestellung der Versuchsperson.

Die Differenzen betrafen vor allem quantitative Unterschiede, indem die Ordinatenwerte am rechtsseitigen Plethysmogramme in der Regel größere waren, sobald es sich um ausgesprochen aktive vasomotorische Vorgänge handelte.

Im großen und ganzen fand sich stets am rechtsseitigen Plethysmogramme eine größere Reichhaltigkeit und Energie der vasomotorischen Aktionen, wohingegen bei passiven Blutfüllungsveränderungen der linke Arm eine stärkere

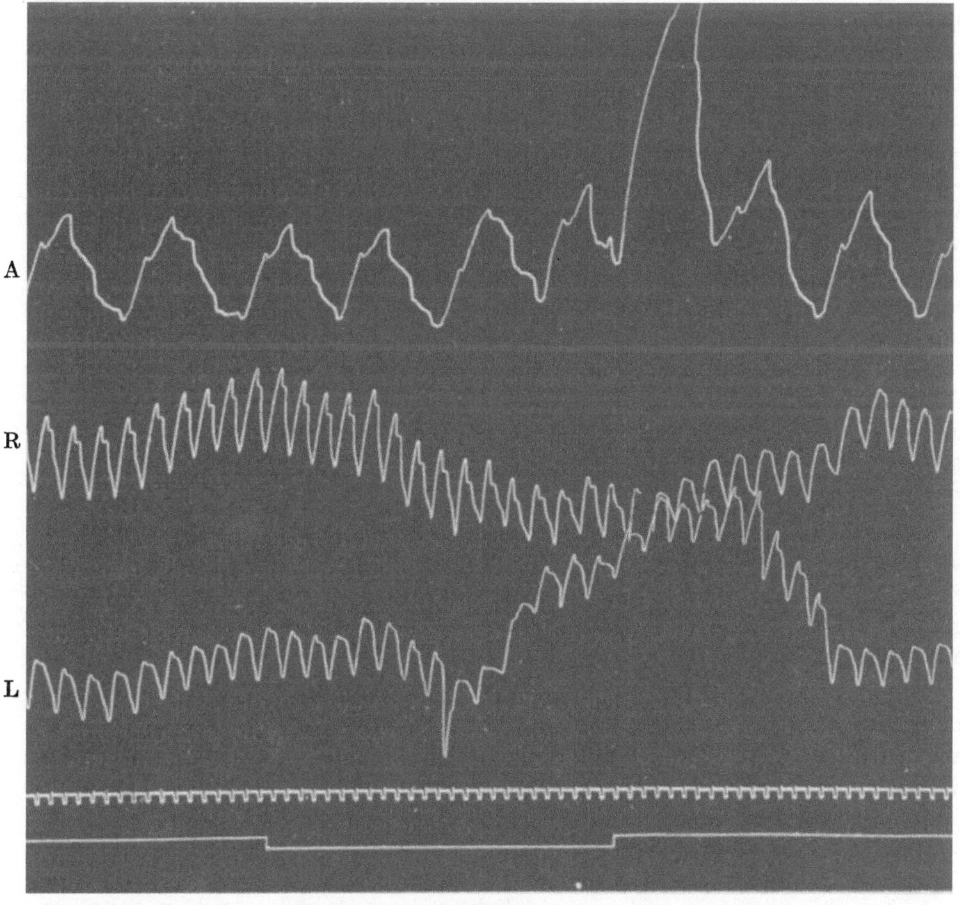

Fig. 12.

Kontrollversuch bei einer gesunden Versuchsperson. Linksseitige Bewegungsvorstellung.
A = Respirationskurve.
R = Rechtsseitiges ⎫ Armplethysmogramm.
L = Linksseitiges ⎭

Mitbeteiligung und gewissermaßen auch größere Konstanz der vasomotorischen Phasen erkennen ließ. Am rechtsseitigen Plethysmogramme fiel mir stets ein stärkeres Hervortreten der Wellen III. Ordnung im Gegensatze zur linken Seite auf. Hier darf eingeschaltet werden, daß bei den verschiedenen Versuchspersonen eine starke individuelle Verschiedenheit der Empfindlichkeit der Vasomotoren sich ergab (Alter, Konstitution, Beruf etc.) und daß die Reaktionsfähigkeit von der Außentemperatur und von der Grundstimmung, in der sich die Versuchsperson befand, maßgebend abhängig war. Anhaltende Unlust und Spannung vermochte die vasomotorische Aktionsempfindlichkeit stets zu hemmen, selbst zu sperren.

Bei völliger Ruhestellung der Versuchsperson konnte man rechts viel häufigere und energischere Volumsschwankungen ersehen, die höchstwahrscheinlich mit Gedankentätigkeit in Zusammenhang gebracht werden müssen. Die regelmäßigste Gleichförmigkeit zeigten die Kurvenlinien bei tiefen Respirationen.

Die erhaltenen Kurven brachten das Ergebnis, daß beide oberen Extremitäten sozusagen als Schwellkörper gelten können, die eine bemerkenswerte Selbständigkeit besitzen und von höheren Zentralstationen des Gehirnes in selbständiger Weise innerviert werden können. Sie stellen isoliert innervierbare, vasomotorische Funktionseinheiten dar, die allerdings vom allgmeinen Vasomotorenzentrum eine gemeinsame Abhängigkeit besitzen[1]. Es zeigt sich in den Versuchen, daß die vasomotorischen Veränderungen an beiden Extremitäten sowohl gleichsinnige, als auch entgegengesetzte sein können. In einzelnen Versuchen stehen die vasomotorischen Apparate der Extremitäten förmlich in einem antagonistischen Verhältnisse, indem Zunahme der Blutfüllung der rechten Seite bei Bewegungsvorstellungen, von einer mindestens anfänglichen Abnahme der Blutfülle der linken Seite begleitet ist. Dieses Wechselverhältnis in der vasomotorischen Innervation der beiden Arme kehrt bei allen Versuchspersonen so häufig wieder, daß man direkt von einer Gesetzmäßigkeit sprechen kann.

Bei affektbetonten Sinneseindrücken, ferner bei thermischen Reizen und bei geistiger Arbeit gingen die beiden Kurvenlinien immer gleichsinnige Veränderungen ein, welche, wie gesagt, rechts reichhaltiger und energischer ausgeprägt waren und insbesonders reichlicher eingestreute Wellen III. Ordnung erkennen ließen.

Von großem Interesse ist der Umstand, daß das Studium der Volumpulse bei der überwiegenden Zahl der ausgeführten Experimente bestimmt geartete Differenzen zwischen rechts und links klarstellte. Es zeigte sich nämlich, daß die Volumpulsbilder rechts und links nicht vollständig übereinstimmten und links einen anderen Gefäßkontraktionszustand ersehen ließen.

Dies entspricht auch dem Resultate der Blutdruckuntersuchungen, welche Differenzen der Blutdruckhöhe zwischen rechts und links aufdeckten. Den Blutdruck fand ich bei sämtlichen Versuchspersonen links geringer als auf der rechten Seite[2] und zwar im Durchschnitte 2—4 cm Wasserdruck.

Es kann im großen und ganzen ausgesagt werden, daß die linke Extremität bei gesunden Rechtshändern schon physiologisch einen geringeren Blutfüllungsgrad besitzt als die rechte. Der mittlere Gefäßtonus deckt sich rechts nicht völlig mit dem linken, die Volumpulshöhen waren rechts stets höher als die linken, auch wenn mitten unter einem Experimente die Schreibvorrichtungen und Plethysmographen selbst gewechselt wurden. Die Pulshöhenveränderungen

---

[1] Siehe Weber, l. c. S. 75, 241, 398.

[2] Die Blutdruckuntersuchungen wurden mit dem Tonometer nach v. Recklinghausen unter gleichzeitiger sphygmographischer Kontrolle mit dem Transmissions-Sphygmographen bei Übertragung auf eine Rußschleife vorgenommen.

bewegten sich rechts in einem größeren Umfange als links, sodaß es den Eindruck machte, als ob die Blutgefäße der rechten Seite zu größeren Schwankungen der Lumina befähigt wären als auf der linken Seite.

Die Reaktionen der beiderseitigen Armvasomotoren bei Kältereizen zeigten links stärkere und anhaltendere Ausschläge (Volumssenkungen), wohingegen rechts trotz Anhalten des Reizes die Phase der Senkung durch anderweitige vasomotorische Aktionen (Erhebungen) verändert wurde.

Es verdient auch noch ausdrücklich darauf hingewiesen zu werden, daß die Eigenbewegungen der Gefäße, die Wellen III. Ordnung, in den beiden oberen Gliedmaßen voneinander mehr oder weniger unabhängig sind, daß also die Vasomotorentätigkeit beider Arme eine große lokale Selbständigkeit besitzt, eine Tatsache, die bereits Brodmann[1]) hervorgehoben hat.

Ich möchte zum Schlusse die Untersuchungsergebnisse an gesunden Kontrollpersonen dahin zusammenfassen, daß die Tätigkeit der Vasomotoren bei Rechtshändern an der rechten Seite eine reichhaltigere und energischere ist, daß die vasomotorischen Apparate beider Arme bis zu einem bestimmten Grade selbständige Funktionseinheiten darstellen. Beide Arme zeigen die gesetzmäßigen Reaktionen von Spannung, Lösung, Lust, Unlust, Aufmerksamkeit etc. stets gleichsinnig, wobei in der linken oberen Gliedmaße eine gewisse Tendenz zum Verharren in einer einmal eingenommenen Aktionsphase innezuwohnen scheint.

Die bei Bewegungsvorstellungen, rechts oder links ausgelöst, auf der anderen Seite eintretenden korrelativen Kurvenerscheinungen stellen eine Resultante von Aufmerksamkeitsreaktion, reflektorischer Blutdruckverschiebung, endlich auch von aktiven lokalen vasomotorischen Vorgängen dar. Wo bei den Reaktionen auf Bewegungsvorstellungen der vasomotorische Apparat der anderen Seite nicht mitreagierte (was vereinzelt konstatiert werden konnte), deutete dieses Verhalten auf ein Gleichbleiben der vasomotorischen Innervationsmechanismen hin.

Die Plethysmogramme an ein und derselben Versuchsperson zeigen trotz möglichster äußerlicher Gleichartigkeit der gesetzten Reize (Vorbedingungen) zu verschiedenen Zeiten ganz erstaunliche quantitative Unterschiede innerhalb der Reaktionsformen, ersichtlich sowohl am Pulskurvenbilde ein und desselben Armes, als auch hinsichtlich der vasomotorischen Wechselerscheinungen beider Arme. Es hängen die Plethysmogramme (als Ausdruck der Vasomotilitätserfolge) ganz und gar von der jeweiligen „Einstellung" des Individuums ab, welche in den Versuchen jeweils genauestens zu berücksichtigen ist. — Eine eingestellte Spannung z. B. kann die Reaktionen maßgebend modifizieren bzw. hemmen, Affekte desgleichen. So kann ein und derselbe Sinneseindruck, z. B. ein optischer, akustischer, bald einen Lustaffekt auslösen, bald das Individuum gleichgültig lassen, bald Unluststimmung erzeugen, je nachdem die betreffende Person disponiert ist. Diese trotz möglichst gleichförmigen äußeren Vorbedingungen zu verschiedenen Zeiten, verschiedenen und formreichen vasomotorischen Reaktionen, soweit sie durch den ganzen Einstellungszustand bedingt sind, möchte ich als die **aktuellen Reaktionsformen** bezeichnen. Durch solche aktuelle Reaktionskomplexe

---

[1]) Brodmann, l. c. S. 58.

gewinnen die verschiedenen Plethysmogramme eine ganz erstaunliche Variabilität, so daß tatsächlich kaum zwei Reaktionen auch auf gleiche äußere Reize einander vollständig gleichen. Es sind hier auch alle nur erdenklichen Varietäten zu konstruieren.

Die jeweiligen Kurvenphänomene sind dann der Ausdruck der Reaktionsform aller durch die aktuelle Einstellung im gesetzmäßigen Rahmen modifizierten vasomotorischen Geschehnisse, das ist der hier in Betracht kommenden Teilaktionen. Es ist oft unmöglich, aus einem Kurvenbilde alle Faktoren, denen irgend eine Bedeutung zukommt, gegebenenfalls getrennt darzustellen.

Die aktuellen Reaktionsformen stellen vielfach die sogenannten Psychoreflexe im Sinne Bechterews[1] dar und sind in letzter Linie eigentlich nur vegetative Funktionsentäußerungen, die der spezifischen Funktion des betreffenden Organes günstige Funktionsvorbedingungen setzen. Die Vorstellung einer motorischen Leistung und dadurch bedingte Armvolumszunahme gehört völlig in den Rahmen dieser vegetativen Funktionsentäußerungen hinein.

4. Plethysmographische Untersuchungen bei hysteriformer Monoplegie.

(Betrifft[2]) Fall 1 des 1. Teiles der Arbeit).

Abkürzungen: VP = Versuchsperson, Vp = Volumpulse, Vk = Volumkurve, T = Lufttemperatur, Z = Tageszeit.

Die mit Fall I aufgenommenen Kurven ersten 9 Kurven dienten zur allgemeinen Orientierung über die Kurvenphänomene bei dem herangezogenen Falle und gleichzeitig zur Gewöhnung der VP an die experimentellen Vorkehrungen.

Die anfänglichen Spannungskurven machten bald regulären Kurven Platz.

Es wurden anfänglich bis Kurve XVI einseitige Plethysmogramme aufgenommen und betrafen zuerst den linken (gesunden), später den rechten (monoplegischen) Arm. Von Kurve XVI ab wurden fast nur beiderseitige Plethysmogramme aufgenommen.

Bei jeder gleichzeitigen Einspannung beider Plethysmographen wurde dem Umstande, daß der rechte Vorderarm, insoweit er in den Armsack zu liegen kam, etwa 45 ccm geringeres Volumen hatte, Rechnung getragen und demgemäß die rechte Wasser.tandshöhe entsprechend niedriger genommen. Um den rechten Arm demselben Wasserdrucke auszusetzen wie den linken, wurde nämlich die Wasserstandshöhe rechts um 9 cm niedriger berechnet als links. Die Volumsdifferenz zwischen rechtem und linkem Arme wurde durch Berechnung der Wasserverdrängung in Kubikzentimetern gemessen.

Kurve X,

aufgenommen am 18. XII. 1909, Z. vormittags gegen 12 Uhr, vor dem Mittagessen. T 19° C.

Anordnung: Oben: Pneumogramm, Mitte: Plethysmogramm des rechten kranken Armes, unten: Sphygmogramm des linken Armes (Radialis).

---

[1] Bechterew, Bericht des I. internationalen Kongresses für Psychiatrie und Neurologie zu Amsterdam. 1907. S. 20—37.

[2] Die mit dem Falle II (des I. Teiles der Arbeit) aufgenommenen Kurven kommen für die vorliegende Studie nicht in Betracht, da sich diese Versuchsperson bei den Experimenten stets in einem starken und anhaltenden Spannungszustande befand, häufig am ganzen Körper zu zittern begann, außerdem von sehr häufigen und hartnäckigen, die Versuche störenden Ruktusanfällen heimgesucht wurde.

Mittlere Ganggeschwindigkeit **6,8 mm.**

Pulse pro Minute vor dem Versuch **78.**

Dauer des Versuchs **330 Sek.** $= 5\frac{1}{2}$ **Min.**

VP erhielt vorher keine Medikation.

Es bestand keinerlei Spannung während des Versuches. VP unterzieht sich dem Experimente willig in Gemütsgleichgewicht.

Nach vollendetem Versuche gibt VP an, während der Untersuchungsdauer an nichts Bestimmtes gedacht zu haben.

Während des Versuches wurde die Aufmerksamkeit der VP durch zweimaliges Türknarren und einmal durch das Geräusch, welches das Aufziehen des Apparates verursachte, vorübergehend gefesselt.

Ergebnis.

Die Atmung verbleibt ziemlich regulär, die Respirationsphase beträgt im Durchschnitte 7 Halbsekunden. Das Sphygmogramm zeichnet sich durch große Regelmäßigkeit und völlig horizontalen Verlauf aus. Das Plethysmogramm stellt eine bemerkenswerte horizontale, zum Sphymogramm parallele Kurve dar. Es sind nur ganz belanglose, sich über einige Pulse erstreckende Abweichungen von der Horizontalen konstatierbar, die kaum Halbmillimeterdifferenz erreichen. ($\sim\!\sim\!\sim\!\sim\!\sim\!\sim\!\sim\!\sim$).

Die Auswertung ergibt eine reguläre Volumpulslänge von 5,2 mm. 13 Pulse entsprechen im Mittel einem Zeitintervall von 10 Sekunden (i. e. 78 Pulse pro Minute). Für 10 Sekunden Gangzeit entspricht im Durchschnitte eine Abszissenlänge von 68 mm. Die Volumpulsbilder sind ziemlich regulär, wenn sie auch hinsichtlich ihrer Regelmäßigkeit hinter den Sphygmogrammbildern zurückbleiben.

An der vorliegenden Kurve fehlen Wellen III. Ordnung vollständig.

Die Vp zeigen gegenüber den Druckpulsen niemals Verspätungen.

Die durchschnittliche Pulshöhe der Vp beträgt 1,6—2 mm.

Kurve XI,

aufgenommen am 18. XII. 1909, Z. $\frac{1}{2}$1 Uhr mittags. T. 18° C.

Anordnung wie bei Kurve X.

Mittlere Geschwindigkeit **6,8 mm.**

Pulse pro Minute vor dem Experimente **76.**

Dauer des Versuches **343 Sek.** $= 5\frac{3}{4}$ **Min.**

Respirationen pro Minute **18.**

Vp und Sphygmogrammpulse synchron.

Reizanwendungen bzw. Leistungen.

Tiefatmen und Langsamatmen zwischen 117. bis 153. Sekunde

Apparataufziehen . . . .   ,,   201. ,, 216,5.   ,,

Tiefatmen . . . .   ,,   250. ,, 279,5.   ,,

Die Aufforderungen zum Tiefatmen wurden ohne vorheriges: ,,Aufpassen!" direkt gegeben und beim Anrufe: ,,Fertig!" beendet.

Ergebnis.

Auffällig ist die Irregularität der Wellen I. Ordnung bei tiefen und langsamen Atembewegungen, sowohl hinsichtlich Pulsbild als Höhe. Die Wellenhöhen schwanken zwischen 2—2,8 mm und zwar ganz regellos.

Kurve XII,

aufgenommen am 19. XII. 1909, Z. 6 Uhr abends, nach dem Abendessen.
T 19,5⁰ C.

Anordnung wie früher.
Mittlere Ganggeschwindigkeit 7,6 mm.
Pulse pro Minute vor dem Versuche 76.
Dauer des Versuches 5 Min.
Respirationen pro Minute 18—19.

Reizanwendungen bzw. Leistungen.

1. Zunge stark herausstrecken! zw. 23. und 28,5. Sek.
2. Zähne zusammenbeißen! (I), zw. 41. und 50. Sek.
3. Nasenspitze anschauen! (Konvergieren), zw. 66. und 74. Sek.
4. Faustschluß links! (I), zw. 91. und 99. Sek.
5. Rechten Arm anschauen und gleichzeitig Faustschluß denken! (I), zw. 114. und 127,5. Sek.
6. Schuß in der 159,5. Sek.
7. Faustschluß links! (II), zw. 188. und 199. Sek.
8. Zusammenbeißen! (II), zw. 234,5. und 145. Sek.
9. Rechten Arm anschauen und gleichzeitig Faustschluß denken! (II), zw. 261,5. und 277. Sek.

Ergebnis.

Die Volumkurve verläuft bis auf eine vorübergehende Senkung nach dem Schusse (8 Pulse lang) durchaus horizontal mit öfteren unregelmäßigen, höchstens 1 mm betragenden Schwankungen (〜〜〜〜〜). Hierbei ist die Ordinate der Pulskurve zu Anfang des Versuchsabschnittes gleich groß mit der Ordinate der Pulskurve am Schlusse. Die Wellen I. Ordnung sind durchaus irregulär. die Höhe schwankt zwischen 1,6—3,0 mm. Auffallend irregulär wird das Wellenbild bei den Muskelleistungen, die Atmung ändert sich unbedeutend während der einzelnen Muskelleistungen bzw. beim Schuß.

Kurve XII/a,

als unmittelbare Fortsetzung der Kurve XII. Die kurze Pause wird für Manipulationen am Apparate benützt. T 19 ⁰ C.

Mittlere Ganggeschwindigkeit 7,4 mm.
Pulse pro Minute 75.
Dauer des Versuches 3 Min. 25 Sek.
Respirationen pro Minute 19.

Reizanwendungen bzw. Leistungen.

1. Zusammenbeißen! zw. 21. und 28. Sek.
2. Nasenspitze anschauen! zw. 38. und 44. Sek.
3. Zunge weit heraus! zw. 56. und 61,5. Sek.
4. Rechten Arm fixieren etc.! zw. 75,5. und 91,5. Sek.
5. Schuß! in der 127,5. Sek.
6. Faustschluß links! (I), zw. 146,5. und 151,5. Sek.
7. Faustschluß links! (II), zw. 166,5. und 172. Sek.
8. Faustschluß links! (III), zw. 181,5. und 188. Sek.

Ergebnis.

Die Vk verläuft bis auf eine leichte Senkung (5 Pulse lang) nach dem Schusse unter regellosen, leichtesten Oszillationen (⌇⌇⌇⌇⌇) eben. Solche Oszillationen treten insbesonders bei den Faustschlüssen auf, aber sonst auch während reizloser Phasen. Die Wellen I. Ordnung sind noch immer irregulär, wenn auch nicht mehr so stark und konstant wie in der Kurve XII. Die Wellenhöhe schwankt zwischen 1,4 und 2,2 mm. Die Atembildschwankungen verhalten sich wie in Kurve XII.

Kurve XIII,

aufgenommen am 19. XII. 1909, Z. abends ½7 Uhr, nach dem Essen. T. 18° C.

Anordnung wie früher.

Mittlere Ganggeschwindigkeit 6,8 mm.

Pulse pro Minute **76**.

Respirationen pro Minute **17**.

Vp und Sphygmogrammpulse synchron.

Das Experiment zerfällt in zwei Teile: I. Teil 240,5. Sek., II. Teil 100 Sek. lang.

Zwischen beiden Teilen Pause, welche zu Manipulationen am Apparate verwendet wird.

Reizanwendungen bzw. Leistungen.

A. Im I. Teile:

1. Tief und langsam atmen! zw. 98. und 140. Sek.
2. Tief und langsam atmen! zw. 185,5. und 240,5. Sek.

B. Im II. Teile:

1. Unvermuteter Stich mit einer Nadel in den linken Arm in der 30. Sek.
2. Stich in die Brustmitte in der 56,5. Sek.
3. Anblasen des Gesichtes in der 70,5. Sek.
4. Stich in den rechten Arm in der 80,5. Sek.

Ergebnis.

Diese Kurve ist dadurch bemerkenswert, weil hier langgezogene, sehr flache Wellen III. Ordnung ersichtlich werden.

Das erste Tief-langsam-Atmen fällt in eine solche sehr langgezogene Welle III. Ordnung hinein. Die Vk zeigt im ganzen hierbei eine Schwankung innerhalb **15** mm.

Respirationsoszillationen sind nicht ersichtlich, obzwar das vorübergehende, der III. und IV. Respiration zugehörige Horizontalwerden innerhalb des Anstiegschenkels der Welle III. Ordnung im Sinne einer Resultante zwischen Wellen II. und III. Ordnung gedeutet werden könnte.

Bei den zweitmaligen Respirationen sind Respirationswellen hingegen unverkennbar angedeutet. Das Sinken der Vk während der Inspirationen (0,5—1,5 mm) und das Ansteigen während der Exspirationen (bis 2,5 mm) ist nicht anders als eine Erscheinung rudimentärer Wellen II. Ordnung aufzufassen. Die Wellen I. Ordnung sind regelmäßig ausgeprägt und nehmen während der tiefen Atemzüge an Höhe etwas ab.

Die Reizapplikationen im II. Teile des Experimentes (4 unvermutete und unangenehme Reize) erzeugen keinerlei synchrone vasomotorische Veränderungen. Die ersichtlichen Schwankungen gehen ohne zeitlichen Zusammenhang mit äußerlichen Ursachen einher.

Die Druckpulskurve zeigt große Regelmäßigkeit.

Kurve XIV,

aufgenommen am 20. XII. 1909, Z. 6 Uhr abends, nach dem Essen. T. 18—19 ° C.

Anordnung wie früher (der rechte Schlauch etwas länger als der linke). Mittlere Ganggeschwindigkeit **6,6 mm.**

Pulse vor dem Versuche **82 pro Min.**

Die sphygmographische Kurve sehr regelmäßig.

Die Vp treten den Druckpulsen der linken Hand gegenüber um 0,2 mm verspätet auf.

Die Dauer der regulären Respirationsphasen beträgt 7 Halbsekunden.

Reizanwendungen bzw. Leistungen.

1. Aufpassen! (bei Marke 1 der Originalkurve) in der 35. Sek. Zusammenzählen vorgedruckter Zahlen (Marke 2—3) zwischen 40. und 52. Sek.
2. Aufpassen! (Marke 4) in der 76. Sek. Rechnen im Kopfe: K 6,80 plus K 3,30 (Marke 5—6) zw. 79. und 95. Sek.
   (Resultat K 9,60! Daraufhin spontane Korrektur K 10,10 bei Marke 7 in der 101. Sek.)
3. Aufpassen! (Marke 8) in der 126. Sek. Kopfrechnen: K 3,80—K 2,25 (Marke 9—10) zw. 131. und 147. Sek.
4. Aufpassen! in der 172. Sek. (Marke 11). Punkte (schwarze, gelbe und blaue) zählen (Marke 12—17) zw. 175. und 210. Sek.
5. Aufpassen! (Marke 18) in der 260. Sek. Ebbinghaus Kombinationslesestück Nr. 2 (bei Marke 19—20) zw. 264. und 328. Sek.
6. Starker Lärm durch Hinwerfen eines Schlüsselbundes vor die VP (bei Marke 21) in der 348. Sek.
7. Aufforderung: „Augen fest schließen!" (Marke 22) in der 355. Sek.
8. „Augen auf!" (Marke 23) in der 359. Sek.

Ergebnis.

Die vorliegende Kurve zeigt hinsichtlich der Vk-Schwankungen bei den psychischen Leistungen ziemlich wechselvolle Effekte. Diese Ungleichmäßigkeit betrifft auch die Pulsfrequenz und die Pulslänge.

Die Aufforderung „Aufpassen!" erzeugte dreimal vorübergehende Volumssenkung, einmal leichten Anstieg, einmal horizontalen Verlauf. Wahrscheinlich fallen die beiden letzten dieser Reizformen in langgestreckte Wellen III. Ordnung hinein.

Bemerkenswert ist aber die in allen Fällen sich einstellende Pulsverlängerung. Ebenfalls bemerkenswert ist die häufig vorkommende Irregularität des Pulsbildes einschließlich der Pulshöhe (im Gegensatze zur sphygmographischen Kurve). Solches ließ sich beim Zusammenzählen vorgedruckter Zahlen feststellen, bei einem Denkvorgange, welcher mit spontaner Korrektur eines Rechenfehlers endete, bei einer Kombinationsaufgabe nach Ebbinghaus, bei Lärm aber auch ohne äußerlichen Reizvorgang.

Die Respiration zeigt ziemlich typische Abänderungen bei „Aufpassen!" (Länger- und Flacherwerden), bei Ebbinghaus - Kombinieren, beim Rechnen und Zusammenzählen.

Die durchschnittliche Pulshöhe beträgt 1,8 mm.

Kurve XV,

aufgenommen am 20. XII. 1909, Z. 6 Uhr abends, nach der Abendmahlzeit. T 19º C.

Anordnung: Pneumogramm, Plethysmogramm des kranken Armes, Sphygmogramm des linken Armes.

Mittlere Ganggeschwindigkeit **6,6** mm (oder 1 mm entspricht 0,136 Sek.).
Pulse pro Minute **82.**
Dauer des Versuches **380** Sek. = **6,5** Min.
Atmungsphasen im Durchschnitte 7 Halbsekunden lang andauernd.

Reizanwendungen bzw. Leistungen.

1. „Aufpassen!" (Marke 1), in der 9. Sek. Zählen von gelben Punkten (Marke 2—3), zw. 12. und 33. Sek.
2. „Aufpassen!" (Marke 4), in der 47. Sek. Zählen von blauen Punkten (Marke 5—6), zw. 51. und 64. Sek.
3. Lustgefühl durch Vorzeigen und Versprechen von Geld (Marke 7—8), zw. 70. und 77. Sek.
4. Leichter, angenehmer, taktiler Reiz (Marke 9), in der 92. Sek.
5. Zählen von grünen Punkten (Marke 11—12), zwischen 109. und 130. Sek.
6. Alle Punkte der Tafel zählen! (Marke 13—14), zw. 143. und 170. Sek.
7. Ammoniakgeruch (Marke 15—16), zw. 183. und 186. Sek.
8. Rechenaufgabe im Kopfe (I), (Marke 17—18), zw. 202. und 210. Sek.
9. Desgleichen (II), (Marke 19—20), zw. 216. und 225. Sek.
10. Desgleichen (III), (Marke 21—22), zw. 229. und 248. Sek.
11. Anblick des Hebens einer schweren Last (Marke 23—24), zw. 263. und 273. Sek.

12. Aufforderung, an eine solche Aufgabe zu denken (Marke 25), zw 276. und 297. Sek.

13. Lesen (ohne Sprechen), (Marke 25—26), zw. 352. und 369. Sek.

Ergebnis.

Der Reiz „Aufpassen!" als unwillkürliche Fesselung der Aufmerksamkeit erzeugt Sinken der Vk (4 Pulse lang), dabei Pulsverlangsamung sowohl an den Volum- als auch — in Übereinstimmung damit — an den Sphygmogrammpulsen, mit Pulslängenzuwachs. Der zweite Reiz „Aufpassen!" hatte bis auf Pulsverlängerung keine ersichtlichen vasomotorischen Veränderungen zur Folge.

Das Zusammenzählen von Punkten einer Tafel (I—IV) zog verschiedene Veränderungen nach sich, desgleichen das Rechnen im Kopfe (I—III) und das Lesen. Die Reaktionen auf diese Gedankenkonzentrationen (äußere und innere) sind ungleichmäßig und mehrfach atypisch.

Das Lustgefühl zwischen Marke 7—8, sowie Marke 9—10 hat in beiden Fällen Pulsverlängerungszuwachs bei horizontalem Kurvenverlaufe zur Folge. Im ersten Falle erfolgt gleichzeitig leichte Abnahme, im zweiten Falle Zunahme der Pulszahl.

Das durch Ammoniakgeruch ohne gleichzeitige tiefere Atmung hervorgerufene Unlustgefühl bedingt vorübergehende Volumsabnahme mit kaum angedeuteter Pulsverkürzung und ziemlich ausgesprochener Irregularität des Pulsbildes. Die Irregularität betrifft auch die Pulshöhen, läßt aber die Pulslänge außer Spiel.

Die Respirationsphasen änderten sich beim Reize „Aufpassen!" bei Ammoniakriechen, sowie bei Anspannung der inneren Aufmerksamkeit. Besonders irregulär wurde die Respiration beim Ammoniakreiz. Willkürlich tiefe und langsame Respirationen wurden bei dieser Kurve vermieden.

Die durchschnittliche Pulshöhe beträgt (1,8—2,1 mm) 1,9 mm.

Kurve XVII,
aufgenommen am 24. XII. 1909, Z. zwischen 10 und 12 Uhr vormittags. T. 16°, dann 17° C.

Anordnung: oben Atmungskurve, Mitte Plethysmogramm des rechten Armes, unten Plethysmogramm des linken Armes.

Mittlere Ganggeschwindigkeit **6,8 mm.**

Pulse in der Minute **77.**

Dauer des Versuches fast **6 Min.**

Respirationen in der Minute **18.**

Reizanwendungen bzw. Leistungen.

1. Chloroformgeruch (Marke 1), in der 56. Sek. (Fig. 13.)
2. Ammoniakgeruch (Marke 2), in der 100. Sek. (Fig. 14.)
3. Anschauen des eigenen Spiegelbildes (Marke 3), in der 144. Sek. (Fig. 15.)
4. Angenehmer Geruch (Ol. menthae), (Marke 4), in der 168. Sek. (Fig. 16.)
5. Aufziehen des Apparates (Marke 5).
6. Schreck (vor die VP wird eine Glocke hingeworfen), (Marke 6), in der 238. Sek. (Fig. 17.)
7. „Tief und langsam atmen" bis Halt! (Marke 7), zw. 298. und 343. Sek. (Die Reizdauer bei 1, 2, 3 und 4 beträgt mehrere Sekunden). (Fig. 18.)

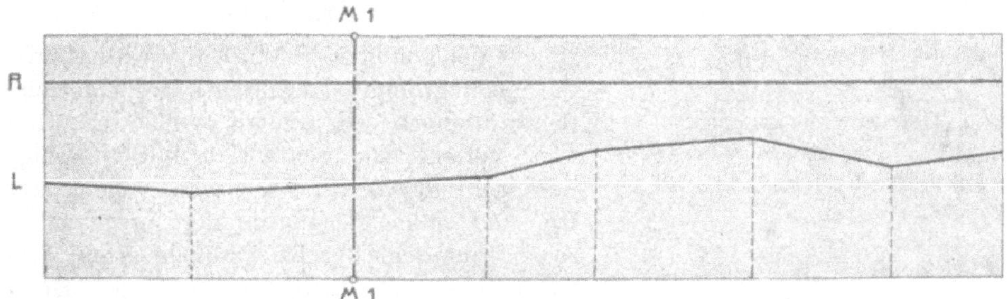

Fig. 13.
Fall I.   Aus Kurve XVII (Diagramm).

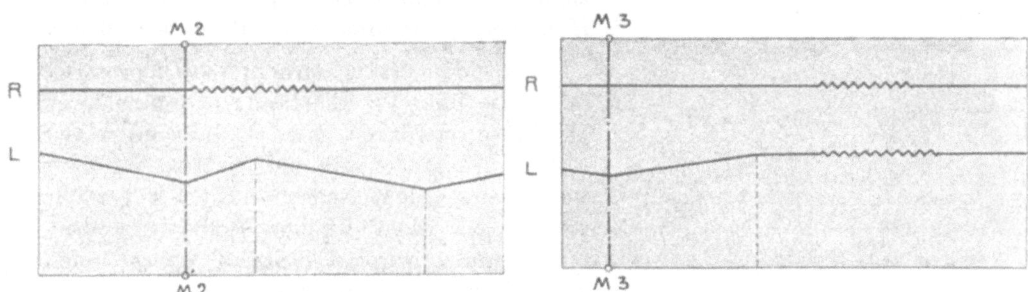

Fig. 14.
Fall I.   Aus Kurve XVII (Diagramm).

Fig. 15.
Fall I.   Aus Kurve XVII (Diagramm).

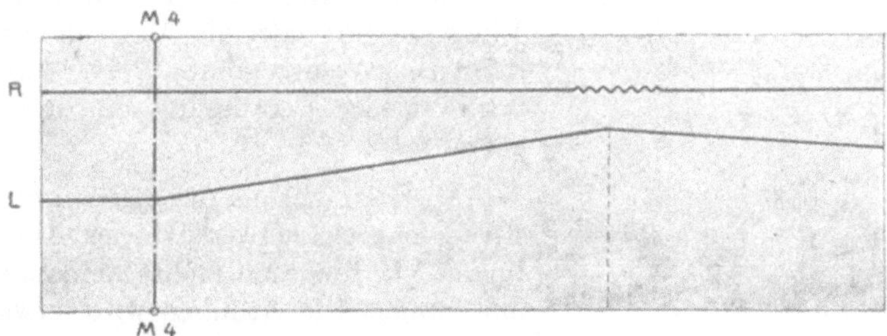

Fig. 16.
Fall I.   Aus Kurve XVII (Diagramm).

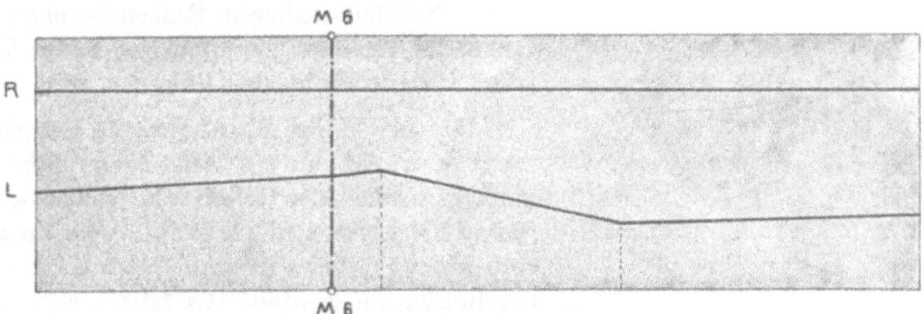

Fig. 17.
Fall I.   Aus Kurve XVII (Diagramm).

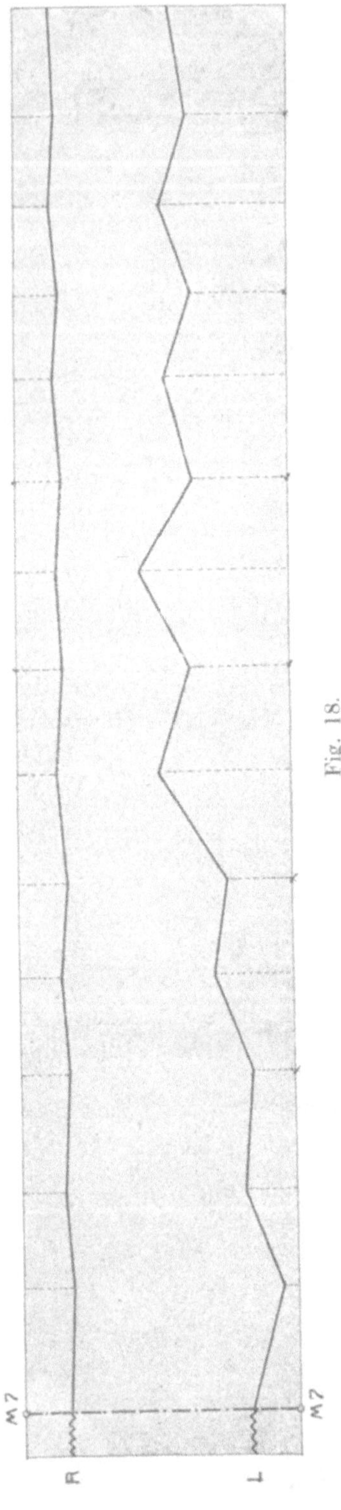

Ergebnis.

In den ersten 55 Sekunden weist das linke Plethysmogramm ausgeprägte wellenförmige Schwankungen auf, die als Wellen III. Ordnung gelten. Die rechte Extremität beteiligt sich nicht daran, die Vk verläuft eben. Die Vp sind links gut ausgeprägt, regelmäßig, zeigen eine deutliche Rückstoßelevation. Die Vp rechts sind flach, von geringer Höhe, wenig voneinander abgesetzt, zeigen die Rückstoßelevation nur andeutungsweise, sind aber ziemlich regulär. Die Vp links haben eine Höhe von 3,6—4 mm, die rechten 1,4—1,6 mm.

Nach dem ersten Geruchreize (Chloroform) steigt die linke Vk konstant um 9 mm durch 15 Pulse hindurch mit Größerwerden der Pulse (4,2 mm), während sich rechts diese Verhältnisse nicht ändern. Die Vk verläuft völlig eben; die Pulshöhen bleiben dieselben. Die Atmung wird anfänglich etwas tiefer, dann flacher und langsamer.

Ammoniakgeruch erzeugt rechts neben einer Irregularität der Vp nur ein unbedeutendes Oszillieren der sonst eben verlaufenden Vk, während links die Vk anfänglich steigt, dann zu sinken beginnt. Beiderseits tritt eine nachweisbare Verkürzung der Pulslänge von 5,4 auf 5,2 auf.

Die Betrachtung des eigenen Spiegelbildes verursacht ein unwesentliches Ansteigen der linken Vk, hingegen rechts keine analoge Veränderung. Die Atmung wird etwas flacher.

Nach dem angenehmen Geruchsreize bei Marke 4 steigt die linke Vk um 13 mm mit Pulsverlängerung, verläuft rechts hingegen — wie bei den früheren Reizen — eben. Die Höhe der rechten (ziemlich regulären) Vp beträgt 1,6, die Höhe der linken 4 mm.

Der bei Marke 6 auftretende Schreck erzeugt erst ein kurzes Ansteigen dann ausgiebiges Sinken der linken Vk, wohingegen die rechte Vk horizontal verbleibt. Die Vp rechts sind anfangs etwas irregulär, um dann wieder regelmäßig zu werden. Es tritt hierbei rechts und links Pulsverkürzung auf. Die Atmung zeigt vorübergehende Irregularität.

Kurve XVIII,

aufgenommen am 25. XII. 1909, Z. $\frac{1}{2}$6 Uhr abends. T. 19 ⁰ C.

Anordnung wie bei Kurve XVII.

Mittlere Ganggeschwindigkeit 8 mm.

Pulse in der Minute 76.

Dauer des Versuches 260 Sek. $= 4\frac{1}{4}$ Min.

Respirationen in der Minute 18.

Blutdruck, vor der Untersuchung gemessen: rechts 116 mm Hg, links 125—130 mm Hg.

Am Vortrage einen Anfall gehabt. ·

Reizanwendungen bzw. Leistungen.

1. Spontane Kurvenvariationen (im Vorraume Unruhe, Tritte), zw. der 90. und 125. Sek. Dann Eintritt von Personen in das Untersuchungszimmer. Manipulationen, Spannung der Aufmerksamkeit.
2. Wieder Spannung der Aufmerksamkeit (ohne äußere Veranlassung), zw. der 146. und 165. Sek. Sonst keine Reizapplikationen. Die Spannungszustände werden subjektiv wahrgenommen und später gemeldet.

Ergebnis.

Interessant sind die vasomotorischen Veränderungen während eines Spannungszustandes am linken Arme. Zunahme der Pulsfrequenz, ziemlich erhebliche Pulsverkürzung, Geringerwerden der Vp-Höhen und ausgiebige Volumsenkung. Die Volumsenkung ist links bedeutender als rechts. Der Ausgleich ist ein ziemlich rascher, während sich rechts ein gewisses Verharren in vasomotorischen Phasen zeigt; besonders ist dies im zweiten Spannungszustande ersichtlich. Hier ist die Volumsenkung eine nachhaltigere, länger andauernde, die Ausgleichstendenz eine wenig energische. Die Vp rechts zeigen dieselbe Pulsverkürzung, aber nicht eine analoge Höhenreduktion.

Die Vp-Höhen schwanken rechts zwischen 1,6 und 1,8 mm und links zwischen 3,6—4,0 mm.

Die Vp sind rechts etwas irregulär, links durchwegs völlig regulär beschaffen.

Kurve XVIII/a,

als unmittelbare Fortsetzung der Kurve XVIII.

Anordnung etc. unverändert.

Reizanwendungen bzw. Leistungen.

1. Verschiedene Manipulationen. Die entblößten Füße werden in ein Gefäß gestellt (Marke 1).
2. Außerhalb des Zimmers Unruhe, Lautwerden von Stimmen (Marke 2).
3. Manipulation vor der Versuchsperson (Marke 3).
4. Übergießung der Füße mit warmen Wasser (35—40 ⁰ C). (Marke 4.)
5. Plötzliches Begießen der Füße mit kaltem Wasser bei offenen Augen der VP (Marke 5).
6. Aufziehen des Apparates (Marke 6).
7. Unvermuteter Stich in den Nacken (Marke 7).

Ergebnis.

Im Anfange tritt beiderseits eine sehr langgezogene, flache Welle auf, an welche sich eine zweite, ebenfalls langgezogene, jedoch stärkergradige anschließt. Die Doppelwelle dauert rechts ca. 120 Pulse lang an, links weniger. Die rechte ist glatt, gleichmäßig, während die linke von Nebenwellen häufig unterbrochen ist. Die Ordinatenwerte sind links bedeutend größer als rechts. Marke 1—3 fallen in diese Wellen hinein, erzeugen rechts keine sinnfälligen Änderungen, links hingegen ein jähes Absinken der Kurve. Gleich nach Marke 3 wird die Kurvenlinie durch starke Hustenstöße perturbiert und ist eine neue Einstellung der Schreibvorrichtung notwendig. Zwischen Marke 4 und 5 tritt wieder eine sehr langgezogene, beiderseitige Volumszunahme auf, welche nach Marke 5 je einen jähen Abfall, der beiderseits 10 Pulse lang andauert (solange die kalte Begießung dauert), zeigt. Der Abfall rechts ist etwas weniger intensiv als links. Im weiteren Verlaufe ist nichts Auffälliges bis zur Marke 7. Rechts verläuft die Kurve horizontal, links mit unbedeutenden Schwankungen. Bei Marke 7 tritt ein rascher, wenige Pulse umfassender Volumenanstieg mit Irregularität des Pulses auf, worauf sich eine Senkung mit leichtester Pulsverkürzung und Verkleinerung anschließt. Rechts ist nur ein minimalster, kaum bemerkbarer Anstieg mit nachfolgender deutlicher Senkung konstatierbar.

Bezüglich der thermischen Reize wird von der VP nachträglich angegeben, sie habe eigentlich weder angenehme noch unangenehme Empfindung gehabt.

Kurve XIX,

aufgenommen am 26. XII. 1909, Z. $\frac{1}{2}$6 Uhr nachmittags. T. 19 ^{0} C.

Anordnung: oben Atmungskurve, Mitte Plethysmogramm des rechten, unten Plethysmogramm des linken Armes.

Pulse pro Minute 76.
Dauer des Versuches 4 Min.
Respirationen pro Minute 18.
VP hat nachmittags geschlafen.
Sonst wie bei Kurve XVIII.

Reizanwendungen bzw. Leistungen.

1. Beklopfen der Kopfschwarte mit einem Perkussionshammer bei geschlossenen Augen (Marke 1), ab 51. Sek.
2. Auftrag: „Augen fest zu!" (Marke 2), ab 85. Sek.
3. „Augen auf!" Dabei gleichzeitig unvermutete Beleuchtung der Pupillen mittels elektrischer Lampe (Marke 3), ab 92. Sek.
4. Stich in den Nacken (Marke 4), ab 104. Sek.
5. Stich in den linken Oberarm (Marke 5), ab 120. Sek.
6. Stich in die Kopfschwarte (Marke 6), ab 141. Sek., durch 4 Sek. hindurch andauernd.
7. „Tief atmen!" gleichzeitig Geruch von Ammonia liq. conc. (Marke 7), ab 164. Sek., durch 3 Sek. hindurch andauernd.
8. Aufziehen des Apparates (Marke 8), ab 218. Sek., durch 14,5 Sek. hindurch andauernd.

Ergebnis.

Beklopfen des Kopfes erzeugt beiderseits Sinken der VK. Dabei leichte Pulsfrequenzzunahme, Pulsverkürzung und Verkleinerung der Pulshöhen. Die Verkleinerung ist links viel markanter ausgeprägt als rechts. Die Vp verbleiben beiderseits regulär.

Die Reize, Marke 3—6, erzeugen ebenfalls eine merkliche Pulsverkürzung und links eine ganz bedeutende Irregularität der Vp, während rechts eine Irregularität auffallenderweise ausbleibt. Die Pulshöhen nehmen wie bei Reiz Marke 1 ab.

Bei Reiz Marke 7 (sehr tiefe Atmung mit Ammoniakgeruch), tritt hinsichtlich der Irregularität das entgegengesetzte Bild auf, indem nunmehr rechts die Vp-Kurve stark irregulär wird (8 Pulse lang), während dies links (4 Vp lang) nur angedeutet erscheint.

Nach allen Reizapplikationen ist demnach Pulslängenverkürzung ersichtlich. Diese betrifft die rechte und linke Kurve gleichartig, demgemäß auch gleichzeitig. Die Vp laufen rechts und links synchron (nur mit ganz geringfügigen vorübergehenden Differenzen), sodaß am Schlusse der erhaltenen Bilder die rechte und linke plethysmographische Kurve gleich viel Pulse zählt und dabei keine Pulsverspätungen konstatiert werden können.

Die Pulshöhenverkürzungen treten links bei allen Reizapplikationen in ziemlich gleichförmiger Weise auf (etwa um 0,4 mm im Durchmesser). Rechts ist eine Pulshöhenverkürzung nur angedeutet (im besten Falle 0,2 mm), manchmal kaum meßbar.

Zu Anfang und zu Ende der Kurve beträgt die Pulshöhe im Durchschnitte links: 4,4 mm, rechts: 1,8 mm.

Die Vp sind links gut ausgeprägt, scharf abgegrenzt, mit deutlicher Rückstoßelevation; rechts hingegen träge ansteigend, mit flacher Kuppe, zeitweise wenig scharf voneinander abgesetzt, ohne deutliche Rückstoßelevation.

Kurve XXII,

aufgenommen am 29. XII. 1909, Z. 10 Uhr vormittags. Mehrere Tage zuvor keinen Anfall gehabt.

Anordnung wie bei Kurve XIX.

Mittlere Geschwindigkeit 8,2 mm.

Pulse in der Minute 78.

Dauer des Versuches fast 4 Min.

Durch 22 Sekunden war PV etwas unruhig, mußte niesen, hustete öfters. Die betreffende Kurvenpartie ist aus der Auswertung ausgeschaltet.

Reizanwendungen bzw. Leistungen.

1. Willkürliches Anhalten der Atmung, Verflachung der Atembewegungen durch 39 Sek. (Marke 2—3).
2. Willkürliches Aussetzen der Atmung (Marke 4—5), durch 18 Sek.
3. Willkürliches Aussetzen der Atmung (Marke 6—7), durch 28 Sek., darauf nach 4 Sek. tief atmen (Marke 7—8).
4. Tief atmen, ohne besondere Verlängerung der Respirationsphasen (5 mal), (Marke 8—9).

Ergebnis.

Im ersten Teile der Kurve tritt rechts eine langgezogene S. Mayersche Welle auf, welche links auch vorhanden aber von zahlreicheren, eingeschalteten kleineren Volumsschwankungen unterbrochen erscheint. Die Vp erscheinen rechts und links sehr regelmäßig, von gewöhnlicher Type. Die Rückstoßelevation ist links gut ausgeprägt, rechts nur angedeutet. Die Vp verlaufen rechts und links im II. Teile andauernd synchron.

Die Vp-Höhe hält sich links zwischen 4,0 und 4,8 mm, rechts zwischen 1,6 und 1,8 mm.

Die willkürliche Verflachung der Respirationsbewegungen ist begleitet von Zunahme der Pulsfrequenz, Abnahme der Pulslänge[1]) bei Gleichbleiben der Pulshöhe (4,2—4,6 links, 1,6—1,8 rechts). Auffallend ist ein starkes Hervortreten der Rückstoßelevation links, während dieselbe rechts nur angedeutet verbleibt. Die Pulsbilder sind rechts und links sehr regelmäßig, synchron. Es ist rechts und links dieselbe Volumschwankungstendenz ausgeprägt, wobei rechts die Schwankungen aber weniger intensiv sind, dafür länger andauern, also die bereits beschriebene Beharrungstendenz aufweisen.

Im nachfolgenden Abschnitte dauert die Pulsfrequenzzunahme und Pulslängenabnahme trotz Wiedereintritt normaler Respirationen noch an. Die Pulshöhen verbleiben dieselben, die starke Pointierung der Rückstoßelevation links tritt zurück und macht dem früheren Bilde Platz. Die Pulsbilder verbleiben regelmäßig bis (auf vereinzelte Vp).

Aussetzen der Atmung verursacht anfangs ein jähes Absinken der Kurve, rechts $<$ links, aber links kürzer andauernd. Die Pulshöhe sinkt etwas, die Pulslänge nimmt eher zu, gleichzeitig mit Pulsfrequenzabnahme. Die Pulsbilder sind beiderseits regelmäßig. Links tritt die Rückstoßelevation wieder stärker hervor. Möglicherweise hängt das anfängliche Absinken mit einem kurzen Spannungszustande zusammen, da dies jähe Absinken bei der zweiten willkürlichen Sistierung der Respiration nicht vorkommt. Hier ansonst keine auffälligen vasomotorischen Veränderungen. Die Pulsfrequenz kehrt zur Norm zurück, die Pulslänge wächst entsprechend.

Die tiefen Respirationsbewegungen fallen in den ansteigenden Schenkel einer großen Welle hinein.

Links sind die Wellen II. Ordnung deutlich ausgeprägt, währenddem sie rechts nur angedeutet erscheinen. Die Pulszahl — anfänglich frequenter — nimmt gegen Schluß der Tiefatmung wieder ab. Die Pulsbilder werden rechts etwas irregulär, anfänglich auch links. Die Pulshöhen verbleiben unverändert.

Kurve XXIII,

aufgenommen am 30. XII. 1909, Z. 5 Uhr nachmittags. VP sehr gut gelaunt, hat etwas Alkohol bekommen. T. 17 ° C.

Anordnung wie bei Kurve XIX.
Mittlere Geschwindigkeit 8,2 mm.
Pulse pro Minute 76.

---

[1]) Da VP vorher öfters husten und niesen mußte, ist diese Pulszunahme und Pulslängenabnahme möglicherweise eine Folge davon.

Dauer des Versuches 4 Min. 38 Sek.

Respirationen pro Minute 18.

Der rechte Vp ist gegen den linken nur ganz gering verspätet, kaum 0,2 mm (ungleiche Schläuche).

Reizanwendungen.

1. Lichtreiz, Pupillenbestrahlung, 10,2 Sek. andauernd (Marke 1—2), ab 29. Sek.
2. Greller Pfiff in nächster Nähe der VP (Marke 3), in der 60. Sek.
3. Scharfer Geruch (Spirit. sinap.), 8,2 Sek. andauernd (Marke 4), ab 82. Sek.
4. Stich in die Stirne (Marke 5), in der 139. Sek.
5. Stich in den rechten Arm (Marke 6), in der 169. Sek.
6. Stich in den linken Arm (Marke 7), in der 196. Sek.
7. Schreck durch Lärm, hervorgerufen durch einen vor die VP hingeworfenen metallenen Gegenstand (Marke 8), in der 235. Sek.

Ergebnis.

Die Vp sind rechts durchwegs regelmäßig. Ihre Höhe ist eine gleichmäßige, schwankt zwischen 1,0 und 1,4 mm.

Die Vp links sind desgleichen regelmäßig mit Ausnahme einiger unmittelbar nach einzelnen Reizen folgenden Pulsen. Die Höhe schwankt zwischen 3,0 und 4,4 mm. Die Vk läuft anfangs rechts und links ziemlich parallel horizontal.

Die Pupillenbestrahlung erzeugt eine Volumsenkung links von 7 mm mit Pulsverkürzung und leichter Pulsbeschleunigung, währenddem rechts die Volumsenkung nur 2,5 mm beträgt.

Die Pulshöhenverkürzung ist links eine sehr deutliche, rechts kaum angedeutet.

Der Reiz: greller Pfiff erzeugt links Unregelmäßigkeit der Vp, anfangs Ansteigen, dann Absinken, während rechts eine gleichmäßige Volumsenkung stattfindet. Vor diesem Reize ist offenbar ein Lustaffekt eingetreten, das Volumen steigt links an mit deutlicher Pulsverlängerung und Pulshöhenzunahme und gleichzeitiger Verringerung der Frequenz.

Diese Reaktion bleibt auf der rechten Seite vollkommen aus, bis auf die Pulszunahme, welche rechts und links synchron eintritt.

Nach Marke 3 werden die Vp rechts nicht mehr synchron, indem die rechte um 0,3—0,4 mm zurückbleibt. Diese Differenz ist jedoch am Ende dieses Abschnittes, der 28 Pulse umfaßt, wieder ausgeglichen.

Der scharfe Geruch erzeugt links anfänglich Abnahme, dann starke Erhebung und dann wieder mäßiges Sinken des Volumens, mit anfänglicher Unregelmäßigkeit der Vp, starker Pulshöhenverkürzung, rechts nur eine anfängliche Senkung des Volumens und dann horizontalen Verlauf bei kaum nachweisbarer Pulshöhenverkürzung.

Im nachfolgenden Abschnitte zeigt sich offenbar ein Lustaffekt, indem ohne äußeren Reiz, etwa 18 Sekunden nach Reiz bei Marke 4 sich rechts eine deutliche Pulslängen- und Pulshöhenzunahme manifestiert, mit Ansteigen des Volumens, während rechts bis auf die Pulslängenzunahme keine Veränderung eintritt. Die Pulslängenzunahme ist rechts und links vollständig synchron, welcher Unterschied sich aber am Ende dieses Abschnittes wieder vollkommen ausgeglichen hat.

Beim Reiz Nr. 2 (Stich in die Stirne) erfolgt links eine starke Volumsenkung mit Pulshöhen- und Pulslängenverkürzung, rechts hingegen nur eine gleichmäßige Volumsenkung; letztere ist wahrscheinlich der absteigende Schenkel einer Welle III. Ordnung.

Der Reiz Nr. 5 (Stich in den rechten Arm) erzeugt keine nennenswerte vasomotorische Veränderung. Im Gegenteile, es ist hier eine Pulshöhen- und Pulslängenzunahme links zu konstatieren, rechts ergibt sich eine leichte Volumsdepression mit den gleichen Pulslängenveränderungen.

Beim Stich in den linken Arm (Reiz Nr. 6) ist bis auf die ersten 6 sehr unregelmäßigen Pulse ansonst eine leichte Pulsfrequenzzunahme und Pulshöhenabnahme zu konstatieren.

Reiz Nr. 7 (Schreck) erzeugt links auffallende Unregelmäßigkeit der Vp mit Kurvendepression, Pulsverkürzung und Pulshöhenabnahme, hingegen auf der rechten Seite bis auf die Zunahme und Pulslängenveränderung keine Änderung.

Von Marke 8 verläuft die Kurve überhaupt völlig horizontal.

Die Atmung ist im großen und ganzen sehr regelmäßig, sie wird nach Marke 4 etwas unregelmäßig, 5 Respirationsphasen, wird nach Schreck flacher, etwas länger, ebenso nach Stich in die Stirne und in den linken Arm.

Kurve XXIV,

aufgenommen am 31. XII. 1909, Z. vormittags vor dem Essen. Normale Verhältnisse. Subjektives Wohlbefinden. T. 19 ⁰ C.

Anordnung wie bei Kurve XIX.
Ganggeschwindigkeit 8 mm.
Pulse in der Minute 82.
Respirationen in der Minute 18.
Vp rechts und links völlig synchron.

Reizanwendungen bzw. Leistungen.

1. 5 vorgedruckte zweistellige Zahlen addieren und zwar: (79 plus 75 plus 13 plus 64 plus 42, untereinander), (Marke 1—1*).
2. 9 einfache vorgedruckte Zahlen addieren: (2, 9, 1, 5, 6, 4, 7, 3, 8). (Marke 2—2*.)
3. ditto: (8, 5, 9, 7, 8, 6, 9, 4, 5), (Marke 3—3*).
4. Alle Punkte (verschiedenfärbige) einer Tafel zählen (Z = 60), (Marke 4—4*).
5. Blaue Punkte zählen (Z = 30), (Marke 5—5*).
6. Grüne Punkte zählen (Z = 30), (Marke 6—6*).
7. 16 × 13 = ? (Marke 7—7*).

Ergebnis.

Vp links durchwegs gut ausgeprägt, regulär; rechts wie in den früheren Kurven: Höhen rechts zwischen 1,2—1,6, links zwischen 3,0—4,2 mm.

Die Leistung Nr. 1 fällt rechts in eine sehr langgezogene Welle (absteigender Schenkel) hinein und nimmt auf den Ablauf derselben keinen Einfluß. Diese Welle umfaßt 40 plus 35 Pulse, die Senkung beträgt 6 mm, die Erhebung 8 mm. Die Vp bleiben stets in derselben Höhe, 1,2—1,4 mm. Auch links fällt die Leistung Nr. 1 in den absteigenden Schenkel einer Welle hinein. Mit Beginn der Aufmerksamkeitskonzentration hebt sich das Volumen 4 Pulse lang um ein geringes, worauf eine ausgiebigere Depression, 7 Pulse lang, eintritt, welche wiederum einer Erhebung Platz macht. Das Resultat wird leise flüsternd hergesagt (richtig). Zu Anfang der Reaktion tritt Pulsverkleinerung auf, 3,0, zu Ende wieder Vergrößerung, 3,6.

Die Leistung Nr. 2 bedingt links einen ziemlich jähen Abfall der unmittelbar vorher im Ansteigen begriffenen Kurve, während rechts die ebenfalls im sanften Ansteigen begriffene Kurve dadurch nicht unterbrochen wird, sondern den Anstieg 7 Pulse lang fortsetzt, worauf ein horizontaler Verlauf einsetzt.

Interessant ist das Verhalten beim Kopfrechnen (Nr. 7). Links tritt im Momente der Aufforderung zur Leistung ein jäheres Absinken der vorher horizontalen Kurve mit geringgradiger Pulsverkleinerung ein, worauf nach leichtem Oszillieren eine ausgiebige Zunahme des Volumens des Armes mit Pulsvergrößerung sich einstellt. Das Resultat wurde durch Augenschluß angezeigt (nach 26 Sek.).

Rechts fiel der Beginn der Leistung in den sachten Anstieg einer Welle hinein, vom 3. Pulse an senkt sich die Kurve etwas jäher als beim Anstiege, worauf nach einem kurzen horizontalen Verlaufe die Kurve eine Tendenz zum Ansteigen nimmt. Die Vp zeigen keine Veränderung, sind anfänglich um 0,1—0,2 höher. Die Atmung wird etwas verkürzt.

Kurve XXV,

aufgenommen am 31. XII. 1909, Z. 5 Uhr nachmittags. T. 20⁰ C.
Anordnung dieselbe wie früher.
Mittlere Ganggeschwindigkeit 8,2 mm.
Pulse in der Minute vor der Untersuchung 74.
Dauer des Versuches ca. 3 Min.

Reizanwendungen bzw. Leistungen.

1. Lustaffekt. Vorzeigen einer Geldnote mit dem Versprechen der Schenkung.
2. und 3. Aufmerksamkeitskonzentration und zwar Betrachten von Abbildungen, darstellend eine Bäckerei, Schusterwerkstätte, Hausbau, Ackerbau, Erntezeit, Weinlese.
4. Ebbinghaus - Lesestück Nr. 4 (S. 67). Die Vollendung der Leistung wird durch Augenschluß angezeigt.

Ergebnis.

Der Lustaffekt und die erste Aufmerksamkeitskonzentration fallen in eine langgezogene Senkung der Kurven hinein; die Senkung dauert 70 Pulse links, 64 Pulse rechts an und beträgt links 19 mm, rechts 8 mm. Der Lustaffekt (8 Pulse) fällt hierbei zwischen den 17. und 25. Puls. Die Aufmerksamkeits-

konzentration (14 Pulse) fällt mit dem Ende der Senkung zusammen. Die
Wirkung des Lustaffektes auf die linke Kurve ist eine evidente; es wird die
vorhandene leichte Neigung zu einem Abstieg durch einen kurzen Anstieg
(3 mm) unterbrochen, worauf die Kurve etwas steiler, als vordem wieder
abfällt. Auf den Verlauf der rechten Kurve übt der Lustaffekt keine Wirkung
aus; die Kurve setzt ihren Anstieg unverändert fort.

Die Aufmerksamkeitskonzentration übte einen unwesentlichen Einfluß
auf den Verlauf der linken Kurve aus.

Die nächste Aufmerksamkeitskonzentration (Nr. 3), Dauer 18 Pulse,
übte hingegen links eine deutlichere Wirkung aus, bestehend in einer Kurven-
senkung, in der ersten Hälfte der Reaktionszeit. Rechts verläuft die Kurve
für die ganze Zeit der Reaktion horizontal.

Die kombinatorische Leistung (Nr. 4, Ebbinghaus - Lesestück), Dauer
62 Pulse, fällt beiderseits in den absteigenden Schenkel einer Welle hinein.
Die Wirkung ist links, daß die Kurve auf einem gewissen Tiefstande verharrt
und erst nach dem Ende der Leistung sich wieder zu erheben beginnt und einem
erheblicheren Anstiege Platz macht. Rechts hält die Senkungstendenz der
Kurve während der letzten Aufmerksamkeitsleistung für die Hälfte der Zeit
an, worauf die Kurve einen unbedeutenden aber langgezogenen Anstieg erfährt.

Die Vp sind links durchwegs regulär, mit gut ausgeprägter Rückstoßelevation, rechts sind die Vp zeitweise etwas irregulär.

Hinsichtlich der Höhen ist während der Aufmerksamkeit wohl stets eine
Verkleinerung links zu konstatieren; rechts ist eine solche kaum angedeutet.

Die Vp betragen rechts 1,8—2,2, links 2,8—4,2.

Die Atmung ist regelmäßig, wird während des Lustaffektes etwas flacher
und kürzer, während der Aufmerksamkeitsleistung etwas flacher, verbleibt
jedoch sehr regulär.

Kurve XXVI,

aufgenommen am 3. I. 1910, Z. ½6 Uhr nachmittags. T. 19 ° C.
Anordnung dieselbe wie bei früherer Kurve XIX.
Mittlere Ganggeschwindigkeit 8 mm.
Pulse synchron, in der Minute 76.
Dauer des Versuches 4,5 Min.

Reizanwendungen bzw. Leistungen.

1. Ebbinghaus-Kombinationsaufgabe (Stück 5), (Marke 1—1a), zwischen
   31,5. und 127,5. Sek.
2. Dreimal tief atmen (Marke 2—2a), zwischen 142,5. bis 155. Sek.
3. Amylnitritinhalation (Marke 3—3a), 12,5 Sek. lang, zwischen 188,5. und
   201. Sek.

Ergebnis.

Das Armvolumen zeigt zu Anfang des Versuches beiderseits die Tendenz
zum Ansteigen. Die bei Marke 1 einsetzende Leistung (Ebbinghaus - Lesestück 5) bewirkt beiderseits eine Reaktion. Der Anstieg der rechten Kurve

wird flacher, doch dann setzt ein außerordentlich gleichmäßiger, langgezogener Anstieg ein, der zu Beginn des letzten Fünftels der Leistung in einen gleichförmigen Abstieg übergeht.

Das Volumen links steigt unter sanften Undulationen ebenfalls und senkt sich fast gleichzeitig mit dem Senken der rechten Kurve. Die Gesamtsteigung beträgt etwas mehr als rechts. Die Atmung ist sehr regelmäßig. Die Vp sind rechts und links regelmäßig, die Rückstoßelevationen links durchwegs gut ausgeprägt, während sie rechts — anfänglich undeutlich — erst später (im letzten Fünftel der Ebbinghaus - Prüfung) distinkter werden.

Die Pulshöhen betragen rechts anfangs 2,0—2,2, links 3,0—4,0. Während der Ebbinghaus - Untersuchung sind die Pulshöhen im Durchschnitte höher, rechts zwischen 2,2—2,8, links 4,0—4,6, wohingegen am Schlusse dieser Reaktion die Pulshöhen wieder die ursprüngliche Höhe annehmen.

Die tiefen Respirationen erzeugen rechts keine Respirationswellen, das Volumen senkt sich allmählich, die Vp bleiben ziemlich regelmäßig. Links deutliche, wenn auch nicht intensive Respirationswellen. Die Höhen wie vordem.

(Die Amylnitrit-Reaktion siehe später S. 135.)

Kurve XXX,

aufgenommen am 7. I. 1910, Z. 10 Uhr vormittags. T. 18 ⁰ C.

Anordnung: oben Pneumogramm, unten rechtsseitiges Plethysmogramm. Wasserstand 10 cm. Linker Arm frei.

Langsamer Gang; mittlere Ganggeschwindigkeit 3,05 mm.

Die VP befindet sich in starkem und andauerndem Unlustaffekt, ist verärgert, ablehnend, sieht sich in ihren Erwartungen getäuscht.

Reizanwendungen.

Anfangs keine Reize, später anhaltender Lärm von außen, Türknarren etc. Zum Schlusse sprachliche Reize.

Ergebnis.

In dieser Kurve geht die normale Respiration regelmäßig mit Wellen II. Ordnung einher, und zwar durch das ganze Experiment hindurch. Die Vp sind klein. Die Respiration selbst ist etwas beschleunigt (24 pro Minute).

Die Vk verläuft hierbei vollständig horizontal (zwischen 2 Marken), es sind nur ganz belanglose Abänderungen zu konstatieren. Der Gipfel fällt mit der tieftsen Exspiration, der tiefste Punkt der Welle mit der Höhe der Inspiration zusammen.

Die Differenz der Geraden zwischen Wellen-Tiefpunkt und Wellengipfel ist eine konstante, beträgt 2 mm.

Die Respirationen sind ziemlich regelmäßig, die Respirationsphasen betragen im Durchschnitte $^5/_2$ Sek. Eine Änderung der vasomotorischen Reaktionen auf Anruf, Lärm, Geldversprechen, erfolgt nicht.

Die Pulszahl hält sich zwischen 80 und 84. Die Vp selbst sind wenig distinkt, auch wenig regelmäßig.

Kurve XXXI,

aufgenommen am 26. I. 1910, Z. zwischen ½12 und 12 Uhr, nach dem Essen.
T. 20 ⁰ C. Vp anfangs schläfrig.

Anordnung wie bei den Kurven XIX etc.
Ganggeschwindigkeit 6,7 mm.
Pulse in der Minute 84.
Respirationen in der Minute 19.

Reizanwendungen (thermische Reize).

1. Thermophor heiß auf die Brust (Marke 1—2), 33,5 Sek. lang.
2.   „   „   „ das Genick (Marke 3—4), 42 Sek. lang.
3.   „   „   „ den rechten Oberarm (Marke 5—6), 24,5 Sek. lang
   (bei Vermeidung der sensiblen Hautinsel).
4. Eisbeutel auf die Brust (Marke 7—8), 28,5 Sek. lang.
5.   „   „   den rechten Oberarm (Marke 9—10), 21 Sek. lang (desgleichen bei Vermeidung der sensiblen Hautinsel).

Ergebnis.

Die thermischen Reize erzeugten rechts stets eine vorübergehende Irregularität der Vp, nur beim letzten Reize (Eisbeutel auf den rechten Oberarm)
blieb diese Erscheinung aus. Die Pulshöhe wurde im allgemeinen niedriger,
am deutlichsten bei Reiz 1—4.

Die Vk zeigt bei allen Reizapplikationen beiderseits ein anfängliches
Sinken. Allerdings war bei Reiz 1—3 das Sinken nur die Einleitung zu einem
beiderseitigen anhaltenden Volumsanstiege. Eine markante Reaktion ist bei
Reiz 4 und insbesonders 5 ersichtlich. Der an dem gelähmten rechten Oberarm
angebrachte thermische Reiz Nr. 5 (Eisbeutel) erzeugt rechts eine deutliche,
sogar jähe Senkung mit nachhaltigem horizontalen Weiterverlaufe und sehr
langsamen Anstiege; die gleichsinnige linksseitige Senkung ist nur wenig energischer als die rechtsseitige.

Die Atmung war fast durchwegs regulär. Sie war nur bei der Kälteappli-
kation auf die Brust (Reiz 4) etwas beschleunigt und vorübergehend irregulär.
Hier war ein Unlustgefühl vorhanden gewesen. Patient gibt später an, die
Reizapplikationen 3 und 5 nicht verspürt zu haben (?).

Kurve XXXVI,

Bewegungsvorstellungskurve, aufgenommen am 16. VII. 1910, Z. vor-
mittags. T. 19 ⁰ C. VP anfangs mürrisch, wenig attent.
Anordnung wie bei den Kurven XVII—XXVI.
Ganggeschwindigkeit 2,9 mm.
Pulse in der Minute 84.

Leistungen.

Es wird der VP aufgetragen, diverse Bewegungen auszuführen; die Fuß-
schaufel nach Takt kräftig dorsal und plantar bewegen, Kopf kräftig wenden,
Zähne fest aufeinanderbeißen. Ferner wird die VP beauftragt, die Gedanken

auf Vorstellungen von Bewegungen zu konzentrieren und zwar intensiv auf
Faustschluß (rechts sowohl als links) zu denken, ferner einen schnellen Lauf
und das Heben einer schweren Last mit beiden Händen sich vorzustellen.

Ergebnis [1]).

Die meisten der erhaltenen Reaktionen sind nicht einwandfrei ausgefallen.
Speziell während der tatsächlich erfolgten Muskelbewegungen erfuhren die
Kurvenbilder Abänderungen durch verschiedenartige Einflüsse, welche nicht

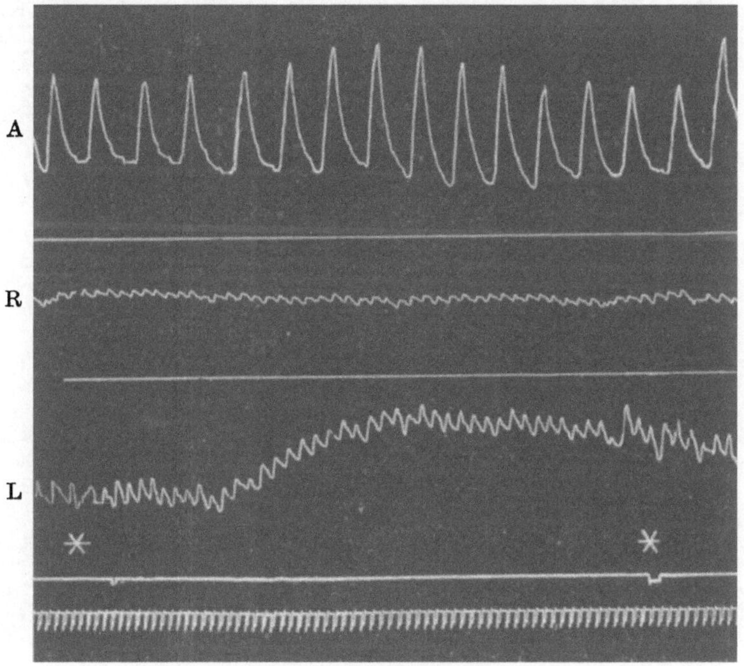

Fig. 19.
Fall I.　Aus Kurve XXXVI.　Linksseitige Bewegungsvorstellung.
Aus der korrelativen Reaktion am kranken Arme.
A = Respirationskurve.
R = Rechtsseitiges } Armplethysmogramm.
L = Linksseitiges

als vasomotorische, sondern als artefakte oder mechanische Effekte gedeutet
werden müssen.

Nur das Kurvenbild einer einzigen Leistung verdient anerkannt zu werden.
Bei der Aufforderung zu einer Faustschlußvorstellung für die linke Hand beginnt das Volumen links nach 10 Pulsen allmählich ganz bedeutend anzusteigen
(13 Pulse lang, siehe Fig. 19), um dann allmählich wieder abzusinken. Nach
Vollendung der Bewegungsvorstellung sinkt das Volumen langsam wieder bis

---

[1]) Die Auswertung dieser und der nachfolgenden Kurven beschränkt sich nur mehr
auf den Verlauf der Volumskurve.

zur früheren Pulsgröße herab. Rechts senkt sich zu Beginn dieser Reaktion das Volumen um ein ganz geringes, um dann unter Oszillationen horizontal zu verlaufen.

Kurve XXXVII,

Bewegungsvorstellungskurve, aufgenommen am 20. VII. 1910, Z. zwischen 11 und ¼12 Uhr, vormittags, vor dem Essen. T. 24 ⁰ C. Kein Anfall vorher. Vp gut disponiert. Plethysmographen vorher gewechselt.

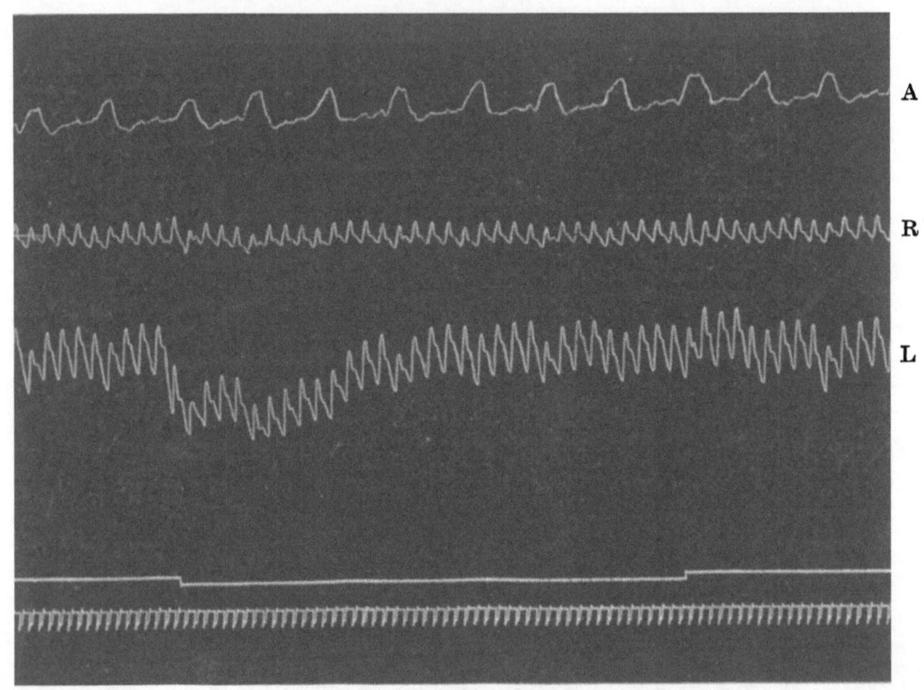

Fig. 20.
Fall I. Aus Kurve XXXVII. 1—1a.
Rechtsseitige Bewegungsvorstellung. (Ausbleiben jeglicher Reaktion am rechtsseitigen, korrelative Reaktion am linksseitigen Plethysmogramme.)
A = Atmungskurve.
R = Rechtsseitiges ⎫
L = Linksseitiges ⎬ Armplethysmogramm.

Anordnung: oben Atmungskurve, Mitte rechter gelähmter Arm, unten linker Arm, d. i wie bei den Kurven XVII etc.

Mittlere Geschwindigkeit 2,8 mm.

Pulse in der Mitte **76.**

Respirationen im Durchschnitte **16 pro Min.**

Leistungen (Bewegungsvorstellungen).

1. Achtung! Rechten Arm anschauen und sich denken, den rechten Arm zu heben (Marke 1—1a, Fig. 20).

2. Achtung! Linken Arm anschauen und sich denken, denselben zu heben (Marke 2—2a, Fig. 19).

3. Denken Sie fest, Sie müssen mit dem rechten Arm ein 20 kg Gewicht in die Höhe heben! (Marke 3—3a, Fig. 21.)

4. Denken Sie nun, Sie müssen mit der linken Hand 20 kg heben! (Marke 4—4a, Fig. 22.)

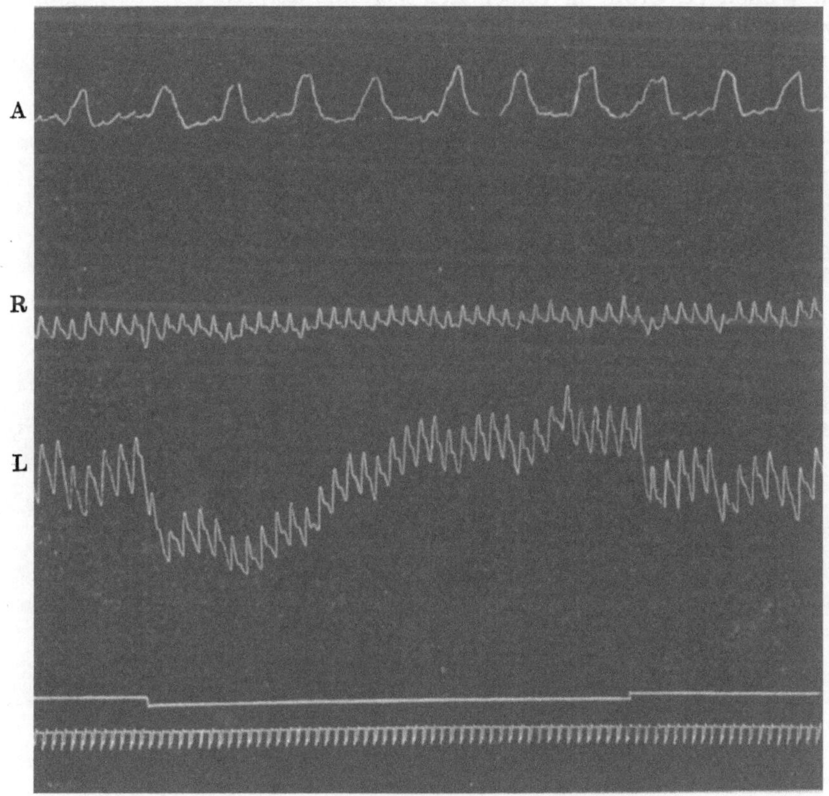

Fig. 21.

Fall I. Aus Kurve **XXXVII**. 3—3a.

Rechtsseitige Bewegungsvorstellung. (Ausbleiben jeglicher Reaktion am rechten d. i. gelähmten Arme. Korrelative Reaktion am linken Arme.

A = Respirationskurve.

R = Rechtsseitiges ⎫
L = Linksseitiges ⎭ Armplethysmogramm.

5. Achtung! Denken Sie, Sie müssen schnell laufen! (Marke 5—5a, Fig. 99.)

6. Aufpassen! Den linken Arm betrachten und sich festen Faustschluß denken! (Marke 6—6a, Fig. 23.)

7. Aufpassen! Rechten Arm anschauen und an festen Faustschluß denken! (Marke 7—7a, Fig. 24.)

8. Augen zu! Denken Sie sich, Sie sollen einen schweren Sack am Rücken über eine Stiege hinauftragen! (Marke 8—8a.)

Ergebnis.

Die Bewegungsleistung 1—1a (= 32 Pulse) erzeugt **rechts** bis auf vereinzelte unregelmäßige Vp keine Änderung im Verlaufe der Kurve. Die Kurve verläuft ganz gerade (vorher schon, sowie während dieser ganzen Phase 1). Auch nach Abschluß der Bewegungsvorstellungs-Leistung ändert die Kurve ihren geradlinigen Verlauf nicht.

Links tritt (nach einem vorhergehenden geraden, mit schwach hervortretenden Wellen II. Ordnung versehenen Verlaufe der Kurve) mit Beginn der Leistung ein jäher Abfall mit Pulsverkürzung auf, dem [eine Erhebung des Volumens bis zur ursprünglichen Höhe folgt; von da ab geht die Kurve horizontal weiter, mit wenig hervortretenden Wellen II. Ordnung.

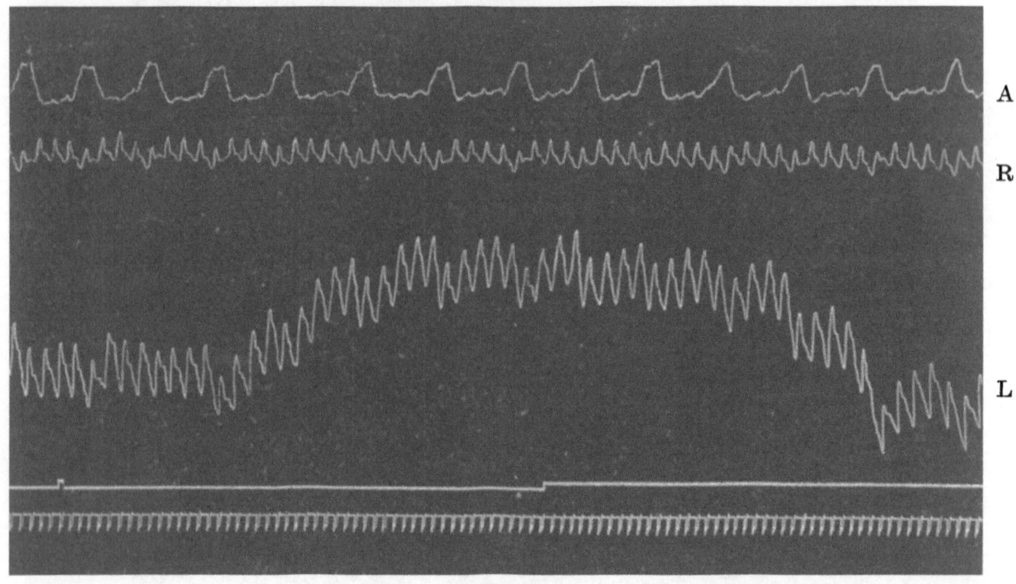

Fig. 22.
Fall I. Aus Kurve **XXXVII**. 4—4a.
Linksseitige Bewegungsvorstellung. (Ausbleiben der korrelativen Reaktion am gelähmten Arme.)
A = Atmungskurve.
R = Rechtsseitiges ⎫
L = Linksseitiges ⎬ Plethysmogramm.

Die Leistung 2—2a (36 Pulse) erzeugt keinerlei Änderung des Kurvenverlaufes, nur eine unwesentliche Änderung einzelner Vp; **links** hingegen einen raschen Anstieg der Kurve, Verharren derselben in der erreichten Höhe und jähen, starken Abfall nach Schluß der Bewegungsvorstellung.

Leistung 3—3a (34 Pulse) erzeugt **rechts** unmerkliche Volumszunahme, während **links** markante Änderungen sich einstellen: nach einem jähen, stufenförmigen Abfalle erhebt sich das Volumen bedeutend, um mit Schluß der Reaktion wieder jäh abzufallen und in die eigenartigen rhythmischen Schwankungen (Wellen II. Ordnung) überzugehen, welche auch vor Leistung 3—3a ersichtlich sind.

Leistung 4—4a (31 Pulse) erzeugt rechts keine Veränderung im horizontalen Kurvenverlaufe, während links nach horizontalem Verlaufe im ersten Drittel ein bedeutender Anstieg im zweiten und letzten Drittel sich einstellt, welcher auch nach Schluß bei 4a noch eine Zeitlang anhält, um dann rasch abzusinken und neuerdings in die beschriebenen rhythmischen Oszillationen einzugehen.

Bei Leistung 5—5a (63 Pulse) treten links stärkere Schwankungen der Kurve auf und zwar Abstieg, Anstieg, fast gerader, flachwellenförmiger Ver-

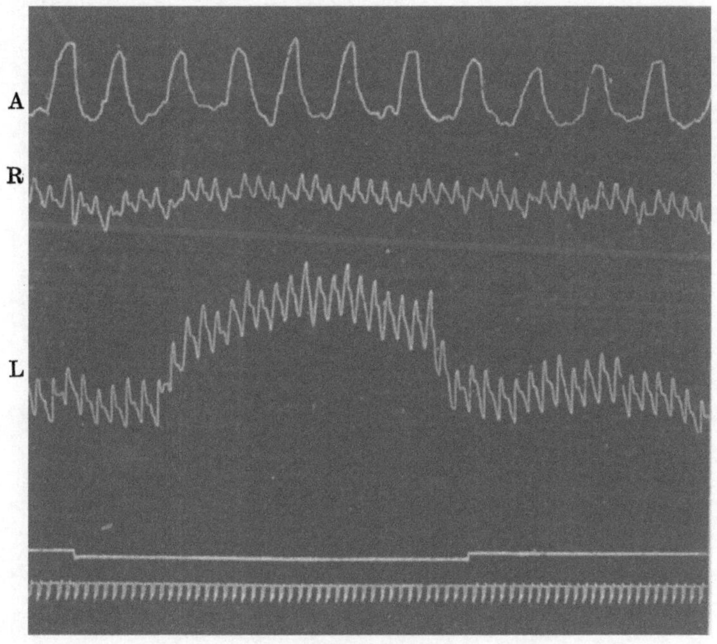

Fig. 23.
Fall I. Aus Kurve XXXVII. 6—6a.
Linksseitige Bewegungsvorstellung. (Typische Reaktion am linken Arme = L, fast völliges Fehlen der korrelativen Reaktion am rechten Arme = R.)
A = Respirationskurve.
L = Linksseitiges ⎱ Armplethysmogramm.
R = Rechtsseitiges ⎰

lauf, Abstieg, Anstieg, Abstieg, während rechts die Kurve mit Einschaltung geringer, unregelmäßiger Schwankungen den geraden Zug fortbehält.

Leistung 6—6a (28 Pulse zeigt links nach kurzem geraden Verlaufe einen jähen, starken Anstieg, darauffolgende Bogen und jähen, ebenso starken Abfall, während rechts bis auf unregelmäßige, schwache Depression zu Anfang der Verlauf ein fast ebener ist.

Leistung 7—7a (48 Pulse) erzeugt links jähen Abfall mit sofortigem Anstiege (ein Drittel) und nachfolgenden bogenförmigen Verlauf im Sinne einer Volumshebung (zweites und drittes Drittel), während rechts mit Ausnahme geringer Oszillationen die Kurve horizontal verläuft.

Leistung 8—8a (77 Pulse) verändert den horizontalen Verlauf rechts fast gar nicht, nur sind stärkere Oszillationen im Sinne von Wellen II. Ordnung eingeschaltet. Links zeigt die Kurve kurz nach Beginn der Reaktion eine kurze Senkung, nach welcher die Kurve eine Tendenz zu einem unregelmäßigen Anstiege zeigt, die im letzten Drittel dieser Phase in einen ganz enormen Volumsanstieg mit langsamerem Abstiege übergeht. Die Differenz zwischen Tiefstand und Höchststand der letzten Reaktion beträgt 33 mm.

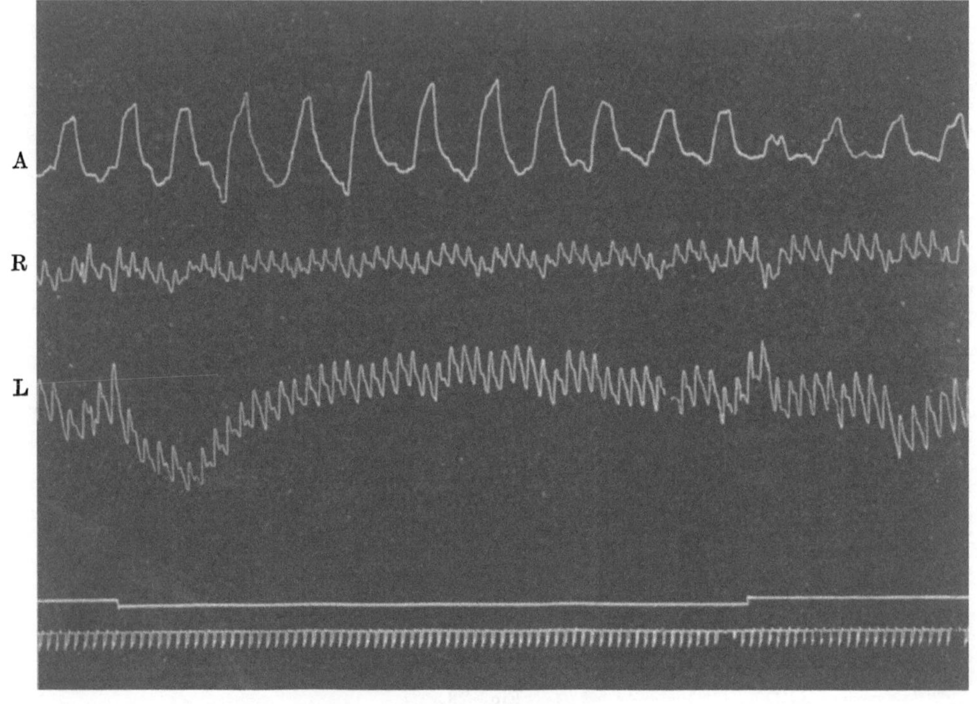

Fig. 24.

Fall I. Aus Kurve XXXVII. 7—7a.

Rechtsseitige Bewegungsvorstellung. (Ausbleiben jeglicher Reaktion am rechten d. i. gelähmten Arme. Korrelative Reaktion am linken Arme.)

A = Respirationskurve.
R = Rechtsseitiges ⎫
L = Linksseitiges ⎰ Armplethysmogramm.

Kurve XXXVIII,

Bewegungsvorstellungskurve, aufgenommen am 21. VII. 1910, Z. 5 Uhr nachmittags. T. 23⁰ C. VP gut disponiert.

Anordnung wie bei Kurve XXXVII.

Mittlere Ganggeschwindigkeit 2,8 mm.

Pulse in der Minute 79.

Respirationen in der Minute 20—21.

Vp rechts sehr regelmäßig.

(Einstellung mit rechts verlängertem Schreibhebel.)

Leistungen (Bewegungsvorstellungen).

1. Denken! Links fest Faust machen! (Marke 1—1a.)
2. Denken! Rechts fest Faust machen! (Marke 2—2a.)
3. Denken! Schweren Karren auf einem steilen Wege hinaufziehen! (Marke 3—3a.)
4. Denken! Hieb abwehren! (Marke 4—4a.)
5. Denken! Links fest Faust machen und nicht gestatten, daß Faust geöffnet werde! (Marke 5—5a.)
6. Denken! Klettern! (Marke 6—6a.)
7. Denken! Rechts 50 kg Gewicht aufheben! (Marke 7—7a.)
8. Denken! Man verfolgt Sie, schnell davonlaufen! (Marke 8—8a.)
9. Denken! Mit der rechten Hand sich aufziehen! (Marke 9—9a.)

Ergebnis.

Leistung 1—1a hat rechts keine Veränderung, links leichten Anstieg des Volumens zur Folge.

Leistung 2—2a hat rechts minimale (unregelmäßige) Volumszunahme zu verzeichnen, während links das Volumen anfangs stark absinkt, um sich dann wieder zu erheben und auf der erreichten Höhe anzuhalten.

Leistung 3—3a erzeugt neben erhöhter Atmungsfrequenz rechts geringen Anstieg des Volumens (3 mm); während der ganzen Reaktion hält dieser Anstieg an, kehrt zum Schlusse auf den früheren, vor der Reaktion eingenommenen Stand zurück. Links bedeutende Zunahme. Bemerkenswert ist, daß bei Beginn des letzten Drittels der Reaktion rechts und links gleichzeitig das Volumen vorübergehend rasch absinkt.

Leistung 4—4a: jähes Ansteigen der Kurve links und ebenso jäher Abfall. Rechts geringe Zunahme.

Leistung 5—5a: rechts keine Veränderung, links Zunahme, schließlich jäher Abfall des Volumens.

Leistung 6—6a: links relativ geringe Veränderungen im Sinne kurzer Volumserhöhungen. Rechts horizontaler Verlauf.

Leistung 7—7a: rechts keine Veränderung (horizontaler Verlauf), links anfangs Senkung, dann unregelmäßiger Anstieg.

Leistung 8—8a zeigt derart irreguläre Veränderungen, daß sie als Artefakt aufzufassen sind. Höchstwahrscheinlich wurde VP unwillkürlich unruhig und bewegte den Rumpf sowie den linken Arm.

Leistung 9—9a: rechts sehr geringe Oszillationen, links anfangs kurzer Abstieg, dann Anstieg.

Bemerkt muß werden, daß bei allen diesen gelungenen Bewegungsvorstellungen nicht bloß die beschriebenen Volumsveränderungen sich bemerkbar machten, sondern stets auch Zunahme der Atmungsfrequenz nachgewiesen werden konnte.

Kurve XXXIX,

Bewegungsvorstellungskurve, aufgenommen am 21. VII. 1910, Z. $\frac{1}{2}$ 5 Uhr nachmittags, (unmittelbare Fortsetzung der Kurve XXXVIII).

Anordnung wie bei den früheren Kurven.

Leistungen (Bewegungsvorstellungen).

1. Achtung! Der VP wird das Heben eines ca. 20 kg schweren Gewichtes links vorgemacht. Dabei Aufforderung, die VP solle sich das gleiche denken. (Marke 1—1a. = 33 Sek.)
2. Dasselbe rechts vorgemacht! (Marke 2—2a) = 27. Sek.
3. Klettern denken! (Marke 3—3a) = 28 Sek.
4. Achtung! Schnelles Davonlaufen denken! (Marke 4—4a) = 65 Sek.
5. Schwimmen denken! (Marke 5—5a) = 55 Sek.
6. Es wird der VP das bimanuelle Heben eines schweren Gewichtes vorgemacht (Marke 6—6a) = 56 Sek.
7. VP soll sich denken, sie müsse das eben gesehene Gewicht mit beiden Händen aufheben! (Marke 7—7a) = 73 Sek.
8. Festhalten! Vor Absturz schützen! (Marke 8—8a) = 14 Sek.

Ergebnis.

Leistung 1—1a: rechts keine Änderung der Kurve (horizontaler Verlauf; die Vp. werden vorübergehend unregelmäßig). Links: kurzer horizontaler Verlauf, dann Anstieg, in der zweiten Hälfte leicht bogenförmiger Verlauf im Sinne einer Senkung, zum Schlusse jäher und ausgiebiger Abfall.

Leistung 2—2a: rechts vorübergehend horizontaler Verlauf, dann leichter Anstieg; die Kurve hält sich auf dieser Höhe bis zum Schlusse. Links: nach deutlicher Senkung (vorübergehend) allmählicher Anstieg, bis zum Schlusse anhaltend.

Leistung 3—3a: rechts und links fast keine Veränderung.

Leistung 4—4a: rechts geringgradige unregelmäßige Schwankungen mit Irregularität der Vp. Links: unregelmäßig fortschreitende aber starke Volumszunahme mit gröberen eingestreuten Oszillationen. Zum Schlusse starker, plötzlicher Abfall.

Leistung 5—5a: keine nennenswerten Volumsveränderungen.

Leistung 6—6a: Fehlreaktion (= Unruhe, unwillkürliche tiefe Atmungen, Lärm von außen).

Leistung 7—7a: rechts geringgradiger, unregelmäßiger Anstieg, Volumen kehrt allmählich auf den früheren Stand zurück. Links Anstieg mit gröberen Schwankungen; die Volumserhöhung ist bis zum Schlusse anhaltend. Am Schlusse jäher Abfall.

Leistung 8—8a: rechts leichte Welle (Senkung, Anstieg bis zur früheren Höhe). Links rasche, ausgiebige Senkung, dann kurzer, horizontaler Verlauf, sodann rapider Anstieg. Der Anstieg übertrifft bedeutend den Abstieg.

Tabellarische Übersicht über die kurvenanalytischen Auswertungen der Kurven: XI, XII, XIIa, XIII, XIV, XV, XVII, XVIII, XIX, XXII, XXIII, XXIV, XXVI, XXXI.

Auswertung der Kurve XI [1]).

Verlauf der VK.[2])	Schwankungen in mm	Zahl der Sekunden (S)	Zahl der Pulse (P)	P/S	Pulse pro Min.	Puls-länge in mm	Abszissen-länge in mm	Vp. (Bild u. Höhe)	Atmung	Reizart etc. und Markierung
horizontal	.	0—73″	93	1,27	76	5,3	495	regulär, Höhe 2 mm	regulär $^7/_2$ 5	Kein Reiz.
stark irregulär	.	73″—97″	.	.	.	.	177	stark irregulär	—	VP. unruhig, bewegt den ganzen Körper.
horizontal	.	97″—117″	25	1,25	75	5,2	130	regulärer	regulär	Kein Reiz.
horizontal	.	117″—125″	10	1,25	77	5,4	54		Dauer 8″	
horizontal	.	125″—132″	9	1,28	77	5,2	47,5		Dauer 7″	
horizontal	.	132″—139″	9	1,28	77	5,2	47	sehr irregulär, 2,0—2,8 mm	Dauer 7″	Tief und langsam atmen!
horizontal	.	139″—146″	9	1,28	77	5,2	47,5		Dauer 7″	
horizontal	.	146″—153″	9	1,28	77	5,3 fast	48		Dauer 7″	
horizontal	.	153″—201″	60	1,25	75	5,4	325	regelmäßig 2 mm Höhe	anfangs irregulär, dann regelmäßig	Kein Reiz.
horizontal	.	201″—216,5″	19	1,26	76	5,4	103	regulär	etwas flacher	Aufziehen des Apparates.
irregulär	.	216,5″—225″	.	.	.	.	57	irregulär	—	Unruhige Bewegung der VP.
horizontal	.	225″—244″	24	1,26	76	5,4	129	regulär 2 mm Höhe	anfangs etwas irregulär, dann regelmäßig	Kein Reiz.
horizontal mit	.	244″—250″	7,5	1,25	75	5,4	40,5		Dauer 6″	
	.	250″—256″	7,5	1,25	75	5,4	40		Dauer 6″	
	.	256″—261″	6,5 knapp	1,28	77	5,2	34	Volumpulse unregelmäßig, Höhe zwischen 2,0—2,7 mm	Dauer 5″	Tief atmen!
	.	261″—266″	6,5 knapp	1,28	77	5,2	34		Dauer 5″	
	.	266″—270,5″	6 fast	1,3	78	5,1	31		Dauer 4,5″	
	.	270,5″—275″	6 fast	1,3	78	5,1	30,5		Dauer 4,5″	
	.	275″—279,5″	6 fast	1,3	78	5,1	30,5		Dauer 4,5″	
horizontal	.	279,5″—343″	80	1,26	76	5,3	425	regelmäßig 2 mm Höhe	anfangs irregulär, flach	Kein Reiz.

[1]) Betrifft die Volumkurven des rechten gelähmten Armes. Dasselbe gilt von den Kurven XII, XII a, XIII, XIV, XV.

[2]) VK. = Volumkurve.

Auswertung der Kurve XII.

Verlauf der VK.	Größe der Schwankung in mm	Zahl der Sekunden (S)	Zahl der Pulse (P)	P/S	Pulse pro Min.	Pulslänge in mm	Abszissen- länge in mm	Vp. (Bild u. Höhe)	Atmung	Reizart etc. und Markierung
horiz. [1]	.	0—23″	29	1,27	76	6,3	172	sehr irregulär 2.2—3 mm	regulär	Kein Reiz.
″	.	—28,5″	7	1,27	76	6,0	42	irregulär 1.6—3 mm	tiefer und kürzer	Zunge heraus- strecken!
″	.	—41″	16,5	1,3	78	5,9	97	″	regelmäßig	Kein Reiz.
″	.	—50″	fast 12	1,3	78	5,8	68	″	regulär	Zusammen- beißen!
″	.	—66″	20	1,25	75	6,1	122	″	″	Kein Reiz.
″	.	—74″	10	1,25	75	6,0	60,5	″	etwas flacher	Konvergenz der Bulbi (Nasen- spitzeanschauen)
″	.	—91″	21,5	1,26	76	6,0	129	″	regelmäßig	Kein Reiz.
″	.	—99″	10	1,25	75	6,1	61	sehr irregulär 1.6—3 mm	″	Faust links! (I)
″	.	—114″	19	1,26	76	6,0	• 114	etwas irregu- lär	″	Kein Reiz.
″	.	—127,5″	17	1,25	75	6,0	102	sehr irregulär	flacher	Rechten Arm fixieren und an Faustschluß denken!
″	.	—159,5″	41	1,27	76	5,8 (im Durch- schnitt)	240	unregel- mäßig	regelmäßig	Kein Reiz.
sinkt, dann horiz.	3,0	—170″	8 +5,5	1,26 1,28	75 +77	5,9 +5,7	78	irregulär	anfangs höher, dann flacher	Schuß, dann kein Reiz, dann Pause.
horiz.	.	—188″	23	1,27	76	5,9	136	·,	regelmäßig	Kein Reiz.
″	.	—199″	14	1,27	76	6,0	84	″	etwas ver- langsamt und verflacht	Faust links!
″	.	—234,5″	46	1,29	78	5,9	270	″	regelmäßig	Kein Reiz.
″	.	—245″	13,5	1,28	77	5,8 (mittl. Länge)	79	sehr irregulär	ziemlich regelmäßig	Zusammen- beißen!
″	.	—261,5″	21	1,29	78	5,7	120,5	irregulär	tiefer und kürzer	Kein Reiz.
″	.	—277″	20	1,29	78	5,9	118	″	regulär	Rechten Arm fixieren und auf Faustschluß denken!
″	.	—302″	32	1,28	77	fast 6	fast 190	2.2—2.8 mm	″	Kein Reiz.

[1] Unregelmäßige Linie, doch die Ordinate zu Anfang und Ende des Abschnittes einander gleich.

Plethysmographische Untersuchungen.

Auswertung der Kurve XII a.

Verlauf der VK.	Größe der Schwankung in mm	Zahl der Sekunden (S)	Zahl der Pulse (P)	P/S	Pulse pro Min.	Pulslänge in mm	Abszissen-länge in mm	Vp. (Bild u. Höhe)	Atmung	Reizart etc. und Markierung
horiz.	.	0—21″	26,5	1,26	76	6,1	164	etwas irregulär	etwas irregulär	Kein Reiz.
„	.	—28″	9	1,29	77	5,8	52,5	regulärer	sehr irregulär, flach	Zusammen-beißen!
„	.	—38″	12,5	1,25	75	6,1	76	leicht irregulär	regulär	Kein Reiz.
„	.	—44″	7,5	1,25	75	5,9	44,5	irregulär	„	Nasenspitze anschauen!
„	.	—56″	15,5	1,27	76	5,8	89	„	„	Kein Reiz.
„	.	—61,5″	7	1,27	76	58	40,5	leicht irregulär	etwas irregulär und flach	Zunge heraus!
„	.	—75,5″	18	1,28	77	5,8	105	„	anfänglich etwas irregulär	Kein Reiz.
„	.	—91,5″	20,5	1,28	77	5,8	119	verhältnis-mäßig regel-mäßiger	regelmäßig, flacher	Rechten Arm fixieren etc.!
„	.	—107,5″	20	1,25	75	fast 6,0	118	„	regulär	Kein Reiz.
sinkt horiz.	2 .	}—127,5″	5 20 }25	1,25 1,26	75 76	6,1 5,9	}148,5	irregulär	kurze, tiefe Respiration, dann flacher	Schuss, dann kein Reiz.
horiz.	.	—146,5″	24	1,26	76	5,9	141	ziemlich regelmäßig	regelmäßig	Kein Reiz.
horiz.	.	—151,5″	5	1,25	75	6,0	30	„	verlängert, sonst regel-mäßig	Faustschluß links! (I)
horiz.	.	—161,5″	19	1,26	76	5,9	111,5	regelmäßig 2,2 mm	regelmäßig	Kein Reiz.
„	.	—172″	7,5	1,27	76	fast 60	41,5	regulär 2,2 mm	verlängert, flach	Faustschluß links! (II)
horiz.	.	—181,5″	12	1,26	76	6,0	71,5	irregulär	regelmäßig	Kein Reiz.
horiz.	.	—188″	gut 8 (+)	1,26	76	6,1	49	„	verlängert	Faustschluß! (III)
horiz.	.	—205″	22 (+)	1,26	76	6,1	fast 134	ziemlich irregulär	regelmäßig	Kein Reiz.

Auswertung der Kurve XIII.

Verlauf der VK.	Größe der Schwankung in mm	Zahl der Sekunden (S)	Zahl der Pulse (P)	P/S	Pulse pro Min.	Pulslänge in mm	Abszissenlänge in mm	Vp. (Bild und Höhe)	Atmung	Reizart etc. und Markierung
sinkt	1,5		5				26,5			
steigt	6		31				164			
sinkt	2	0″—98″	10	12,6	76 Pulse	5,3 mm	53	Volumpulse regelmäßig, Höhe 2—2,2 mm	7 Halbsekunden regelmäßig	Kein Reiz.
steigt	7,5		36 } 125 Pulse				191			
sinkt	9		33				175			
steigt	1		10				53			
sinkt	2		7	1,27	76	5,3	37 (+)	I.	Dauer 5,5″	
sinkt	3,5		7	1,27	76	5,3	37	II.	5,5″	
horizontal dann steigt	1,0		4 / 3 } 7	1,27	76	5,3	37	III.	5,5″	Tief und langsam atmen! (Halt!)
horiz. steigt	2,5	bis 140″	5 / 6 } 11	1,29	77	5,2	37,5	IV.	8,5″	
steigt	4		11,5	1,29	77	5,2	60	V.	fast 9″	
steigt sinkt	2,0 / 1,0		6 / 2,5 } 8,5	1,3	78	5,2	54	VI. sehr regelmäßig, 1,8—2 mm	8″	
sinkt	1,5		4							
steigt	4,5	bis 185,5″	23 } 60 Pulse	1,3	78	5,1	309	regelmäßig 2 mm	regelmäßig	Kein Reiz.
sinkt	6,5		33							
sinkt steigt	1,5 / 1,0		9 (4 + 5)	1,28	77	5,2	47	I.	Dauer 7″	
sinkt steigt	1,5 / 1,5		8,5 (4 + 4,5)	1,8	78	5,1 (+)	44	II.	6,5″	
sinkt steigt	0,5 / 1,5		8,5 (4 + 4,5)	1,8	78	5,1 (+)	44	III.	6,5″	
sinkt steigt	1,5 / 1,0		7,5 (+) (4 + 3,5)	1,3 (—)	78 (—)	5,2	40	IV.	6″ (—)	Tiefe und langsame Atmung (Eins — zwei — halt!).
sinkt steigt	1,0 / 1,5	bis 240,5″	8 (—) (4 + 4)	1,3	78	5,1	41	V.	6″	
sinkt S	1,5 / S		6	1,8	78	5,1	31	VI. regelmäßig, 1,8 mm	4,5″(+)	
horiz. steigt	— / 2,0		8 (3 + 5)	1,3	78	5,1 (+)	41	VII	6″ (—)	
sinkt steigt	1,0 / 1,5		8,5 (4 + 5)	1,3	78	5,1 (+)	44	VIII.	6,5″	
horiz. steigt	— / 2,5		8,5 (3 + 5,5)	1,3 (+)	79	5,1	41	IX	6″ (+)	
horiz.	.		7	1,28	77	5,2 (+)	674			In der 30. Sek. Stich in den linken Arm. In der 56,5. Sek. Stich in die Brust. In der 70,5. Sek. Anblasen. In der 80,5. Sek. Stich in den rechten Arm.
steigt	1,5		8	1,28	77	5,2 (+)	674			
horiz.	.		11	1,28	77	52 (+)	674			
steigt	2,5		12	1,28	77	5,2 (+)	674	durchwegs regelmäßig, 1,8 mm	sehr regelmäßig, bei Stich in die Brust einmalige tiefe Inspiration	
horiz.	.	0″—100″	8 } 128 Pulse	1,28	77	5,2 (+)	674			
sinkt	5,0		16	1,28	77	5,2 (+)	674			
horiz.	.		15	1,28	77	5,2 (+)	674			
sinkt	2		15	1,28	77	5,2 (+)	674			
sinkt	1		21	1,28	77	5,2 (+)	674			
horiz.	.		15	1,28	77	5,2 (+)	674			

Auswertung der Kurve XIV.

Verlauf der VK.	Größe der Schwankung in mm	Zahl der Sekunden (S)	Zahl der Pulse (P)	P/S	Pulse pro Min.	Pulslänge in mm	Abszissenlänge in mm	Vp. (Bild und Höhe)	Atmung	Reizart etc.	Markierung
sinkt	4,5	0—34,5″	47	1,36	81,5	5	237	regulär	regulär	Kein Reiz.	—
sinkt	3	—40″	7,5	1,36	81,5	5,25	38,5	„	eine ver-längerte Phase	1. Auf-passen!	1—2
steigt	3	—52,5″	16	1,28	79	4,9	78,5	anfangs irregulär	etwas flacher und irregulär	Zusammen-rechnen vor-gedruckter Zahlen.	2—3
sinkt	1,5	—76″	12	1,31	78	4,9	1,57	regulär	regulär	Kein Reiz.	3—4
steigt	3,5		20								
steigt	1,5	—79″	4	1,33	80	5	20	.	leicht verflacht	2. Auf-passen!	4—5
sinkt	2,0	—95″	22,5	1,4	84	4,7	106	.	irregulär, verlängert	Rechen-aufgabe.	5—6
unregel-mäßig	3,0	—101″	.	.	.	.	38,5	sehr irregulär	sehr irregulär	VP. spricht plötzlich.	7
steigt	11,0	—126″	28	1,34	80	4,77	160	noch unregel-mäßig	regulär	Kein Reiz.	7—8
sinkt	4,0		5,5								
horiz.	.	—131″	6,5	1,3	78	5	33	wieder regulär	etwas ver-flacht und verlängert	3. Auf-passen!	8—9
fast horiz.	.	—147″	21,0	1,31	79	4,9	103	„	„	Kopf-rechnen.	9—10
steigt	11,5	—172″	24	1,36	82	4,7	160	„	regulär	Kein Reiz.	10—11
sinkt	50		9,5								
sinkt	3.5	—174,5″	3,5	1,4	84	4,85	17	unregel-mäßig	minimal verändert	4. Auf-passen!	11—12

Auswertung der Kurve XIV [Fortsetzung].

Verlauf der VK.	Größe der Schwankung in mm	Zahl der Sekunden (S)	Zahl der Pulse (P)	P/S	Pulse pro Min.	Pulslänge in mm	Abszissenlänge in mm	Vp. (Bild und Höhe)	Atmung	Reizart etc.	Markierung
sinkt	2,0	−210″	25	1,35	81	4,79	230	regelmäßiger	verflacht und etwas irregulär	Schwarze, gelbe und blaue Punkte zusammenzählen.	12—17
steigt	6,0		23								
horiz.	.	−260″	66	1,32	79	4,9	324	unregelmäßig	regulär	Kein Reiz.	17—18
sinkt	2	−264″	5	1,25	75	5,1	25,5	.	. .	5. Aufpassen!	18—19
sinkt	2		6								
steigt	3,5		22						zeitweise etwas irregulär, im ganzen etwas verflacht		
horiz.	.	−328″	12	1,35 im Durchschnitt	81 i. D.	4,9 i. D.	419,0	zeitweise irregulär		Ebbinghaus-Stück Nr. 2.	19—20
steigt	6		22								
sinkt	1		25								
horiz.	.	−348″	26	1,3	78	5,0	131,0	regulär	regulär	Kein Reiz.	20—21
horiz.	.		8			4,5					
sinkt	3,0	−355″	4	1,38 im Durchschnitt	82 i. D.	4,9	107,5	anfangs irregulär	anfangs stark irregulär	Lärm durch Schlüsselbund.	21—22
steigt	1,0		11,5			4,5					
sinkt	1,5	−359″	5.5	1,37	82	4,6	25,0	etwas irregulär	etwas verflacht, dann wieder regulär	Fester Augenschluß, bei Markier. 23	22—23
horiz.	.	−370″	15	1,36	82	4,7	71,0	wieder regulär		Augen auf! dann kein Reiz.	ab 23

Auswertung der Kurve XV.

Verlauf der VK.	Größe der Schwankung in mm	Zahl der Sekunden (S)	Zahl der Pulse (P)	P/S	Pulse pro Min.	Pulslänge in mm	Abszissenlänge in mm	Vp. (Bild und Höhe)	Atmung	Reizart etc.	Markierung
horiz.	.	0—9″	12,5	1,39	83	4,8	60	regelmäßig	regelmäßig 7 Halbsek.	Kein Reiz.	.
sinkt	2	—12″	4	1,33	80	5.0	20	.	etwas flacher und länger	Aufpassen! dann kein Reiz mehr.	1
horiz.	.	—33″	30	1,42	85	4,6	139	.	länger und unregelmäßig	Zählen von gelben Punkten (I), Resultat (R) richtig.	2—3
steigt	2,5	—37″	5,5	1,375	83	4,7	26	.	regelmäßig		
horiz.	.	—47″	13,5	1,35	81	4,9	66	.	.	Kein Reiz bis M. 4.	.
horiz.	.	—51″	5,5	1,37	82	4,9	27	.	etwas länger	Aufpassen! sonst kein Reiz.	4
horiz.	.	—64″	18	1,4	84	4,7	85	.	länger und flacher	Zählen von blauen Punkten (II)	5—6
horiz.	.	—70″	8	1,83	80	5,0	40	.	.	Kein Reiz.	.
horiz.	.	—77″	9	1,3	78	5,2	47	.	tiefer	Lustgefühl, Geld zeigen und versprechen.	7—8
horiz.	.	—84″	9	1,3	78	5,1	46	.	.	Kein Reiz.	.
steigt	6	—92″	11	1,37	82	4,9	53	.	.		.
horiz.	.	—99″	10	1,4	84	5,0	50	.	.	Leichter, angenehmer lakt. Reiz.	9—10
sinkt	2	—109″	14	1,4	84	4,7	66	.	.	Kein Reiz.	.
sinkt	1,5	—130″	30	1,3	84	4,6	138	.	.	Zählen von grünen Punkten (III)	11—12
sinkt	1	—143″	17	1,3	80	4,7	85	.	.	Kein Reiz.	.
steigt	2,5	—170″	37	1,37	82	4,75	176	.	irregulär	Alle Punkte der Tafel zählen (IV)	13—14
sinkt	2	—183″	17	1,31	79	4,8	84	.	.	Kein Reiz.	.
sinkt	2,5	—186″	4	1,33	80	4,7	19	irregulär	irregulär	Ammoniak-Riechen.	15—16

Auswertung der Kurve XV [Fortsetzung].

Verlauf der VK.	Größe der Schwankung in mm	Zahl der Sekunden (S)	Zahl der Pulse (P)	P/S	Pulse pro Min.	Pulslänge in mm	Abszissenlänge in mm	Vp. (Bild und Höhe)	Atmung	Reizart etc.	Markierung
steigt	2,5	—202″	21,5	1,34	80	4,7	104	regelmäßig	.	Kein Reiz.	.
horiz.	.	—210″	11	1,375	83	4,7	52	leicht irregulär	länger und flacher	Rechenaufgabe im Kopfe (I)	17—18
sinkt	1,5	—216″	8	1,33	80	4,8	39	.	.	Kein Reiz.	.
steigt konstant und gleichmäßig	6	—225″	12	1,33	80	4,9	59	.	länger und flacher	Rechenaufgabe II	19—20
		—229″	5,5	1,375	83	4,7	26	.	.	Kein Reiz.	.
		—248″	27	1,4	84	4,6	124,5	.	kaum verändert	Rechenaufgabe III	21—22
sinkt anfangs, dann horiz., dann steigt	0,75 — 1,75	—263″	20	1,33	80	4,8	96	.	.	Kein Reiz.	.
sinkt	7,0	—273″	13	1,3	78	5,0	66	.	.	Vormachen des Lasthebens	23—24
horiz.	.	—276″	4	1,33	80	5,0	20	.	.	Kein Reiz.	.
horiz.	.	—297″	27,5	1,3	80	5,0	138	.	.	Aufforderung, in Gedanken diese Last zu heben.	25
steigt	4	—352″	30	1,36	81	4,8	144,5	.	.	Kein Reiz.	.
sinkt	7	—369″	23	1,35	81	4,9	113	.	flacher	Lesen ohne Sprechen.	25—26
horiz.	.	—380″	14,5	1,32	79	4,7	68	.	.	Kein Reiz.	.

Auswertung der Kurve XVII.

Arm	Verlauf der VK.	Größe der Schwankung in mm	Zahl der Sekunden (S)	Zahl der Pulse (P)	P/S	Pulse pro Min.	Pulslänge in mm	Abszissenlänge in mm	Vp. (Bild u. Höhe)	Atmung	Reizart etc. und Markierung
R	horiz.	.	0 bis 44,5 S.	58 (31 + 9 + 10 + 8)	1,28	77	5,2	302	etwas irregulär 14—16 regulär 4,0	regelmäßig	kein Reiz
L	steigt sinkt horiz. sinkt	15 5 5 5									
R	.	.	44,5 bis 46,5 S.	.	.	.	.	13	. .	.	Hustenstöße
L	.	.									
R	horiz.	.	46,5—55,5 S.	12	1,28	77	5,2	fast 63	regulär 1,6 4,0	regelmäßig	kein Reiz
L	sinkt steigt	2,5 2,5									
R	horiz.	.	55,5—67,5 S.	15 (5 + 4 + 6)	1,26	76	5,4	81	regulär regulär 4,2	anfangs tiefe, dann flachere Atmung	Chloroformgeruch bei M 1, dann kein Reiz mehr
L	steigt — „ — „ —	1,0 6,0 2,0									
R	horiz.	.	bis 100 S.	41 (6 + 16 + 13 + 6)	1,26	76	5,4	222	regulär regulär	regelmäßig	kein Reiz
L	sinkt — steigt — sinkt — steigt —	6 6 1 6									
R	horiz.	∿∿∿	bis 106(+)	8 (3 + 5)	1,3	78	5,2	515	irregulär regulär	irregulär	Ammoniakgeruch bei M 2, dann kein Reiz mehr
L	steigt sinkt	5 7									
R	horiz.	∿∿∿	bis 144 S.	48 (8 + 6 + 8 + 26)	1,27	77	5,3	257	etwas irregulär regulär	regelmäßig	kein Reiz
L	steigt „ sinkt „	3 9 6 5									
R	horiz.	.	bis 167,5 S.	30 (6 + 24)	1,27	77	5,3	159 5	.	keine, etwas flacher	Anschauen des Spiegelbildes bei M 3
L	steigt horiz.	4,5 ∿∿∿									

Auswertung der Kurve XVII [Fortsetzung].

Arm	Verlauf der VK.	Größe der Schwankung in mm	Zahl der Sekunden (S)	Zahl der Pulse (P)	P/S	Pulse pro Min.	Pulslänge in mm	Abszissenlänge in mm	Vp. (Bild u. Höhe)	Atmung	Reizart etc. und Markierung
R	horiz.	.	bis 179,5 S.	15	1,26	76	5,4	81.5	regulär 1,6 / regulär 4	vertieft und länger	angenehmer Geruch bei M 4
L	steigt	13									
R	horiz.	～～	bis 237,5 S.	74 (11+12+15+25+11)	1,28	77	5,3	394	regulär / regulär	irregulär	kein beabsichtigter Reiz, nur bei M 5. Aufziehen des Apparates
	sinkt	4									
	horiz.	.									
L	steigt	7									
	sinkt	8									
	steigt	3									
R	horiz.	.	bis 244,5 (—)	9	1,3	78	5,2	47 (—)	anfangs irregulär, dann regulär	kaum irregulär	Schreck bei M 6, dann kein Reiz mehr
L	ansteigend	1		2+9+11+12+12							
	sinkend	11									
R	horiz.	.	bis 273,5 S.	37	1,27	76	5,3	197	regulär		
L	ansteigend	2		46 = 2+9+11+12+12							
	sinkend	8									
	steigend	8									
R	—	—	bis 297,5 S.	30,5	1,27	76	—	162	—	—	Anfänglich Rück-bewegungen mit dem ganzen Körper
L	—	—									
R	sinkt	1,0	bis 304,5 S.	9 (5+4) R und L	1,27	76	5,3	48	.	Dauer 7 S.	I.
	steigt	1,5									
L	sinkt	7									
	steigt	8									
R	sinkt	1	bis 311,5 S.	9 (4+5)	1,28	77	5,2 (+)	47	.	Dauer 7 S.	II.
	steigt	1									
L	sinkt	2									Tiefe und langsame Atmung
	steigt	8									

Auswertung der Kurve XVII [Fortsetzung].

Arm	Verlauf der VK.	Größe der Schwankung in mm	Zahl der Sekunden (S)	Zahl der Pulse (P)	P/S	Pulse pro Min.	Pulslänge in mm	Abszissenlänge in mm	Vp. (Bild u. Höhe)	Atmung	Reizart etc. und Markierung
R	sinkt / steigt	1 / 2	bis 318 S.	8,5 (4 + 4,5)	1,3	78	5,2	44	.	Dauer 6,5 S.	III.
L	sinkt / steigt	3 / 15									
R	sinkt / steigt	2 / 2	bis 324,5 S.	8,5 (4,5 + 4)	1,3	78	5,2 (—)	44 (--)	.	Dauer 6,5 S.	IV.
L	sinkt / steigt	7 / 11									
R	sinkt / steigt	2 / 2	bis 330,5 S.	8,5 (4 + 4,5)	1,3 (+)	79	5,1 (—)	43	.	Dauer 6 (+) S.	V.
L	sinkt / steigt	12 / 6									
R	sinkt / steigt	1 / 1,5	bis 336 S.	7,5 (3,5 + 4)	1,32	79	5,0	37,5	.	Dauer 5,5 S.	VI.
L	sinkt / steigt	6 / 7									
R	sinkt / steigt	1,5 / 1,0	bis 342,5 S.	8,5 (4 + 4,5)	1,31	78	5,1 (+)	43,5	.	Dauer 6,5 S.	VII.
L	sinkt / steigt	6 / 4									
R	horiz.	~~~~	bis 356 S.	17,5 (4,5 + 4 + 9)	1,29	77	5,1	91	etwas irregular 41,6 / regulär 4	etwas irregulär	Kein Reiz
L	sinkt / steigt / horiz.	3 / 4 / --									

Reizart-Spalte (III.–VII.): Tiefe und langsame Atmung

Auswertung der Kurve XVIII.

Arm	Verlauf der VK.	Größe der Schwankung in mm	Zahl der Sekunden (S)	Zahl der Pulse (P)	P/S	Pulse pro Min.	Pulslänge in mm	Abszissenlänge in mm	Vp. (Bild u. Höhe)	Atmung	Reizart und Markierung
Rechts	horiz.	. (23 P)	0 bis 90 Sek.	114 Pulse	1,27	76	im Durchschnitte fast 6,4 mm	728	R. 1,6—1,8, ziemlich regulär / L. 3,8—4,2, regulär	sehr regulär	Keinerlei Reize, auch keine zufälligen
	steigt	7 (25 P)									
	sinkt	10 (23 P)									
	steigt	10 (24 P)									
	sinkt	4 (9 P)									
	horiz.	. (10 P)									
Links	horiz.	. (17 P)									
	steigt	11 (21 P)									
	sinkt	8 (22 P)									
	steigt	15 (23 P)									
	horiz.	. (7 P)									
	sinkt	6 (7 P)									
	steigt unter kleinen Oszillationen	2 (17 P)									
Rechts	steigt	1,5 (5 P)	90 bis 125 Sek.	45 Pulse	11 Pulse = 1,29 / 23 „ „ = 1,28 / 11 „ „ = 1,29	gut 77 Pulse	im Durchschnitte 6,1 (+)	fast 276 mm	R. 1,2—1,5, ziemlich regulär / L. 3,6—3,7, regulär	regulär aber flacher	Spannungszustand M. 1—2
	sinkt	6,5 (4 P)									
	sinkt	2,0 (12 P)									
	steigt	7,0 (10 P)									
	sinkt	2,0 (12 P)									
	horiz.	. (5 P)									
Links	steigt	2 (4 P)									
	sinkt	8 (7 P)									
	horiz.	. (10 P)									
	steigt	8 (13 P)									
	sinkt	4 (6 P)									
	horiz.	. (5 P)									

Auswertung der Kurve XVIII [Fortsetzung].

Arm	Verlauf der VK.	Größe der Schwankung in mm	Zahl der Sekunden (S)	Zahl der Pulse (P)	P/S	Pulse pro Min.	Pulslänge in mm	Abszissenlänge in mm	Vp. (Bild u. Höhe)	Atmung	Reizart und Markierung
Rechts	horiz.	.	125–146 Sek.	27	1,27	76	6,3 (+)	171	|	|	|
Links	horiz. unter sanften Undulationen	.									
Rechts	steigt	3,0 (8 P)	146 165 Sek.	25	im Durchschnitte 1,3 (+)	16 Pulse = 79 / 9 „ = 78	16 Pulse = 6,0 / 9 „ = 6,1	151,5 (= 96,5 + 55)	beiderseits regulär R. 1,2—1,5 (+), L. 3,6—3,8	flacher	Spannungszustand
	sinkt	8,0 (11 P)									
	horiz.	. (6 P)									
Links	steigt	7 (7 P)									
	sinkt	9 (9 P)									
	fast horiz.	. (9 P)									
Rechts	horiz.	. (2 P)	165–260 Sek.	121 Pulse	1,27	76 Pulse	Im Durchschnitte 6,3 mm	762 mm	|	|	Keine Reizapplikationen
	steigt	2 (13 P)									
	sinkt	12 (35 P)									
	steigt	5 (10 P)									
	horiz.	. (61 P)									
Links	steigt	2 (6 P)									
	„	2 (7 P)									
	sinkt	4 (6 P)									
	„	7 (20 P)									
	fast horiz.	. (7 P)									
	steigt	7 (9 P)									
	fast horiz.	. (12 P)									
	steigt	4 (5 P)									
	sinkt	2 (4 P)									
	steigt	2 (4 P)									
	sinkt	3 (4 P)									
	steigt	4 (7 P)									
	sinkt	2 (7 P)									
	steigt	3 (8 P)									
	sinkt	5 (15 P)									

Auswertung der Kurve XIX.

Arm	Verlauf der VK.	Größe der Schwankung in mm	Zahl der Sekunden (S)	Zahl der Pulse (P)	P/S	Pulse pro Min.	Pulslänge in mm	Abszissenlänge in mm	Vp. (Bild u. Höhe)	Atmung	Reizart und Markierung
Rechts	horiz.	. (8 P)	0—50,5 Sek.	64	fast 1,27	76	fast 6,4 mm	409 mm	Rechts flach, ziemlich regulär, 1,8 mm durchschnittl. Höhe	sehr regelmäßig	Keine Reizapplikationen, auch keine unvermuteten Reize; Augen zu. —
	sinkt	3 (8 P)							Links regelmäßig, 4,4 mm durchschnittl. Höhe		
	sinkt	8 (12 P)									
	steigt	6 (14 P)									
	sinkt	10 (12 P)									
	horiz.	. (10 P)									
Links	horiz.	. (7 P)									
	sinkt ~~~	12 (18 P)									
	steigt ~	3 (12 P)									
	singt ~	5 (10 P)									
	horiz. ~	. (17 P)									
Rechts	sinkt	5 mm	bis 59 Sek.	11	1,3	78	knapp 6,2	68	R. 1,6 mm	5 flachere Atemzüge	Beklopfen des Kopfes (unvermutet) mit einem Perk.-Hammer (Augen dabei geschlossen) M. 1
Links	sinkt	7 mm							L. 4,0 „		
Rechts	horiz. ~	(2 P) ~	bis 85 Sek.	33	1,27	76	6,3	208	—	—	Keine Reize, Augen offen
Links	horiz. ~	(3 P) ~									
Rechts	horiz.	. ~	bis 91,5 Sek.	85	1,3	78	6,2	53	—	—	„Augen zu!" M. 2
Links	sinkt	1 mm									
Rechts	horiz.	~ (1,10 P)	bis 103,5 Sek.	16	1,3	78	6,0 mm anfangs 6,0, später 6,0	96	Nach Reiz 3 werden die Vp.(10P) links auffallend irregulär, während rechts kaum nennenswerte Änderung auftritt	—	„Augen auf!" bei gleichzeitiger vermuteter Pupillenbeleuchtung durch eine elektr. Lampe. M. 3
	steigt	3 (6 P)									
Links	sinkt	4 (4 P)									
	steigt	3 (2 P)									
	„	4 (10 P)									

Auswertung der Kurve XIX [Fortsetzung].

Arm	Verlauf der VK.	Größe der Schwankung in mm	Zahl der Sekunden (S)	Zahl der Pulse (P)	P/S	Pulse pro Min.	Pulslänge in mm	Abszissenlänge in mm	Vp. (Bild u. Höhe)	Atmung	Reizart und Markierung
Rechts	horiz.	. (4 P)	bis 119,5 Sek.	21	1,3	78	knapp 6,1 anfangs, (dann) 6,1	128	Nach Reiz 4 werden 7 Vp. sehr irregulär links, rechts dagegen kaum eine Änderung.	—	Stich in den Nacken zu Anfang, dann kein Reiz. Augen offen. M. 4.
	sinkt	4 (9 P)									
	steigt	2 (8 P)									
Links	horiz.	. (4 P)									
	sinkt	5 (4 P)									
	horiz.	. (5 P)									
	steigt	3 (8 P)									
Rechts	steigt	2 (4 P)	bis 141 Sek.	28	1,3 (die ersten 8 P 1,33, dann knapp 1,3)	78 i. d.	6,1 + i. d. anfangs, (dann) 6,1	fast 1,72	Nach Reiz 5 dto. 3 irregulär Vp. links, rechts kaum eine Änderung.	—	Stich in den linken Oberarm zu Anfang, dann kein Reiz. Augen offen. M 6.
	sinkt langsam in Stufen unregelmäßig	3,5 (24 P)									
Links	sinkt	4 (8 P)									
	steigt	3,5 (11 P)									
	sinkt	3 (6 P)									
	steigt	2 (3 P)									
Rechts	sinkt	3 (11 P)	bis 164 Sek.	30	8 P (6 P) — 1,33 22 P (17 P) + 1,3	8 P = 80 22 P = 78	8 P fast 6,0 22 P fast 6,2	8 P fast 48 22 P fast 136 } 184	Nach Reiz 6. Links 4 irregulär Vp.; Rechts nicht.	Nach Reiz 6 wird die Atmung unregelmäßig (6 Respirationen)	Stich in die Kopfschwarte, lang andauernd. Dann Augen werden zugemacht. M. 6.
	steigt unregelmäßig	4 (19 P)									
Links	steigt	2 (3 P)									
	sinkt	6 (5 P)									
	steigt	2,5 (9 P)									
	sinkt	1,5 (4 P)									
	steigt	7 (9 P)									
Rechts	sinkt	3 (3 P)	bis 189 Sek.	33	8 P (6 P) — 1,33 25 P (19 P) — 1,3 (+)	8 P = 80 25 P = 78	8 P knapp 6,0 25 E knapp 6,1	47,5 + 152 = 199,5	Nach Reiz 7. Rechts stark irregulär (8 P) Links nur angedeutet (4 Vp.) irregulär.	Nach Reiz 7. 8 sehr irreguläre Respirationen.	„Tief Atmen!" (mit geschlossenen Augen) dabei Ammoniak conc. vor die Nase gehalten, etwa 3 Sek. lang; dann kein Reiz mehr. M. 7.
	steigt	3 (2 P)									
	sinkt	1,5 (6 P)									
	steigt	10 (15 P)									
	steigt (allmähl.)	1,5 (7 P)									
Links	sinkt	7 (6 P)									
	horiz.	. (4 P)									
	steigt	14 (15 P)									
	horiz.	. (3 P)									
	steigt	3 (2 P)									
	horiz.	. (3 P)									

Auswertung der Kurve XIX [Fortsetzung].

Arm	Verlauf der VK.	Größe der Schwankung in mm	Zahl der Sekunden (S)	Zahl der Pulse (P)	P/S	Pulse pro Min.	Pulslänge in mm	Abszissenlänge in mm	Vp. (Bild u. Höhe)	Atmung	Reizart und Markierung
·	·	·	bis 192	·	·	·	·	·	·	·	Hustet!
Rechts	sinkt	4 (9 P)									
	steigt	10 (19 P)	bis 218 Sek.	34	1,3	78	6,1 +	209	ditto wie nach 7, rechts: irregulär	Wieder regelmäßiger	Kein Reiz, Augen offen
	horiz.	. (6 P)									
Links	sinkt	5 (7 P)									
	steigt	12 (18 P)									
	horiz.	. (9 P)									
Rechts	sinkt langsam	2 (11 P)					21 Pulse 6,3 18 Pulse 6,2 (+)	21 Pulse — 132,5 18 Pulse — 112,5 } Zusammen 584			
	steigt	1 (9 P)									
	sinkt	4,5 (9 P)									
	horiz.	. (12 P)									
	sinkt	7,5 (27 P)	bis 290,5 Sek.	94	1,28 i. d.	77 i. d.			Links durchschnittlich 4,4, Rechts 1,8. — Wieder regelmäßig	Sehr regelmäßig	Anfangs 14,5 Sek. lang, Aufziehen des Apparates, dann kein Reiz mehr
	steigt stufenförmig	4 (26 P)									
Links	steigt sanft	1 (14 P)					29 Pulse 6,1 (+) 16 Pulse 6,2 (+)	29 Pulse — 239 mm 16 Pulse — 100 mm			
	sinkt	4 (27 P)									
	sinkt	5 (16 P)									
	sinkt	7 (7 P)									
	steigt	1 (14 P)									
	sinkt	2 (9 P)									
	steigt	3 (7 P)									

Auswertung der Kurve XXII.

Arm	Verlauf der VK.	Größe der Schwankung in mm	Zahl der Sekunden (S)	Zahl der Pulse (P)	P/S	Pulse pro Min.	Pulslänge in mm	Abszissen-länge in mm	Vp. (Bild und Höhe)	Atmung	Reizart etc.	Markierung
Rechts	steigt	12 (30 P)										
	sinkt	2,5 (13 P)										
	horiz.	. (9 P)										
	sinkt	10 (6 P)	0 bis 51,5 Sek.	67	1,3	78	6,3	422,5	L.: 4,0—4,8; R.: 1,6—1,8 sehr regelmäßig	Regelmäßig	Kein Reiz. — Am Ende Unruhe, VP. niest, beginnt dann öfter kurz zu husten. Diese Partie — 22 Sek. lang — wird ausgeschaltet	M. 1—2
Links	steigt	9 (8 P)										
	horiz.	. (13 P)										
	steigt	3 (8 P)										
	sinkt	5 (4 P)										
	horiz.	. (15 P)										
	sinkt	10 (19 P)										
Rechts	steigt	5 (20 P)										
	sinkt	11 (15 P)										
	steigt	5 (17 P)	bis 90,5 Sekunden	52	1,33	80	6,1 (+)	fast 320	L.; 4,2—4,6; R.: 1,6—1,8 sehr regelmäßig	—	Einhalten der Atembewegungen, Verflachung der Atmung! — 39 Sek. lang —	M. 2—3
Links	steigt	6 (15 P)										
	sinkt	12 (15 P)										
	steigt	10 (16 P)										
	horiz.	. (6 P)										
Rechts	steigt	3 (8 P)										
	sinkt	4 (30 P)										
	steigt	3 (13 P)	bis 138 Sek.	51	1,36	82	6,0 im Durchschnitt	307	L.: 4,0—4,8; R.: 1,6—1,8 regelmäßig	Anfangs leichte Unregelmäßigkeit	Wieder normale Atmung, kein Reiz	—
Links	horiz.	1 (6 P)										
	sinkt	4 (4 P)										
	steigt	5 (14 P)										
	sinkt	4 (5 P)										
	steigt	8 (22 P)										

Auswertung der Kurve XXII [Fortsetzung].

Arm	Verlauf der VK.	Größe der Schwankung in mm	Zahl der Sekunden (S)	Zahl der Pulse (P)	P/S	Pulse pro Min.	Pulslänge pro Min.	Abszissenlänge in mm	Vp. (Bild und Höhe)	Atmung	Reizart etc.	Markierung
Rechts	sinkt	10 (11 P)										
	horiz.	. (6 P)										
	sinkt	3 (7 P)	bis 156 Sek.	24	1,33	80	6,1 (+)	148	L.: 4,0—4,4; R.: 1,4—1,6 regelmäßig	.	Aussetzen der Atmung 18 Sek. lang	M. 4—5
Links	.sinkt	9 (8 P)										
	steigt	2 (8 P)										
	sinkt	3 (6 P)										
	horiz.	. (2 P)										
Rechts	sinkt	5 (13 P)										
	steigt	1 (7 P)	bis 171,5 Sek.	20	1,3	78	6,3	127	.	.		M. 5—6
Links	sinkt	9 (8 P)										
	steigt	2 (8 P)										
	sinkt	3 (4 P)										
Rechts	steigt	3 (19 P)										
	sinkt	3 (9 P)	bis 193,5 Sek.	28	1,28	77	6,3 (+)	178	L.: 4,0—4,4; R.: 1,4—1,6 ziemlich regelmäßig	.	Einhalten der Atembewegung, 18 Sek. lang, dann noch 4 Sek. darauf tiefe, aber nicht verlängerte Atmung	M. 6—7—8
Links	horiz.	. (12 P)										
	sinkt	2 (4 P)										
	steigt	6 (12 P)										
Rechts	horiz.	. (3 P)										
	steigt	1 (3 P)		6	1,33	80	6,1 (+)	37	R.: etwas unregelmäßig, L.: desgleichen, besonders anfangs	4,5'' lang	I.	M. 8—9
Links	sinkt	1 (3 P)	bis 218 Sek.									
	steigt	2 (3 P)									Tiefe aber nicht verlängerte Atmung	
Rechts	horiz.	. (3 P)										
	steigt	3 (4 P)		7	1,3	78	6,2 (+)	44 (—)		5,5'' lang	II.	
Links	sinkt	2 (3 P)										
	steigt	5 (4 P)										

Auswertung der Kurve XXII [Fortsetzung].

<table>
<thead>
<tr>
<th>Arm</th>
<th>Verlauf der VK.</th>
<th>Größe der Schwankung in mm</th>
<th>Zahl der Sekunden (S)</th>
<th>Zahl der Pulse (P)</th>
<th>P/S</th>
<th>Pulse pro Min.</th>
<th>Pulslänge in mm</th>
<th>Abszissenlänge in mm</th>
<th>Vp. (Bild und Höhe)</th>
<th>Atmung</th>
<th>Reizart etc.</th>
<th>Markierung</th>
</tr>
</thead>
<tbody>
<tr>
<td rowspan="2">Rechts</td>
<td>horiz.</td>
<td>. (3 P)</td>
<td rowspan="12">bis 218 Sek.</td>
<td rowspan="4">6</td>
<td rowspan="4">1,3</td>
<td rowspan="4">78</td>
<td rowspan="4">6,2 (+)</td>
<td rowspan="4">37,5</td>
<td rowspan="4">+ 4,5″</td>
<td rowspan="8">R.: etwas unregelmäßig, L.: desgleichen, besonders anfänglich</td>
<td rowspan="4">III.</td>
<td rowspan="12">M. 8—9</td>
</tr>
<tr>
<td>steigt</td>
<td>2,5 (3 P)</td>
</tr>
<tr>
<td rowspan="2">Links</td>
<td>sinkt</td>
<td>3 (3 P)</td>
</tr>
<tr>
<td>steigt</td>
<td>3 (3 P)</td>
</tr>
<tr>
<td rowspan="2">Rechts</td>
<td>horiz.</td>
<td>. (3 P)</td>
<td rowspan="4">6</td>
<td rowspan="4">1,3</td>
<td rowspan="4">78</td>
<td rowspan="4">6,2 (+)</td>
<td rowspan="4">37,5</td>
<td rowspan="4">4,5″ (+)</td>
<td rowspan="4">IV.</td>
</tr>
<tr>
<td>steigt</td>
<td>1,5 (3 P)</td>
</tr>
<tr>
<td rowspan="2">Links</td>
<td>sinkt</td>
<td>4 (3 P)</td>
</tr>
<tr>
<td>steigt</td>
<td>3 (3 P)</td>
</tr>
<tr>
<td rowspan="2">Rechts</td>
<td>sinkt</td>
<td>1 (3 P)</td>
<td rowspan="4">7</td>
<td rowspan="4">1,29</td>
<td rowspan="4">77</td>
<td rowspan="4">6,3</td>
<td rowspan="4">45,0</td>
<td rowspan="4">5,5″</td>
<td rowspan="4">R.: 1,6—1,8
L.: 4,0—4,8</td>
<td rowspan="4">V.</td>
</tr>
<tr>
<td>steigt</td>
<td>fast 2 (4 P)</td>
</tr>
<tr>
<td rowspan="2">Links</td>
<td>sinkt</td>
<td>2 (3 P)</td>
</tr>
<tr>
<td>steigt</td>
<td>4 (4 P)</td>
</tr>
<tr>
<td rowspan="2">Rechts</td>
<td>steigt</td>
<td>4 (11 P)</td>
<td rowspan="5">bis 235 Sek.</td>
<td rowspan="5">22</td>
<td rowspan="5">1,28</td>
<td rowspan="5">77</td>
<td rowspan="5">6,3</td>
<td rowspan="5">139</td>
<td rowspan="5"></td>
<td rowspan="5">R.: 1,6—1,8
L.: 4,0—4,8</td>
<td rowspan="5">Kein Reiz</td>
<td rowspan="5">M. 9</td>
</tr>
<tr>
<td>horiz.</td>
<td>. (11 P)</td>
</tr>
<tr>
<td rowspan="3">Links</td>
<td>steigt</td>
<td>2 (2 P)</td>
</tr>
<tr>
<td>horiz.</td>
<td>. (12 P)</td>
</tr>
<tr>
<td>sinkt</td>
<td>3 (8 P)</td>
</tr>
</tbody>
</table>

Tiefe, aber nicht verlängerte Atmung [Reizart III.–V.].

Auswertung der Kurve XXIII.

Arm	Verlauf der VK.	Größe der Schwankung in mm	Zahl der Sekunden (S)	Zahl der Pulse (P)	P/S	Pulse pro Min.	Pulslänge in mm	Abszissenlänge in mm	Vp. (Bild u. Höhe)	Atmung	Reizart etc.	Markierung
Rechts	horiz.	. (20 P)	0 bis 29 Sek.	37	1,27	76	6,4 (+)	237,5	L.: 4,2; R.: 1,4; regelmäßig	regelmäßig	Kein Reiz	
Rechts	steigt	1 (8 P)										
Rechts	sinkt	1 (9 P)										
Links	sinkt	2,5 (19 P)										
Links	horiz.	(18 P)										
R	sinkt	2,5	bis 34 Sek.	6,5	1,3	78	6,3 (−)	41	L.: 3,6—3,8 R.: 1,0—1,4 regelmäßig	etwas flacher	Reiz 1—2 Lichtreiz	M. 1—2
L	sinkt	7										
Rechts	sinkt	1 (13 P)	bis 53 Sek. (+)	25	1,3	78	6,3 (−)	156	Zum Schlusse (8 P) L.: 4,4—4,6; R.: 1,4 regelmäßig		Kein äußerer Reiz in dieser Zeit. Spontanes Lustgefühl in den letzt. 6,5 Sek. = 8 Pulsen	M. 2—3
Rechts	steigt	1 (10 P)										
Rechts	horiz.	. (10 P)										
Links	steigt	1,5 (26 P)	bis 59,5 Sek. (−)	8	1,26	76	6,5!	52				
Links	steigt	4 (7 P)										
Rechts	sinkt	1,5 (10 P)	bis 81,5 Sek.	28	1,29	77	anfangs 6,3, dann	180	Anfänglich beiderseits Verkürzung R.: 1,0; L.: 3,6—3,8		Reiz 2 Kurzer greller Pfiff	M. 3
Rechts	sinkt	2 (6 P)										
Rechts	steigt	1 (12 P)										
Links	steigt	7 (5 P)										
Links	sinkt	7 (5 P)										
Links	steigt	1 (12 P)										
Links	sinkt	1 (6 P)										
Rechts	sinkt	4 (4 P)	bis 90 Sek.	11	1,29	77	6,3	69,5	Verkürzung L.: 3,6; R.: 1,0		Reiz 3; 8,2 Sek. andauernd Scharfer Geruch	M. 4
Rechts	steigt	1,5 (3 P)										
Rechts	sinkt	1 (4 P)										
Links	sinkt	6 (3 P)										
Links	steigt	20 (4 P)										
Links	sinkt	7 (4 P)										

Auswertung der Kurve XXIII [Fortsetzung].

Arm	Verlauf der VK.	Größe der Schwankung in mm	Zahl der Sekunden (S)	Zahl der Pulse (P)	P/S	Pulse pro Min.	Pulslänge in mm	Abszissen- länge in mm	Vp. (Bild u. Höhe)	Atmung	Reizart etc.	Markierung
Rechts	horiz.	. (6 P)										
	steigt	3 (28 P)										
	horiz.	. (14 P)										
Links	steigt	6 (9 P)	bis 127,5 Sek.	48	1,28	77	im Durchschnitte 6,4	307,5	L.: 4,2, 13.—18. Puls R.: 1,4		Kein äußerer Reiz. Spontaner Lusteffekt	
	horiz.	. (11 P)										
	steigt	8 (8 P)										
	steigt	4 (16 P)										
	sinkt	2 (4 P)										
Rechts	sinkt	4,5 (15 P)	bis 139 Sek.	15	1,3	78	6,3	94,5	L.: 3,6; R.: 1,0—1,4		Reiz 4 Stich in die Stirne	M. 5
Links	sinkt	8 (10 P)										
	steigt	1 (5 P)										
Rechts	steigt	2,5 (18 P)	bis 168,5 Sek.	38	1,28	77	6,3 (+)	241		.	Aufziehen des Apparates	
	sinkt	2,5 (20 P)										
Links	steigt	6 (16 P)										
	sinkt	2 (22 P)										
Rechts	sinkt	5 (10 P)	bis 191,5 Sek.	29	1,26	76	6,5	188,5	R.: 1,4; L.: 4,2		Reiz 5 Stich in den rechten Arm	M. 6
	steigt langsam	2 (19 P)										
Links	steigt	2 (5 P)										
	sinkt	5 (6 P)										
	steigt	6 (18 P)										

Auswertung der Kurve XXIII [Fortsetzung].

Arm	Verlauf der VK.	Größe der Schwankung in mm	Zahl der Sekunden (S)	Zahl der Pulse (P)	P/S	Pulse pro Min.	Pulslänge in mm	Abszissenlänge in mm	Vp. (Bild u. Höhe)	Atmung	Reizart etc.	Markierung
Rechts	horiz.	. (8 P)										
	steigt	4 (12 P)										
	horiz.	. (12 P)							Die ersten 6 Vp. wegen Bewegung des Körpers stark irregulär — 4,5 Sek. — Werden daher ausgeschaltet L.: 3,6; R.: 1,0		Reiz 6. Stich in den rechten Arm	M. 7
Links	horiz.	. (6 P)	196 bis 221 Sek.	32	1,28	77	6,4	205				
	steigt	4 (8 P)										
	horiz.	. (6 P)										
	sinkt	3 (3 P)										
	steigt	4 (9 P)										
Rechts	horiz.	. (18 P)									Reiz 7. Schreck durch Lärm	M. 8
Links	sinkt	5 (5 P)	bis 235 Sek.	18	1,28	77	6,4	115	L.: 3,6—3,7 R.: 1,0—1,2 Anfänglich r. irregulär			
	steigt	2 (3 P)										
	sinkt	2 (10 P)										
Rechts	horiz.	. (— P)										
Links	horiz.	. (16 P)	bis 278 Sek.	55	1,27	76	6,4	352			Kein Reiz	
	steigt langsam	6 (39 P)										

Auswertung der Kurve XXIV.

Arm	Verlauf der VK.	Größe der Schwankung in mm	Zahl der Sekunden (S)	Zahl der Pulse (P)	P/S	Pulse pro Min.	Pulslänge in mm	Abszissenlänge in mm	Vp. (Bild und Höhe)	Atmung	Reizart [1]	Markierung
R	sinkt (langsam)	3,5 (27 P)	0—19,5 Sek.	27	1,38	83	5,8 (—)	156	rechts und links regelmäßig	regulär	Kein Reiz	.
L	sinkt	4 (27 P)										
Rechts	sinkt	2,5 (13 P)	bis 32,5 Sek.	17,5	1,34	81	5,9 (+)	104	regulär	4/2 Sek. stockend	Reiz 1	M. 1—1*
	steigt	1—4,5										
Links	steigt	1 (4 P)										
	sinkt	4 (7 P)										
	steigt	2,5—6,5										
R	steigt	5—22,5	bis 49,5 Sek.	22,5	1,32	79	6,0 (+)	136	.	regulär	Kein Reiz	.
Links	steigt	3,5—9,5										
	horiz.	—6										
	steigt	6—7										
Rechts	steigt	2 (8 P)	bis 61,5 Sek. (—)	15,5	1,3	78	6,1 (+)	fast 95,0	.	etwas verflacht	Reiz 2	M. 2—2*
	horiz.	7,5										
Links	sinkt	4 (8 P)										
	horiz.	7,5 •										
R	horiz.	—19,5 P	bis 76 Sek. (+)	19,5	1,32	79	6,0 (+)	118	.	regulär	Kein Reiz	.
Links	horiz.	—6,5										
	steigt	3 (12 P)										
R	horiz.	— (10 P)	bis 84 Sek.	10	1,29	77 (+)	6,2	62	.	etwas verlangsamt	Reiz 3	M. 3—3*
Links	horiz.	— (5 P)										
	steigt	25 (5 P)										
Rechts	horiz.	—11,0	bis 105 Sek.	27,5	1,3	78	6,1 (+)	169	.	regulär	Kein Reiz	.
	steigt	—16,5										
Links	steigt	3,5 (15 P)										
	sinkt	3 (12,5 P)										

¹) Siehe S. 88.

Auswertung der Kurve XXIV [Fortsetzung].

Arm	Verlauf der VK.	Größe der Schwankung in mm	Zahl der Sekunden (S)	Zahl der Pulse (P)	P/S	Pulse pro Min.	Pulslänge in mm	Abszissenlänge in mm	Vp. (Bild und Höhe)	Atmung	Reizart	Markierung
Rechts	steigt	1 (5,5 P)										
	sinkt	3 (12 P)										
	steigt	2 (26,5 P)	bis 138,5 Sek.	44	1,31	fast 79	6,1	268		regelmäßig, etwas flacher	Reiz 4	M. 4—4*
Links	sinkt	1 (4,5 P)										
	sinkt	5 (18 P)										
	steigt	6 (21,5 P)										
Rechts	steigt	4 (38,5 P)										
Links	steigt	3 (6,5 P)	bis 167,5 Sek.	38,5	1,33	80	6,0	231		regelmäßig	kein Reiz	
	horiz.	. (20 P)										
	sinkt	4 (12 P)										
Rechts	sinkt	3 (19 P)										
Links	sinkt	4 (15 P)	bis 181,5 Sek.	19	1,33	80	6,0	114	.	regelmäßig, etwas verlangsamt	Reiz 5	M. 5—5*
	steigt	2 (4 P)										
Rechts	sinkt	2,5 (21,5 P)										
Links	sinkt	4 (6 P)	bis 197,5 Sek.	21,5	1,34	80	8,9 (+)	128	.	regelmäßig	kein Reiz	
	steigt	4 (8 P)										
	sinkt	3 (7,5 P)										
Rechts	sinkt	0,5 (3,5 P)										
	steigt	3,5 (11,5 P)	bis 209 Sek.	15	1,3	78	6,1	92	.	regelmäßig, wie bei Reiz 5	Reiz 6	M. 6—6*
Links	sinkt	4 (5,5 P)										
	steigt	4 (9,5 P)										

Auswertung der Kurve XXIV [Fortsetzung].

Arm	Verlauf der VK.	Größe der Schwankung in mm	Zahl der Sekunden (S)	Zahl der Pulse (P)	P/S	Pulse pro Min.	Pulslänge in mm	Abszissenlänge in mm	Vp. (Bild und Höhe)	Atmung	Reizart	Markierung
Rechts	steigt	7,0 (29,5 P)										
	sinkt	7,5 (13 P)										
	steigt	2,0 (6,5 P)										
Links	steigt	1,0 (2,5 P)	bis 246,5 Sek.	49	1,3	78	6,1	299	.	regelmäßig	kein Reiz	
	sinkt	3 (3 P)										
	steigt	10 (28 P)										
	horiz.	. (6 P)										
	steigt	2,0 (6,5 P)										
Rechts	steigt	1,0 (3,5 P)										
	sinkt	7,5 (12 P)										
	sinkt	1,0 (10 P)										
	steigt	3 (8,5 P)										
Links	steigt	1 (1,5 P)	bis 272,5 Sek.	34	1,3	78	6,1	208	.	regelmäßig, doch etwas flacher	Reiz 7	M. 7—7*
	sinkt	11 (11 P)										
	steigt	2 (5 P)										
	sinkt	2 (5 P)										
	steigt	8 (11,5 P)										
	steigt	.										
Rechts	steigt	3 (7,5 P)										
	sinkt	2 (7,0 P)	bis 283,5 Sek.	14,5	1,32	79	6,0 (+)	88	.	.	kein Reiz	.
Links	steigt	1,5 (3,5 P)										
	sinkt	7 (11 P)										

Auswertung der Kurve XXVI.

Arm	Verlauf der VK.	Größe der Schwankung in mm	Zahl der Sekunden (S)	Zahl der Pulse (P)	P/S	Pulse pro Min.	Pulslänge in mm	Abszissen-länge in mm	Vp. (Bild u. Höhe)	Atmung	Reizart	Markierung
Rechts	horiz.	. (21 P)	0 – 31,5 Sek.	40	1,26	76	252	6,3	.	.	kein Reiz	–
	steigt	9 (19 P)										
Links	horiz.	. (5 P)										
	steigt	10 (35 P)										
Rechts	steigt¹)	20 (97 P)	bis 127,5 Sek.	123	1,28	77	768	6,2 (+)	.	etwas unregelmäßig und verflachter	Ebbinghaus-Prüfung, Stück 5	M. 1–1a
	sinkt	5 (26 P)										
Links	horiz.	. (13 P)										
	steigt	4 (22 P)										
	horiz.	. (14 P)										
	steigt	2 (16 P)										
	steigt	4 (29 P)										
	sinkt	3 (14 P)										
	horiz.	. (15 P)										
Rechts	sinkt	2,5 (19 P)	bis 142,5 Sek.	19 (+)	1,27	76	120	6,3	.	.	kein Reiz	.
Links	steigt	2,5 (4 P)										
	sinkt	3 (6 P)										
	steigt	2 (9 P)										
Rechts	sinkt	3 (16 P)	bis 155 Sek.	16	1,28	17	fast 100	6,2	.	.	3 tiefe Respirationen	M. 2–2a
Links	steigt	1,5 (5 P)										
	sinkt	2,5 (3 P)										
	steigt	1,5 (3 P)										
	sinkt	3 (3 P)										
	steigt	1,5 (2 P)										

¹) Allmählich und gleichmäßig.

Auswertung der Kurve XXVI [Fortsetzung].

Arm	Verlauf der VK.	Größe der Schwankung in mm	Zahl der Sekunden (S)	Zahl der Pulse (P)	P/S	Pulse pro Min.	Pulslänge in mm	Abszissenlänge in mm	Vp. (Bild u. Höhe)	Atmung	Reizart	Markierung
Rechts	sinkt	4 (6 P)										
	steigt	3 (10 P)										
	sinkt	3 (10 P)			1,27 (25,5)							
	steigt	4 (11 P)	bis 188,5 Sek.			76	159	6,2(+)				
	sinkt	2 (6 P)										
				43							kein Reiz	
Links	sinkt	2 (7 P)			1,29 (17,5)							
	steigt	5 (9 P)				77	108,5	6,2				
	sinkt	2 (8 P)										
	steigt	5 (14 P)										
	sinkt	2 (5 P)										
Rechts	sinkt	5 (16 P)										
	sinkt	3 (32 P)										
	steigt	6 (52 P)										
	sinkt	5 (21 P)			1,53 im Durchschnitte	92 in Durchschnitte [1]	532	5,0 im Durchschnitte				
Links	sinkt	8 (5 P)	bis 270 Sek.	106							Amylnitrit-Inhalation 12,5 Sek. lang = 16 Pulse	M. 3—3a.
	steigt [1]	1 (4 P)										
	sinkt	10 (7 P)										
	horiz. [2] (unregelmäßig)	. (50 P)										
	steigt (regulär)	22 (34 P)										
	sinkt	6 (22 P)										

1) Zu je 10 Sekunden gerechnet verhalten sich die Pulse wie: 80, 87, 96, 108, 108, 96, 81, 78.
2) Oszillationen im Sinne von Wellen II. Ordnung.

Auswertung der Kurve XXXI.

Arm	Verlauf der VK.	Größe der Schwankung in mm	Zahl der Sekunden (S)	Zahl der Pulse (P)	P/S	Pulse pro Min.	Pulslänge in mm	Abszissenlänge in mm	Vp. (Bild und Höhe)	Atmung	Reizart	Markierung
Rechts	horiz.	. (8,5 P)	0—12,5 Sek.	17,5	1,4	84	4,8 —	84,0	2,0 bis 2,2 mm regelmäßig	regulär	kein Reiz	.
Rechts	sinkt	7 (9 P)										
Links	sinkt	3 (5 P)							4,0—4,4 mm sehr regelmäßig			
Links	steigt	4 (4 P)										
Links	steigt	3 (3 P)										
Links	sinkt	4 (5,5 P)										
Rechts	sinkt	4 (7 P)	12,5,—46. Sek.	47	1,4	84	4,8 —	225,0	10 P irregulär 1,6—1,8	ohne Belang	Thermophor auf die Brust Reiz 1	M. 1—2
Rechts	steigt	6 (40 P)										
Links	sinkt	5 (5 P)							3,2—4,0 regulär bleibend			
Links	steigt	28 (42 P)										
Rechts	steigt	1,5 (12 P)	von der 46. bis zur 66,5. Sek.	66	1,4 (konstant)	84 (fast konstant)	4,8	316,0	wieder anhaltend regulär. 2,0—2,2 mm	durchwegs regulär	kein Reiz	.
Rechts	sinkt	3 (5 P)										
Rechts	steigt	4,5 (17 P)										
Rechts	sinkt	3 (8 P)										
Rechts	steigt	—4 (13 P)										
Rechts	sinkt	8 (11 P)										
Links	steigt	2,5 (6 P)							4,2—4,6 : anhaltend regulär. —			
Links	sinkt	3,5 (8 P)										
Links	sinkt	5,5 (12 P)										
Links	steigt	2,5 (6 P)										
Links	steigt	3,0 (8 P)										
Links	sinkt	4,0 (6 P)										
Links	sinkt	8,5 (12 P)										
Links	sinkt	6,0 (8 P)										

Auswertung der Kurve XXXI [Fortsetzung].

Arm	Verlauf der VK.	Größe der Schwankung in mm	Zahl der Sekunden (S)	Zahl der Pulse (P)	P/S	Pulse pro Min.	Pulslänge in mm	Abszissenlänge in mm	Vp. (Bild und Höhe)	Atmung	Reizart	Markierung
Rechts	sinkt	2 (8 P)							7 P irregulär. Abnahme von 2,2 auf 1,6 mm dann wieder Zunahme			
Rechts	steigt	7,5 (22 P)										
Rechts	horiz.	— (29 P)	66,5--108,5 Sek.	59	1,4	84	4,8	282,0		ohne Belang	Thermophor auf das Genick Reiz 2	M. 3--4
Links	sinkt	4,0 (5 P)							4,0--4,6 mm regulär			
Links	steigt	10,5 (34 P)										
Links	steigt	6,5 (10 P)										
Links	steigt	4,0 (10 P)										
Rechts	horiz.	. (8 P)							2,0--2,2 mm regulär			
Rechts	steigt	2,0 (11 P)										
Rechts	sinkt	4,5 (13 P)										
Rechts	steigt	2,5 (16 P)										
Rechts	sinkt	3 (7 P)	108,5--147,5 Sek.	55	1,4 +	84 +	4,75	261,0		wie früher	kein Reiz	
Links	steigt	3 (9 P)							4,4--4,6 wie früher			
Links	horiz.	. (4 P)										
Links	sinkt	9 (18 P)										
Links	sinkt	6 (17 P)										
Links	sinkt	3 (7 P)										
Rechts	sinkt	—7,0 (8 P)							anfängl. irregulär 1,6--1,8 mm			
Rechts	steigt	7 (26 P)	147,5--172,0 Sek.	34	1,39	+ 83	+ 4,8	+ 164,0		wie früher	Thermophor auf d. rechten Oberarm Reiz 3	M. 5--6
Links	sinkt	5 (6 P)							3,8--4,4 mm regulär			
Links	steigt	12 (28 P)										
Rechts	horiz.	— (58 P)							2,0--2,2 regulär			
Rechts	.	.	172,0--214,0 Sek.	58	1,38	— 83	+ 4,8	+ 282,0		wie früher	kein Reiz	
Links	sinkt	7 (15 P)							4,4--4,2 regulär			
Links	steigt	11 (27 P)										
Links	sinkt	8 (16 P)										

Auswertung der Kurve XXXI [Fortsetzung].

Arm	Verlauf der VK.	Größe der Schwankung in mm	Zahl der Sekunden (S)	Zahl der Pulse (P)	P/S	Pulse pro Min.	Pulslänge in mm	Abszissenlänge in mm	Vp. (Bild und Höhe)	Atmung	Reizart	Markierung
Rechts	sinkt	1,2 (14 P)	214,0—242,5 Sek.	38	1,33	80 im Durchschnitt	+ 5,0 im Durchschnitt	191,0	8 P irregulär, anfänglich am stärksten; dann regulär. 1,6—1,8 mm	beschleunigt, etwas irregulär, gegen Schluß wieder regulär	Eisbeutel auf die Brust. (Unlustgefühl) Reiz 4	M. 7—8
Rechts	sinkt	2,5 (11 P)										
Rechts	horiz.	. (9 P)										
Rechts	steigt	4 (4 P)										
Links	sinkt	16 (9 P)							3,6—3,8—4,0 anhaltend regulär			
Links	sinkt	7 (8 P)										
Links	sinkt	4 (4 P)										
Links	steigt	6 (4 P)										
Links	sinkt	10 (8 P)										
Links	sinkt	6,5 (5 P)										
Rechts	sinkt	1,5 (10 P)	242,5—270 Sek.	37	1,32	79	5,0+	188,0	1,6—1,8 mm regulär	regulär	kein Reiz	.
Rechts	steigt	4 (27 P)										
Links	sinkt	6 (8 P)							4,2—4,6 regulär			
Links	steigt	14 (29 P)										
Rechts	sinkt	9 (11 P)	270—291,5 Sek.	27,0	1,3	78	5,1	141,0	1,6 bis 1,8 mm etwas irregulär	etwas beschleunigt sonst regulär	Eisbeutel auf den rechten Oberarm Reiz 5	M. 9—10
Rechts	horiz.	— (16 P)										
Links	sinkt	6 (7 P)							3,6—4,0 mm regulär			
Links	sinkt	3 (13 P)										
Links	sinkt	2 (7 P)										
Rechts	horiz.	. (4 P)	291,5—325,5 Sek.	45	1,3	78	5,1	229	1,8—2,0 regulär	regulär	kein Reiz	.
Rechts	steigt staffelförmig	11 (41,5 P)										
Links	steigt	7 (15 P)							4,0—4,4 regulär			
Links	steigt	4 (10 P)										
Links	steigt	3 (10 P)										
Links	sinkt	3 (10 P)										

5. Zusammenfassung der bisherigen plethysmographischen Untersuchungsergebnisse bei hysteriformer Monoplegie (Fall I).

Die Auswertung der erhaltenen Kurven ergibt durchgehends eine prinzipielle Verschiedenheit der beiderseitigen Plethysmogramme. Die erkennbaren Differenzen überschreiten das physiologische Ausmaß quantitativ und qualitativ und lassen desgleichen die normalen Wechselbeziehungen in den Bewegungsvorstellungskurven völlig vermissen.

Die in den Kurven ausgedrückten vasomotorischen Effekte ermöglichen den Rückschluß auf ein Fehlen ·gesetzmäßiger Reaktionen der Vasomotilität im Gebiete des rechten Armes. Gegenüber der linken Seite ist rechts eine ganz außerordentliche Verarmung der Volumsveränderungen überhaupt zu konstatieren.

1. Die Volumpulse sind rechts (= am gelähmten Arme) durchwegs weniger gut ausgeprägt wie links. Sie laufen synchron, d. h. die Pulszahländerungen (Pulslängenänderungen) sind rechts konform der linken Seite. Die Pulsbilder sind rechts durchwegs viel weniger distinkt, ungemein häufig unregelmäßig. Der Umstand wiederholter anhaltender Irregularität, wie sie bei tiefen und langsamen Respirationen, bei energischen Reizvorgängen, gelegentlich auch spontan, ohne äußere Reizapplikation auftritt, ist in ganz besonderem Maße bemerkenswert. Es hat zeitweise den Anschein, als ob sämtliche Volumpulse eines Plethysmogrammes in Unordnung geraten wären. Die Volumpulshöhen sind rechts bei allen Kurven geringeren Schwankungen unterworfen als links. Sie nehmen an den bei Reizvorgängen gesetzmäßig auftretenden Pulshöhenänderungen entweder gar keinen oder nur unwesentlichen Anteil. Die Rückstoßelevationen sind rechts viel weniger markant als bei den linksseitigen Plethysmogrammen. Die Vp der rechtsseitigen Plethysmogramme lassen den unmittelbaren Schluß auf den Tatbestand einer habituellen Gefäßkontraktion der Armgefäße der rechten oberen Extremität erkennen.

2. Die Respirationswellen treten bei normaler, gleichmäßiger Stimmungslage nur bei tiefen und langsamen Respirationen und dann auch nur andeutungsweise auf. Dieser Befund ist jedoch ein inkonstanter, und es sind Kurven erhalten worden, in denen Respirationswellen vollkommen vermißt werden (z. B. Kurve XI). In den Kurven XIII, XVII und XXII sind sie nur unmerklich entwickelt. Es scheint dabei, daß nur die Tiefe der Respirationsbewegung, nicht aber eine willkürliche Verlangsamung der Respirationswellen in Betracht kommt.

   Ganz merkwürdig ist in dieser Hinsicht die Kurve XXX, in welcher bei einem präexistenten, starken und anhaltenden depressiven Verstimmungszustande mit Verärgerung durch die ganze Kurve hindurch regelmäßige Respirationswellen bei gewöhnlicher Atmung ersichtlich werden.

3. Die S. Meyerschen Wellen sind rechts nachweisbar, obzwar auch Kurven erhalten wurden, die der Wellen III. Ordnung vollständig entbehren (Kurve X). Sie sind im allgemeinen langgezogen, sehr flach, viel seltener

wie links, nur nach abgelaufenen Reizvorgängen bzw. Leistungen reichlicher. Die rechtsseitigen Kurvenlinien erreichten niemals dieselbe Reichhaltigkeit an Wellen III. Ordnung wie die linksseitigen Plethysmogramme.

Die Volumkurven selbst verlaufen durchwegs ohne jede jähe Veränderung. Sie zeigen einen gleichmäßigen, streckenweise ganz horizontalen Verlauf (z. B. Kurve X). Die Veränderungen sind nach den Ordinatenwerten zu urteilen durchwegs rechts geringgradiger als auf der linken Seite. An den Kurven wurden wiederholt langgezogene, glatt verlaufende Wellen beobachtet, welche zeitlich mit gleichsinnigen Veränderungen auf der linken Seite zusammenfallen, sich an Intensität (Ordinate), an Dauer und hinsichtlich des Kurvenbildes niemals mit jenen decken. Die Kurvenlinien werden einander gelegentlich ähnlich, sind aber niemals einander gleichförmig. Die rechtsseitigen Kurvenlinien sind dabei nirgends von den Zwischenwellen (kurzen, z. T. jähen Undulationen) unterbrochen, wie links, fallen auch zeitlich niemals vollständig zusammen, sind entweder später einsetzend und später endigend, manchmal aber auch schon früher als auf der anderen Seite ersichtlich. Diese langgezogenen, flachen Wellen, die gelegentlich Bruchteile einer Minute, gelegentlich länger als eine Minute andauern, fallen zeitlich vielfach außerhalb von Reizapplikationen bzw. stehen sie, falls sie mit solchen koinzidieren, mit diesen in keinem gesetzmäßigen Zusammenhange. Schön ausgeprägt sind diese langgezogenen Wellen in Kurve XIII, XIV, XV, XVIII, XVIIIa, XIX, XXII, XXIV, XXV, XXVI.

Die Verlaufsänderungen der Kurven bei Reizanwendungen lassen eine Reihe ganz eigenartiger, in hohem Maße interessanter Tatsachen erschließen. Die durch äußere Vorgänge erfolgte Anregung der Aufmerksamkeit erzeugt rechts nur vorübergehende und dann auch inkonstante Volumsänderungen. Fällt die Anregung der Aufmerksamkeit in den an- oder absteigenden Schenkel einer großen Welle hinein, sind niemals Unterbrechungen der Linie des rechten Plethysmogrammes im entgegengesetzten Sinne ersichtlich. Die energische Aufforderung „Aufpassen!" z. B. erzeugt gelegentlich keinerlei Veränderungen (siehe Kurven XIV, XV). Anderweitige Fesselungen der Aufmerksamkeit gingen gelegentlich mit einem wenn auch nur leichtem Anstiege einher.

Unbeabsichtigte Spannung erzeugte rechts in Kurve XVIII gleichsinnig mit der linken Kurve Volumsenkung mit Pulsverkürzung. Die erzeugten Veränderungen erscheinen rechts jedoch viel weniger intensiv ausgeprägt als links. Daß es sich bei der Aufmerksamkeitsreaktion, wie sie eben besprochen wurde, nicht um eigentliche Spannungszustände handelt, läßt sich aus der gleichzeitigen Pulsverlängerung ersehen; siehe z. B. Kurve XV, Marke 1, 4, 23; Kurve XIV, Marke 1, 8, 11, 18; Kurve XXV etc.

Durch äußere, mit affektiver Wirkung einhergehende Sinnesreize, z. B. lust-, unlustbetonte, schreckhafte Sinneseindrücke, wurde die kranke Extremität nur ganz ausnahmsweise angesprochen. Der Schreck (als unlustbetonter, plötzlicher und intensiver Sinneseindruck) bewirkte in überwiegender Anzahl keine wesentliche Veränderung des Volumens am kranken Arme (siehe Kurve XII und XIIa, XVII, XIX, XXIII). Der Lustaffekt (darunter auch einmal ein spontaner, äußerlich unbeabsichtigter Lustaffekt in Kurve XXII) erzeugte niemals eine gesetzmäßige Veränderung in der Kurvenlinie des kranken Armes (siehe Kurve XV, Marke 7, 8, Kurve XVII, Marke 1, 3, 4, Kurve XXV,

Marke 1). Das gleiche gilt vom **Unlustaffekt** (siehe Kurve XV, Marke 15, Kurve XVII, Marke 2).

Geistige Arbeit, also Denkarbeit und willkürliche Aufmerksamkeitskonzentration zog ebenfalls keine gesetzmäßigen Veränderungen am kranken Arme nach sich. So z. B. sind die Kurvenbilder während und nach Kopfrechnen, Ebbinghausschen Kombinationen, Zählen von Punkten, Zusammenzählen etc. ganz ohne charakteristische Merkmale, fallen gelegentlich in auf- und absteigende Wellenschenkel hinein usw. (siehe Kurve XIV, XV, XXIV, XXV, XXVI), ohne den Verlauf derselben zu alterieren.

Bei den Sinneseindrücken, die (auch laut Angabe der VP) fast gar nicht oder nur unmaßgebend affektiv einwirkten, z. B. Kälte- und Wärmereize (Kurve XXXI), war stets eine nachfolgende Senkung der Kurve ersichtlich. Die durch Wärme und Kälte erzeugte Volumsenkung ging in Kurve XXXI, am kranken Arme stets mit Irregularität der Vp einher. Kälte wirkte viel intensiver als Wärme. Interessant ist, daß Wärme- und Kälteapplikationen am asensiblen Oberarme, also bei Mangel an Empfindung, wie nachträglich von der VP bestätigt wurde, Volumkurvensenkungen zur Folge hatten.

Im höchsten Grade eigentümlich sind die plethysmographischen Ergebnisse am Arme bei **Bewegung in anderen Muskelgebieten** und bei **Bewegungsvorstellungen**, die sich zum Teile auf die eingespannten Extremitäten selbst, zum Teile auf allgemeine Muskelleistungen bezogen (siehe Kurve XII, XIIa, XV, XXXVI—XXXIX).

Tatsächlich ausgeführte Bewegungen (siehe XII und XII/a) erzeugten rechts nur irreguläre Pulsbilder, sonst horizontalen Verlauf der Kurve.

Es muß hier ausdrücklich betont werden, daß VP bei den Aufforderungen nach Aufbringung rechtsseitiger Bewegungsvorstellungen niemals Unlustgefühle empfand.

Die Bewegungsvorstellungen, die auf eine Muskelleistung im Gebiete der rechten oberen Gliedmaße abzielten (siehe Kurve XXXVII, 1, 1a, 3, 3a, 7, 7a, Kurve XXXVIII, 2—2a, 7—7a, 9—9a, Kurve XXXIX, 2—2a), erzeugten rechts (krank) bis auf vereinzelte unregelmäßige Volumpulse kaum eine nennenswerte Änderung im Kurvenverlaufe; links trat bei rechtsseitig angeregter Bewegungsvorstellung, als gesetzmäßige Erscheinung, wie im normalen, ein jäher Abfall im Beginn der Kurve auf.

Die Bewegungsvorstellungen, die auf die linke, gesunde obere Gliedmaße abzielten (siehe Kurve XXXVI, XXXVII, 2—2a, 4—4a, 6—6a, Kurve XXXVII, 1—1a, 5—5a, Kurve XXXIX, 1—1a), haben links prompte Reaktionen im Sinne eines Ansteigens der Kurve zur Folge, rechts hingegen keine nennenswerten nur unmerkliche gewiß nicht charakteristische Änderungen [1]).

Dieses Verhältnis zwischen Volumsanstieg in der einen und Volumsenkung in der anderen Extremität erleidet in den Kurven XXXVI—XXXIX durch Ausbleiben der Reaktion auf der rechten (kranken) Seite eine konstante Störung.

Bei bimanuellen und allgemeinen Körperbewegungsvorstellungen (siehe Kurve XXXVII, 5—5a, 8—8a, XXXVIII, 3—3a, 4—4a, 6—6a, 8—8a,

---

[1]) Über die psychophysiologische Analyse der Kurvenveränderungen am linken Arme bei den auf rechtsseitige Bewegungsvorstellungen abzielenden Aufforderungen siehe auch später S. 164.

Kurve XXXIX, 3—3a, 4—4a, 5—5a, 6—6a, 7—7a, 8—8a, treten links unregelmäßige Veränderungen im Verlaufe der Kurvenlinie auf, ein unbestimmter Wechsel von An- und Abstieg, wobei die Anstiegswerte jedoch im allgemeinen das Übergewicht behalten, während rechts die Kurvenlinie im horizontalen Verlaufe mit minimalen Oszillationen (⌒⌒⌒⌒⌒) verharrt. Ab und zu werden hier Ozsillationen ersichtlich, welche anscheinend Wellen II. Ordnung andeuten. Die Vp sind rechts sehr häufig unregelmäßig.

Von bemerkenswertem Interesse ist die Reaktion in Kurve XXXVIII, 4—4a (= Vorstellung des Abwehrens eines Hiebes).

Die vasomotorischen Änderungen, insbesonders der Verlauf der Kurvenlinie ist rechts und links niemals völlig identisch. Diese Diskrepanz zwischen den beiden Kurvenlinien übertrifft, wie schon erwähnt, das physiologische Ausmaß (siehe S. 70 ff.).

Im allgemeinen ist rechts eine Neigung zum Verharren im gleichen Volumen zu verzeichnen. Die vasomotorischen Erfolge sind — soferne sich solche überhaupt auf Reizapplikationen einstellen — äußerst gering und entbehren der im normalen charakteristischen Gesetzmäßigkeit.

6. Plethysmographische Experimente mit spezifischen Gefäßmitteln bei hysteriformer Monoplegie (Fall I).

Die vasomotorischen Reaktionen auf spezifische Gefäßmittel im Gebiete der beiden oberen Gliedmaßen bei Fall I wurden geprüft mittels Amylnitrit und Adrenalin.

A. Amylnitrit.

Amylnitrit, dieses bekannte gefäßerweiternde Mittel, erzeugt schon in geringen Dosen inhaliert, eine erhebliche Blutdrucksenkung und Pulsfrequenzerhöhung, wodurch die Volumkurve im Plethysmogramme und auch das sphygmographische Bild eine markante Abänderung erfährt.

Nach den Versuchen von Filehne [1]), Riedl und Reiner [2]) ist die Wirkung des Amylnitrits zunächst eine zentrale. Erst bei längerer Einwirkung pflanzt sich die spezifische Wirkung, d. i. Gefäßdilatation, auf die vom Zentralsysteme unabhängigen, peripheren Systeme fort, d. h. es wird das Gefäßwandsystem selbst betroffen.

Dieses Vorkommnis, daß Amylnitrit nicht nur vom Vasomotorenzentrum sondern auch direkt auf die Gefäßwände selbst lähmend einwirkt, ist für die Untersuchung der selbständigen Gefäßfunktionen der Gliedmaßen von hoher Bedeutung.

Die nächste Folge einer eingetretenen Gefäßlähmung ist eine Verschiebung der Blutverteilung, allgemeine Blutdrucksenkung und in Abhängigkeit davon eine Zunahme der Schlagfrequenz des Herzens, bedingt durch Verminderung des zentralen Vagustonus (H. H. Meyer und Gottlieb [3])). Nach beiderseitiger Vagusdurchschneidung bleibt die sekundäre Pulsbeschleunigung aus.

[1]) Filehne, Dubois Archiv f. Phys. 1879.
[2]) Riedl und Reiner, Pflügers Archiv 1900. Bd. 79. S. 158.
[3]) H. H. Meyer und Gottlieb, Experimentelle Pharmakologie 1910.

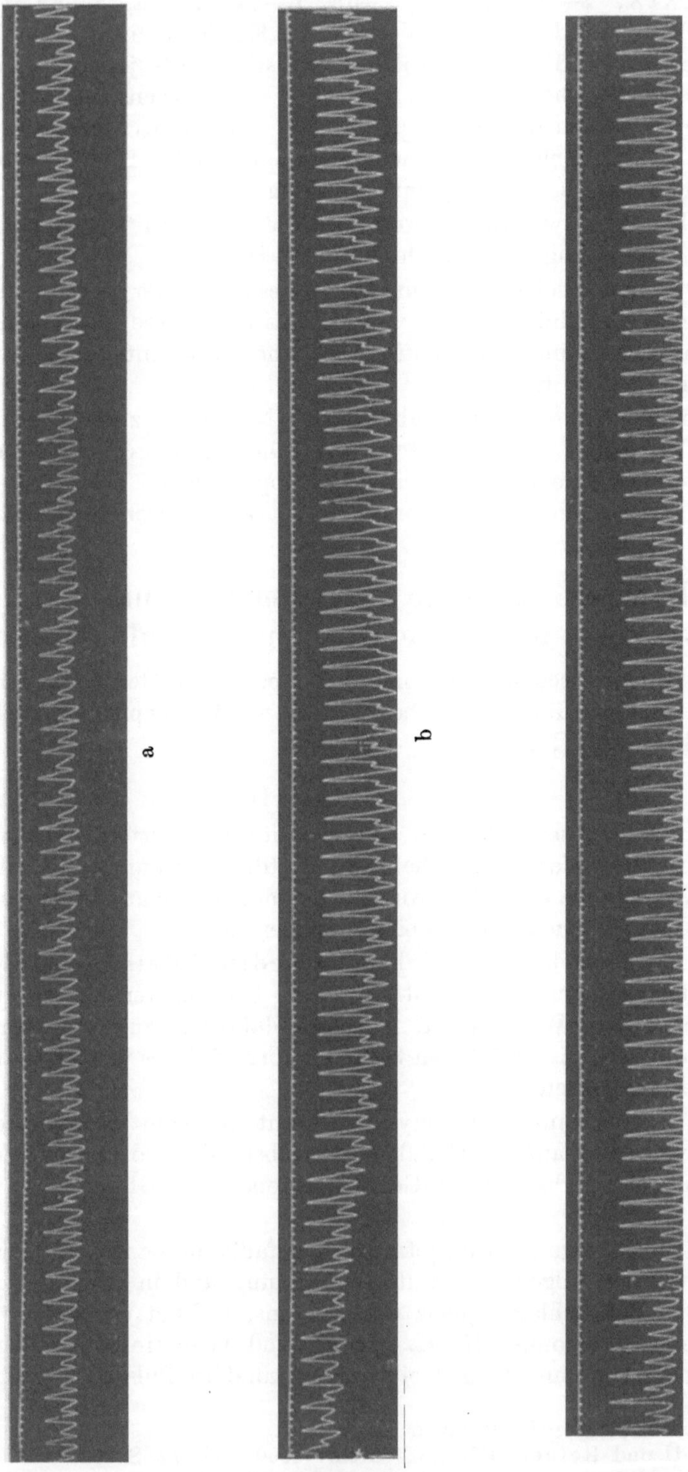

Fig. 25 a—c.
Bei * in Figur b: Amylnitritinhalation.

Die Veränderungen am Sphygmogramme (Rückstoßelevation) hängen sowohl von den lokalen vasomotorischen Veränderungen, als auch vom allgemeinen Vasomotorentonus ab. Der Puls steigt rasch an, sinkt ebenso rasch ab und läßt die Rückstoßelevation verhältnismäßig gesondert erkennen.

Hinsichtlich der Änderungen der Volumkurven im Plethysmogramme müssen folgende Erwägungen herangezogen werden:

Die plethysmographische Kurve bewegt sich im allgemeinen ceteris paribus im gleichen Sinne wie die Blutdruckkurve; bei lokaler Beeinflussung eines plethysmographisch eingeschlossenen Gefäßgebietes durch Amylnitrit aber müssen diese beiden Kurven sich in einer entgegengesetzten Richtung bewegen. Erweitert sich nämlich das lokale Gefäßgebiet aktiv, so tritt trotz fallenden allgemeinen Blutdruckes ein Ansteigen der plethysmographischen Kurve auf. Im umgekehrten Sinne nimmt bei einer aktiven Verengerung eines eingeschlossenen Gefäßgebietes das Volumen trotz Steigerung des Blutdruckes ab. Auch ist zu erwägen, daß die Pulsbeschleunigung eine Änderung in der Kurvenrichtung erzeugen kann.

Bemerkenswert ist noch, daß Amylnitrit auf den Atemrhythmus und auf die Atemfolge auch verändernd einwirkt.

Die Wirkung des Amylnitrits auf das Druckpulsbild (Arterientonus) läßt sich schön in einzelnen Bildern (Eigenaufnahmen) demonstrieren. In Fig. 25 sind Amylnitrit-Sphygmogramme (Radialarterie) eines sonst gesunden, doch vasomotorisch leicht erregbaren 24 Jahre alten Mannes wiedergegeben.

Bei unserer Versuchsperson (Fall I) wurden die plethysmographischen Veränderungen, die unter dem Einflusse von Amylnitritinhalationen auftraten, in fünf Kurvenaufnahmen untersucht. Dieselben wurden in der Art bewerkstelligt, daß die mit den Versuchen völlig vertraute VP 3—5 stärkere Inhalationen von 20 auf Watte aufgegossenen Amylnitrittropfen durchzuführen hatte. Der Apparat wurde jedesmal vorher in Gang gesetzt und blieb die VP mindestens 1 Minute lang von allen Reizungen bzw. Leistungen verschont. Die diversen vasomotorischen Effekte werden nach Phasen gesondert betrachtet und graphisch dargestellt.

Versuch I

aus Kurve XXVI (siehe hierzu S. 90 u. 128). Pulszahl vor dem Versuche 77.

Nach einer 13 Sekunden (26 Halbsekunden = 3 Respirationen) lang erfolgten Amylnitritinhalation (Phase I) tritt links eine erhebliche, nur von oberflächlichen Wellen II. Ordnung unterbrochene Senkung ein (17 mm), worauf die Kurve fast 33 Sekunden lang auf diesem tiefen Stande verharrt (Phase II), hierbei stärker zum Ausdrucke kommende, unregelmäßige Oszillationen aufzeigt, um dann 22 Sekunden lang (Phase III) regulär anzusteigen (22 mm) und schließlich wieder 14 Sekunden lang (Phase IV) sachte abzusteigen (6 mm). Die Dauer der gesamten Reaktion beträgt etwas über 80 Sekunden. Die höchsten Pulse sind während des Anstieges in Phase III, sowie zu Beginn der Phase IV ersichtlich. Die Pulszahl steigt von 77 rasch auf 108 und erreicht die ursprünglichen Verhältnisse (78) nach der 70. Sekunde.

Auf der rechten Seite tritt zu Beginn der Phase I eine unregelmäßige Senkung mit Irregularität der Vp, sodann eine sehr flache, langgezogene aber außerordentlich gleichförmig verlaufende Welle auf, die sich durch alle vier Phasen hindurchzieht und in Phase III und IV mit der linken Kurve gleichsinnig verläuft.

Die Vp sind rechts und links synchron, die Pulsfrequenzänderungen (Wellenlänge) desgleichen konform. Die Senkung der rechten Welle beträgt 19 mm, die Erhebung 11 mm. Anfänglich treten rechts entsprechend den verstärkten Respirationen 10 sehr irregulare Vp auf, welche Irregularität sich später verliert. Die Amylnitritpulse treten rechts und links ziemlich gleichzeitig ein. Die Vp-Höhen zeigen nur belanglose Veränderungen (2,0 mm). Den höchsten Wellengipfel erreichen die Volumkurven gleichzeitig, genau bei dem 100. Pulse (vom Beginne der Amylnitritinhalation angefangen).

Versuch II

aus Kurve XXXII, aufgenommen am 9. VI. 1910, Z. 11 Uhr vormittags. T. 18,5 ⁰ C.

Anordnung wie bei den Kurven XVII etc.
Mittlere Ganggeschwindigkeit 7,3 mm.
Pulszahl vor dem Versuche 80.
Die Vp laufen rechts und links synchron.
4 Inhalationen von 20 Tropfen Amylnitrit = 18 Sekunden lang.

Während der ersten 18 Sekunden (Phase I) seit Beginn der Inhalationen verläuft die Kurve rechts bis auf ganz oberflächlich erscheinende, irreguläre Wellen II. Ordnung völlig horizontal. Die Vp sind anfänglich irregulär.

Am linken Arme tritt eine langsame, ungleichmäßige Senkung in toto 12 mm betragend, ein; während der vier Inhalationen zeigen sich an der Kurve unregelmäßig gestaltete, wenig distinkte Respirationswellen. Während dieser Phase steigt die Pulszahl rasch an bis über 100.

In der nächstfolgenden Phase II von 23 Sekunden Dauer verläuft die Kurve rechts fast horizontal, hebt sich nur in der zweiten Hälfte wenig in langgezogenen Bogen über die Grundlinie (1,5 mm), während links nach jähem, kurzem Anstiege die Kurve unter stärkeren, sich ausgleichenden Schwankungen in ziemlich gleicher Höhe verläuft, um dann glatt und gleichmäßig 16 Sekunden lang (Phase III) anzusteigen (16 mm). Während dieser Zeit von 16 Sekunden hält sich rechts die Kurve andauernd auf der am Schlusse der letzten Phase (II) eingenommenen Höhe. Die Pulszahl hat ihre höchste Zahl (120) während der Phase II erreicht. Die Vp verlaufen synchron.

In der IV. Phase (17 Sekunden Dauer) tritt links ein unregelmäßiger Abstieg auf (12 mm), während rechts eine sehr langgezogene, ca. 2 mm betragende Senkung der Kurve ersichtlich ist. Die Veränderung des Pulsbildes ist links länger andauernd als rechts (Überdikrotie).

Die Dauer der Gesamtreaktion beträgt etwas über 74 Sekunden. Die Pulszahl geht auf 83 herab, um auf dieser Höhe bis zum Schlusse zu verharren.

Die größten Pulshöhen sind in Phase III ersichtlich.

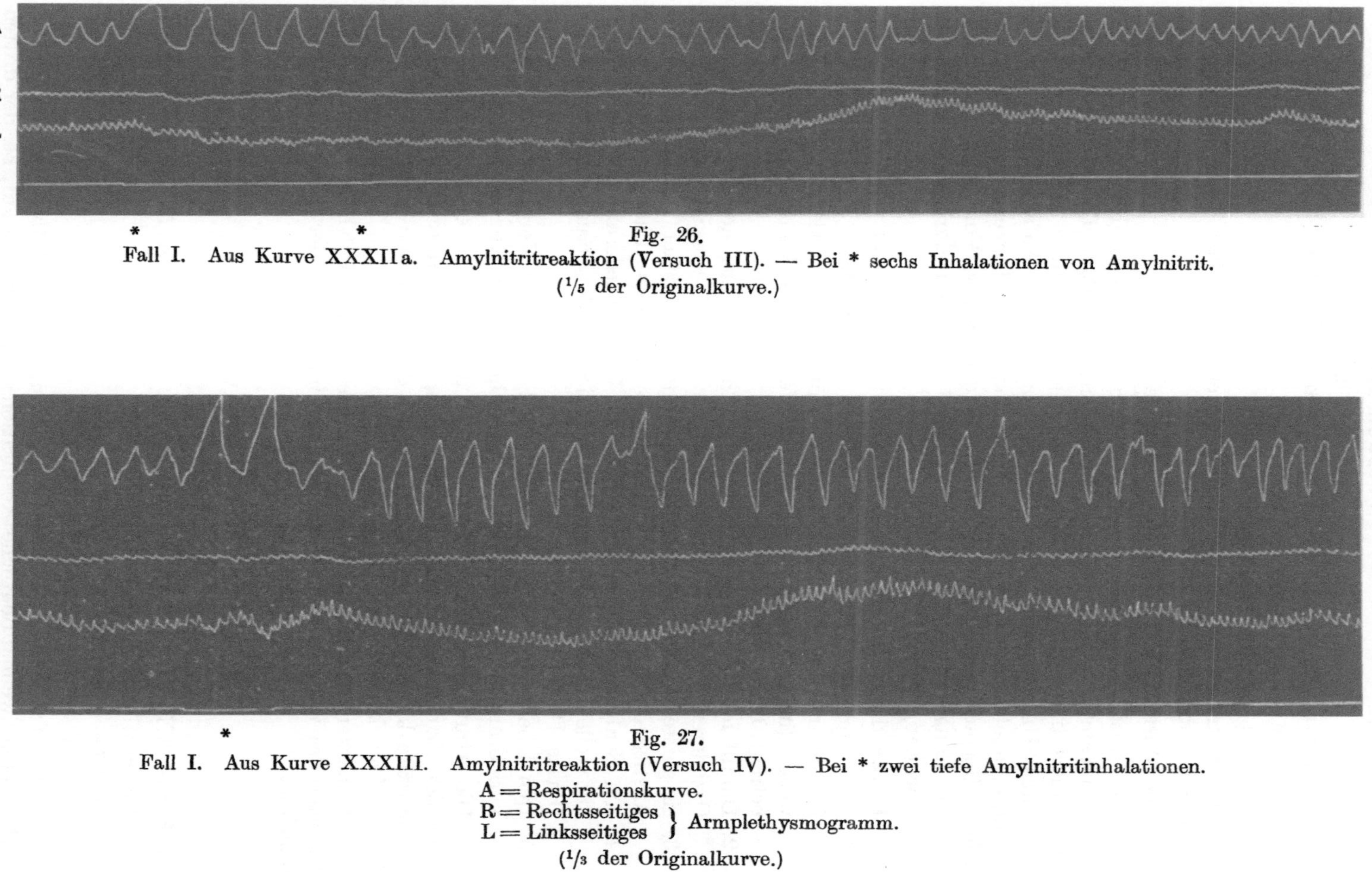

Fig. 26.

Fall I. Aus Kurve XXXIIa. Amylnitritreaktion (Versuch III). — Bei * sechs Inhalationen von Amylnitrit.

(¹/₅ der Originalkurve.)

Fig. 27.

Fall I. Aus Kurve XXXIII. Amylnitritreaktion (Versuch IV). — Bei * zwei tiefe Amylnitritinhalationen.

A = Respirationskurve.
R = Rechtsseitiges }
L = Linksseitiges } Armplethysmogramm.

(¹/₃ der Originalkurve.)

Versuch III

(hierzu Fig. 26)

aus Kurve XXXIIa, aufgenommen am 9. VI. 1910, 12 Uhr mittags.

Anordnung etc. wie bei Versuch II.

Pulszahl vor dem Versuche 81.

Amylnitriteinwirkung: 52 Halbsekunden lang = fast 6 vertiefte und verlängerte Respirationen.

Die Wirkung ist rechts eine minimale.

Die Pulsfrequenz verändert sich rechts und links in gleichförmiger Weise, die Vp sind stets synchron., sind rechts anfangs irregulär. Die Pulsbildveränderung dauert links wesentlich länger an. Die Volumkurve verläuft rechts in leichtesten Undulationen, fast völlig horizontal. Anfangs treten wenig distinkte, doch erkennbare Wellen II. Ordnung auf, hervorgerufen durch die tieferen Respirationen. Die Undulationen der rechten Volumkurve sind hinsichtlich Länge etwas ungleichmäßig und erreichen durchwegs nicht ganz 2 mm Senkung bzw. Hebung.

Links finden ausgeprägte Veränderungen statt und zwar:

1. Eine konstante Senkung der Kurve vom Beginne der Inhalation ab, 26 Sekunden anhaltend (Phase I) mit charakteristischen Respirationswellen (in absteigender Kurve verlaufend). Die Volumkurvendepression beträgt 14 mm.
2. Darauf folgt ein 24 Sekunden lang (Phase II) andauernder, mit starken Oszillieren einhergehender horizontaler Verlauf, worauf
3. ein glatter (kaum mehr oszillierender) und erheblicher, 30 mm betragender Anstieg eintritt, in der Dauer von 23 Sekunden (Phase III).
4. Am Schlusse der Reaktion sinkt die Kurve wiederum 22 mm, anfangs mit steilem, später mit sachterem Abstiege, in der Dauer von 25 Sekunden (Phase IV).
5. Den Übergang zu den normalen (d. h. vor dem Versuche bestandenen) Verhältnissen bildete ein kurzer, ziemlich steiler Kurvenanstieg.

Die Atmung gestaltete sich während der Reaktion etwas irregulär, beschleunigt, flach, von kurzen, tieferen Respirationen durchsetzt. Dauer der Amylnitrtireaktion (Wirkung) nach Schluß der Inhalation über 90 Sekunden Pulszunahme bis 114.

Bemerkenswert ist, daß auch hier die größten Pulshöhen während des Anstieges des Volumens auftraten und noch im Anfange der Phase IV (Abstieg) anhielten.

Versuch IV

(hierzu Fig. 27)

aus Kurve XXXIII, aufgenommen am 14. VI. 1910, Z. 5 Uhr nachmittags.

Anordnung unverändert.

Ganggeschwindigkeit 5,8 mm.

Pulszahl vor dem Versuche 84.

Phase I: Inhalation fast 11 Sekunden. 2 tiefe, 1 flachere Respiration. Links treten zweimal deutliche Respirationsschwankungen auf, bei der dritten

Respiration erhebt sich die Kurve um 4 mm. Rechts zeigt die Kurve nur ganz geringe, unregelmäßige Schwankungen, nicht im Sinne von Wellen II. Ordnung zu verwerten. Am Schlusse dieser Phase ist eine Senkung (1,5 mm) zu erkennen.

Phase II: Dauer 15 Sekunden. Links tritt eine Senkung, 13 mm betragend, auf. Rechts ist ein leichtester Anstieg, in toto 2 mm, ersichtlich.

Phase III: 27 Sekunden Dauer. Links tritt ein unregelmäßiger Anstieg, 3 mm, dann Abfall, 22 mm auf. Gegen Schluß des Volumanstieges größte Pulshöhe. Rechts horizontaler Verlauf. Im letzten Drittel kurzer Anstieg, während links die Kurve noch im Anstiege begriffen ist.

Phase IV: ca. 16 Sekunden Dauer, in normale Verhältnisse (81 Pulse) übergehend. Links unregelmäßiger Abfall, 12 mm, rechts anfangs Abfall noch fortdauernd, im ganzen 4 mm, dann horizontaler Verlauf mit minimalen Oszillationen (〰〰〰). Links halten die großen Pulshöhen auch noch beim Abstiege an.

Die höchste Pulszahl beträgt 110 und fällt mit dem Kurventiefstande in der III. Phase zusammen. Rechts und links sind diese Veränderungen völlig gleichlaufend.

Gesamtdauer der Reaktion zirka 70 Sekunden.

Versuch V

aus Kurve XXXIV, aufgenommen am 15. VI. 1910, vormittags.

Anordnung unverändert.

Ganggeschwindigkeit 8,8 mm.

Pulszahl vor dem Versuche 80.

Phase I: Amylnitritinhalation 12 Sekunden lang = 3 Respirationen. Es treten links 3 Respirationswellen bei gleichbleibendem Volumen auf. Rechts sind diese Wellen nur andeutungsweise ersichtlich.

Phase II: Links tritt zuerst Senkung der Kurve, fast 15 mm, auf, dann horizontaler Verlauf mit verhältnismäßig geringen Oszillationen. Rechts verläuft die Kurve horizontal.

Phase III: 35 Sekunden andauernd. Links starker Anstieg der Kurve, anfangs ungleichmäßig, wellenförmig, dann glatt. Der Anstieg beträgt 36 mm. In diese Phase fällt die höchste Pulszahl mit 114 Schlägen und die größte Zunahme der Pulshöhen links. Rechts tritt anfangs (im ersten Drittel) ein Anstieg der Kurve bis 3 mm ein, im nächsten Drittel ein Abstieg, gleichfalls 3 mm betragend; im letzten Drittel verläuft die Kurve (die links immer noch ansteigt), wieder horizontal. Die Pulse laufen links und rechts synchron. Keine nennenswerten Pulshöhendifferenzen.

Phase IV: 16 Sekunden andauernd. Links tritt ein stufenförmiger Abstieg, 18 mm betragend, auf, unter Erreichung der früheren, normalen Verhältnisse. Auch rechts zeigt sich ein analog verlaufender Abstieg, 1,5 mm betragend. Die Pulse laufen synchron.

Die Änderungen der Pulshöhen innerhalb der Kurve rechts sind kaum nennenswert. Die Pulszahländerungen (= gleichzeitig Änderungen der Wellenlänge) sind links und rechts völlig gleichartig.

Übersicht der Amylnitritreaktionen links.

	I. Phase		II. Phase		III. Phase		IV. Phase	
	Dauer	K.-Verlauf	Dauer	K.-Verlauf	Dauer	K.-Verlauf	Dauer	K.-Verlauf
I. Vers.	13″ 3 Resp.	(Senk. 17 mm) mit sehr schlecht entwickelten Respirations-W.	32″	Tiefstand horizontaler Verlauf mit starken Oszillationen	22″	Regulärer Anstieg (22 mm)	14″	Langsamer Abstieg (6 mm)
II. Vers.	18″ 4 Resp.	Unregelm. wenig distinkte Resp. W. m. Senkung (12 mm)	23″	Kurzer, jäher Anstieg, dann stark oszill. horiz. Verlauf	16″	Regulärer Anstieg (16 mm)	17″	Unregelm. schwankender Abstieg (12 mm)
III. Vers.	26″ 6 Resp.	Senkung m. Resp. W. (14 mm)	24″	Horiz. Verl. im Kurven-Tiefstande mit starken Oszillat.	23″	Regulärer Anstieg (30 mm)	25″	Abstieg (22 mm)
IV. Vers.	11″ 3 Resp.	2 deutliche respirator. Schwankungen m. Erheben der Kurve am Schlusse	15″	Senkung (13 mm)	27″	Unregelm. Anstieg (22 mm)	18″	Unregelm. Abfall (12 mm)
V. Vers.	12″ 3 Resp.	3 respirat. Wellen ohne Veränd. der Kurve	13″	Zuerst Senkung (15 mm) dann horiz. Verlauf	35″	Starker Anstieg (36 mm) anfangs unregelm. dann glatt	16″	Abstieg (18 mm)

Übersicht der Amylnitritreaktionen rechts.

	I. Phase		II. Phase		III. Phase		IV. Phase	
I. Vers.	13″	Gleichmäßige Senkung (auf irreguläre Pulse) später regulär	ca. 16″	Gleichm. Senkung fortdauernd	38″	Regulärer Anstieg (11 mm)	14″	Regulärer glatter Abstieg (7 mm)
			Gesamtsenkung 19 mm					
II. Vers.	18″	Oberflächliche irreg. W. II. Ord. bei horizont. Verlauf	12″	Horizontal	27″	Flache bogenförmige Erhebung (11″, 1,5 mm) dann horizontal	17″	Langgezogene, gleichmäß. Senkung

Übersicht der Amylnitritreaktionen rechts.

	I. Phase		II. Phase		III. Phase		IV. Phase	
	Dauer	K.-Verlauf	Dauer	K.-Verlauf	Dauer	K.-Verlauf	Dauer	K.-Verlauf
III. Vers.	26″	Mit minimalsten W. II. Ordnung zum Schlusse minimale Senkung(1,5mm)	—	Horiz. unter unregelm. langen leichtesten Undulation. minimalste Senk.	—	Horiz. m. gering. Tendenz zum Anstieg (bis 1,5 mm) im letzten Drittel	27″	Minimaler Abstieg (2 mm)
IV. Vers.	11″	Unregelm. geringe Schwankung am Schlusse (1,5 mm Senkung)	18″	Anstieg gleichm. (2 mm)	21″	Anfangs horizontal, zuletzt Anstieg	21″	Abstieg anfängl. noch fortdauernd (im ganzen 4 mm), dann horiz. mit Oszillat.
V. Vers.	12″	W. II. Ord. kaum angedeutet mit kaum merklichem Abstieg	22″	Schw. oszillierender horizontaler Verlauf	12″	Schwacher Anstieg (3 mm)	—	Abstieg (3 mm, 11″) dann horiz. Verlauf, schließl. osz. leichtes Absinken.

Besprechung der Ergebnisse.

Mit bemerkenswerter Übereinstimmung kann man nach Amylnitritinhalationen **links**, also am gesunden Arme, eine anfängliche Senkung des Volumens mit z. B. horizontalem, oszillierendem Verlaufe auf dem Volumstiefstande (= Phase I und II) konstatieren, auf welche dann stets ein überwiegend glatter, erheblicher Anstieg unter Pulshöhenzunahme eintrat (= Phase III), an welche sich schließlich regelmäßig wieder ein Abstieg (= Phase IV) als Übergang in die früheren normalen Vasomotilitätsverhältnisse anschloß.

Die anfängliche Senkung zeigte wiederholt eine, den geänderten Respirationsverhältnissen konforme Volumsbeeinflussung im Sinne von Wellen II. Ordnung.

Die höchste Pulszahl wurde regelmäßig in Phase II (gegen Ende derselben) vorgefunden.

Die Pulshöhen erfuhren ebenfalls charakteristische Abänderungen, sie wurden am höchsten in der Phase III und behielten diese Pulshöhenzunahme z. B. auch in der Phase IV noch bei.

Die Phasen I und II werden m. E. erzeugt durch **zentrale**, vom Amylnitrit erzeugte vasomotorische Veränderungen, insbesonders durch die Beeinflussung des Vasomotorenzentrums das heißt durch Blutdrucksenkung und durch Blutverschiebungen allgemeiner Art.

Der glatte Anstieg (Phase III) ist zweifellos auf eine **Lähmung** der peripheren Vasomotoren, des autonomen Systemes am Arme selbst zurückzuführen.

Die anfängliche Wirkung auf das Gehirn läßt Volumsenkung am Arme eintreten, die etwas später erfolgende periphere Gefäßlähmung am Arme hingegen Volumsteigerung. Die Beeinflussung des Vasomotorenzentrums bewirkt, daß in Phase II, auch zu Beginn der Phase III noch die Wellen III. Ordnung stärker hervortreten, sich auch unregelmäßig gestalten (= Wegfall des hemmenden Einflusses).

Für die Annahme, daß in Phase III periphere Gefäßlähmungen Platz greifen, spricht auch die Tatsache des Größerwerdens der Pulshöhen. Im allgemeinen entspricht bei gleichbleibendem Schlagvolumen eine Zunahme der Pulsamplitude einer verminderten Gefäßwandspannung bzw. einem lokal niedrigen Blutdrucke. Auch Dikrotien und Überdikrotien sind bei niedrigerem Drucke um so stärker entwickelt.

Das Steigen der Pulsfrequenz ist eine Folge der allgemeinen Blutdrucksenkung und erreicht den höchsten Grad gegen Ende der Phase II [1]).

Die Veränderungen am rechten Arme stimmen mit denen am linken Arme nur ganz oberflächlich überein, erreichen keineswegs die markanten Bilder des linksseitigen Plethysmogrammes.

Es sind zwar auch rechts überwiegend die einzelnen Phasen angedeutet, decken sich aber nicht zeitlich mit den Phasen des linksseitigen Plethysmogrammes.

In der Phase I ist eine Senkung vorhanden, doch durchwegs minimal. Die Wellen II. Ordnung kommen irregulär und sehr oberflächlich zum Ausdrucke.

Die Phase II (Anstieg) ist durchwegs viel früher zu Ende, die Phase III (Anstieg) demnach früher eintretend und in der Regel nicht konform mit dem Anstiege der Kurve links laufend. Bei drei Versuchen kann man konstatieren, daß der Anstieg bereits zu Ende ist und dem Abstiege (Phase IV) Platz macht, während der Abstieg (Phase IV) links noch deutlich fortdauert. Zweimal schließt rechts und links die Phase III synchron ab, d. h. beiderseits beginnt gleichzeitig der Abstieg der Kurve (Phase IV). Die Vp sind anfänglich entsprechend den vertieften Respirationen irregulär. Die Vp kehren rechts etwas früher wieder zur Norm zurück als die linksseitigen, wenn auch die Pulslängen (Pulszahlen) rechts und links durchwegs synchron laufen.

Jedenfalls ist aus dem Vergleiche der beiden Kurven die Tatsache zu erschließen, daß die Amylnitritreaktion rechts gegenüber links quantitativ viel schwächer und hinsichtlich der einzelnen Phasen nicht gleichzeitig und gleichförmig verläuft. Der Mangel einer Pulshöhenzunahme in der Phase III und auch IV ist wohl auf den Umstand zurückzuführen, daß sich in den rechtsseitigen Gefäßen durch das Amylnitrit nur unbedeutende Gefäßwandspannungsveränderungen einstellen.

Der Vergleich der Amylnitritkurven beider Arme ergibt für den rechten Vorderarm folgendes Resultat:

Der rechte Vorderarm nimmt an der Amylnitriteinwirkung nur ganz oberflächlichen Anteil: sowohl hinsichtlich der Blut-

---

[1]) Die von Maximowitsch und Rieder (Arch. für klin. Med. 1890. Bd. 46. S. 365 ff.) beobachteten Blutdrucksteigerungen bei Amylnitrit haben mit diesen Volumanstiegen in den plethysmographischen Kurven nichts zu tun.

füllung, als auch hinsichtlich der Volumpulse. Dies ist ein Anzeichen für den Umstand, daß die Gefäße des rechten Armes weder von den allgemeinen Blutverschiebungsphänomenen, noch von den lokalen in einem genügenden Maße betroffen werden. — Mit anderen Worten: der vorhandene Kontraktionszustand der Vorderarmgefäße wird durch Amylnitrit nur unbedeutend verändert.

Die jeweils nachgewiesenen Volumsveränderungen laufen den analogen am gesunden Arme nicht völlig gleichsinnig und gleichzeitig, dauern rechts im großen und ganzen kürzer an.

B. Adrenalin.

Das Adrenalin wirkt als Konstringens und zwar greift dasselbe die Gefäßwand direkt an (F. Pick [1]), Gottlieb [2]), Loewi und Meyer [3]), v. Frey [4]), O. B. Meyer [5]) u. a.). Das Adrenalin reizt hierbei nach den Untersuchungen von Langley [6]) und Elliot [7]) nicht direkt die Gefäßmuskulatur, sondern vielmehr die sympathischen Nerven-Endapparate der Gefäßwand. Adrenalin gilt auch allgemein als mächtiges Sympathikusreizmittel.

Die Wirkung des Adrenalins auf ausgeschnittene, in warme Ringer-Lösung verbrachte Arterienstreifen, besonders von v. Frey [8]) und O. B. Meyer [9]) eingehend studiert, sprechen einwandfrei für die periphere Angriffsweise des Adrenalins.

Die Wirkung intravenös injizierten Adrenalins besteht in einer hochgradigen Verengerung, vorzugsweise der kleinen und kleinsten Arterien. Adrenalin greift hierbei in erster Linie die Splanchnikusgefäße an. Die dadurch erzeugte hochgradige allgemeine Blutdrucksteigerung und erfolgende mechanische Umschaltung der Blutverteilung entsteht demnach unabhängig vom Vasomotorenzentrum. Anfänglich tritt durch reflektorische Erregung des Vagustonus Pulsverlangsamung und gleichzeitig Verstärkung des Schlagvolumens auf. Adrenalin ist gleichzeitig auch ein direktes Herzerregungsmittel (Olivier und Schäfer [10]), welches durch direkt erfolgende Akzeleransreizung Verstärkung der Herzbewegungen (Gottlieb [11])), somit Beschleunigung nach sich zieht. Wenn die Akzeleranswirkung über die reflektorische Vaguserregung das Übergewicht erhält, tritt an Stelle der anfänglichen Pulsverlangsamung Beschleunigung desselben.

---

[1]) F. Pick, Archiv f. experimentelle Pathologie u. Pharmakologie. 1899. Bd. 42. S. 399.

[2]) Gottlieb, Archiv f. experimentelle Pathologie u. Pharmakologie. 1897. Bd. 38. S. 99.

[3]) Loewi und Meyer, Archiv f. experimentelle Pathologie u. Pharmakologie. 1905. Bd. 53. S. 213.

[4]) v. Frey, Verhandlungen der physikalisch-medizinischen Gesellsch. zu Würzburg. 1905.

[5]) O. B. Meyer, Zeitschr. f. Biologie. 1907. Bd. 30.

[6]) Langley, Journal of Physiol. 1905. Bd. 33. S. 374.

[7]) Elliot, Journal of Physiol. 1905. Bd. 32. S. 401.

[8]) v. Frey, l. c.

[9]) O. B. Meyer, l. c.

[10]) Olivier und Schäfer, Journal of Physiol. 1895. Bd. 18.

[11]) Gottlieb, Archiv f. experimentelle Pathologie u. Pharmakologie. 1897. Bd. 38. S. 99 u. 1899. Bd. 43. S. 286.

Die periphere Angriffsweise des Adrenalins und die Verstärkung der Herzbewegungen muß an einem plethysmographisch eingeschlossenen Gefäßgebiete naturgemäß deutlich erkennbare Veränderungen, sowohl an der Kurve als auch an den Volumpulsen nach sich ziehen. Eine allgemeine Erhöhung des Blutdruckes, sowie Verstärkung der Schlagfolge des Herzens soll an und für sich Ansteigen der Kurve und Vergrößerung der Volumpulse erzeugen. Lokale Verengerungen innerhalb eines eingeschlossenen Gefäßgebietes hingegen haben trotz bestehender allgemeiner Blutdruckerhöhung stets ein Sinken des Armvolumens, demnach eine Kurvendepression zur Folge. Für die Auswertung der erhaltenen Kurven sind diese Phänomene von prinzipieller Bedeutung.

Versuch I

aus Kurve XXXV, aufgenommen am 24. VI. 1910. T. 19⁰ C.

Anordnung: oben Pneumogramm, unten rechtsseitiges Plethysmogramm. Linker Arm frei.

Injektion von 0,2 Adrenalin-Takamine (1 : 1000) in den rechten Oberarm. Langsamer Gang des Apparates, mittlere Ganggeschwindigkeit 2,9 mm. Pulszahl vor der Injektion 80. Gesamtdauer des Versuches 12,5 Minuten. Atmungsfrequenz 18—19.

Anfangs (in der ersten Halbminute) sind gröbere Schwankungen ersichtlich, worauf dann über eine Minute lang keinerlei Veränderungen wahrnehmbar werden. In der dritten Minute trat ein leichter Anstieg (2 mm) ein; darauf Abstieg (2,5 mm); von der 5. Minute ab horizontaler Verlauf. In der 5. bis 8. Minute treten die unregelmäßigen Respirationswellen allmählich hervor und machen von der neunten Minute an einer mit etwas unregelmäßigen Vp versehenen, völlig eben verlaufenden Kurve Platz. Die Pulsfrequenz steigt in der ersten Minute bis 87, macht in der 4. bis 6. Minute einer leichten Verlangsamung (76) Platz. Von der 8. Minute ab geht der Puls wieder auf die ursprüngliche Höhe zurück. In dieser Zeitphase treten irreguläre kurze Oszillationen auf.

Versuch II

aus Kurve XXXX, aufgenommen am 23. VII. 1910, ½10 Uhr vormittags.

Rechts- und linksseitiges Plethysmogramm bei der üblichen Anordnung. Injektion von 0,4 Adrenalin in die Rückenhaut (kurzer lokaler Schmerz). Ganggeschwindigkeit des Apparates 2,8 mm. Pulszahl 83. Atmungsfrequenz 19.

In der ersten und zweiten Minute senkt sich links anfangs die Kurve bedeutend, um dann nach kurzem Anstiege wieder abzusinken, sich dann neuerlich zu erheben, wiederum ausgiebig zu senken und schließlich nach mäßigem Anstiege horizontal zu verlaufen. Es treten gleich zu Beginn der Adrenalinreaktion unregelmäßig gestaltete Respirationsschwankungen auf, ferner eine ganz erhebliche Irregularität der Volumpulse. Nach der 80. Sekunde (ca. 110. Puls) nach erfolgter Injektion erreicht die Kurve ihren tiefsten Stand. Die durchschnittliche Pulszahl beträgt nunmehr 84.

Rechts hält sich das Volumen nach einer anfänglichen kurzen, gegen links ungleich geringeren Senkung während dieser Zeitphase von 80 Sekunden unter minimalsten Oszillationen auf der gleichen Höhe.

Die Vp sind rechts und links synchron, rechts sehr regelmäßig.

In der vierten und fünften Minute verlaufen beide Kurven fast völlig horizontal. Links sind langgezogene flache Wellen eingeschaltet. Links sind ferner auch Wellen II. Ordnung angedeutet. — Die Versuchsperson klagt nunmehr über Üblichkeiten, Kopfschmerzen, Brustschmerzen, sieht blaß aus. Die Pulse halten sich während dieser Zeit zwischen 69 und 75, sind synchron.

In der achten und neunten Minute verlaufen beide Kurven wie früher; in der neunten Minute treten rechts und links deutlichere Volumschwankungen,

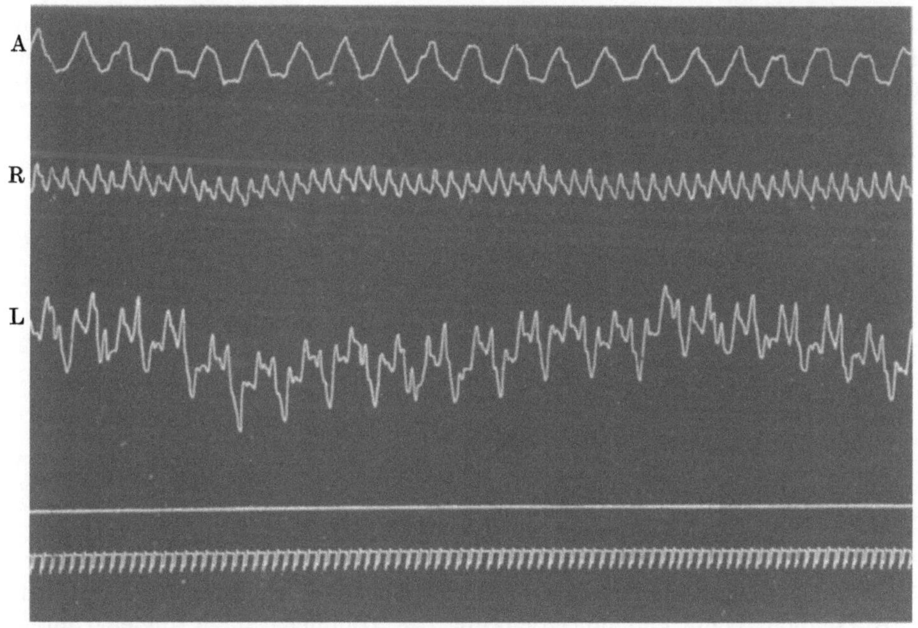

Fig. 28.

Fall I. Aus Kurve XXXXI. (Adrenalinkurve, Versuch III.)
A = Respirationskurve.
R = Rechtsseitiges ⎱
L = Linksseitiges ⎰ Armplethysmogramm.

aber unregelmäßigerer Art auf. Rechts und links sind Andeutungen von Wellen II. Ordnung vorhanden. Die Pulszahl beträgt 75—77.

In der 12. bis 14. Minute treten links immer stärker werdende spontane Schwankungen ohne äußeren Reiz auf. Einmal erfolgte (plötzliche Gedankenarbeit [?]) eine rechts und links völlig konforme, rechts überraschend starke Senkung, der ein langsamerer aber ebenso bedeutender Anstieg nachfolgte. Die Senkung beträgt rechts 12, links 14 mm (auf 10 Pulse). Die Pulszahl beträgt hier 84.

In der 17. Minute zeigt sich rechts und links ein ziemlich ebener Verlauf. Pulszahl 84. Die Volumpulse nehmen links eine reguläre Gestalt an.

In der 18. Minute wird die Versuchsperson unruhig.

Gesamtdauer des Versuches mit Einschluß von Pausen (in der Gesamtdauer von 8 Minuten) beträgt 18 Minuten.

Versuch III,
(Fig. 28).

aus Kurve XXXXI, aufgenommen am 20. VII. 1910, Z. vormittags 10 Uhr.

Anordnung: die frühere.

Mittlere Ganggeschwindigkeit 2,8 mm.

Pulszahl vor dem Versuche 80.

Atmungsfrequenz vor dem Versuche 20.

Adrenalininjektion 0,4 in die Rückenhaut (kurzer lokaler Schmerz).

VP hat tags vorher einen Anfall gehabt.

Nach erfolgter Injektion eine Minute Pause, dann wird der Apparat in Gang gesetzt. Die Hebellänge ist rechts etwas größer gemacht, durch Näherrücken der Angriffsachse an die Fixationsachse des Tambours.

Dauer des Versuches (samt Pausen) 16 Minuten.

Puls- und Atmungsfrequenz verhalten sich nach der Injektion folgendermaßen:

Minute	Puls	Respirationen
1.	79	28
2.	75	29
3.	75	30
4.	75	32
7.	76	28
7.	79	7 tiefe Respirat.
12.	80	5 „ „
13.	75	27
14.	75	27
15.	79	26

In der ersten und zweiten Minute ist folgender Kurvenverlauf konstatierbar: Anfänglich rechts und links Senkung des Volumens, links ungleich intensiver, rechts nach kurzem minimalem Anstiege fast horizontaler Verlauf. Links folgt auf den Abstieg eine stärkere Erhebung, viel länger anhaltend als rechts, worauf wieder ein stärkerer Abstieg erfolgt. Hier (70 Sekunden und 92 Pulse) erreicht die Volumkurve links überhaupt ihren tiefsten Punkt während der Versuchsdauer.

Während die Vp rechts verhältnismäßig sehr regelmäßig sind (viel größer als bei den früheren Kurven wegen relativer Schreibhebelverlängerung) sind die Vp der gesunden Seite ganz irregulär, wobei zirka jeder dritte Puls tief herabreichende, absteigende Schenkel zeigt. Die Vp des rechten Armes behalten ihre Regularität bis zur letzten Minute bei, während von der zehnten bis elften Minute ab die Vp der gesunden Seite ein regelmäßigeres Aussehen erhalten den initialen Typus (Verlängerung des absteigenden Schenkels jeden dritten Pulses) aber bis zum Schlusse beibehalten (Respirationseinfluß?).

Die Vk verläuft rechts, solange gleichmäßige Atmung besteht, völlig eben bis etwa zur zehnten Minute, während die Kurve links im großen und ganzen sehr unregelmäßige, wenn auch unbedeutende Volumschwankungen aufweist. Von der zehnten Minute an sind rechts sehr sanfte, sich stets ausgleichende Undulationen zu bemerken, so daß der Kurvenverlauf ein horizontaler bleibt.

Die in der siebenten und zwölften Minute einsetzenden tiefen Respirationen haben beiderseits deutliche respiratorische Schwankungen zur Folge. Die Schwankungen sind links regulärer als rechts; rechts und links nicht zusammenfallend.

Zusammenfassung der Adrenalinkurven-Auswertungen.

Die Adrenalinkurven bieten manches Bemerkenswerte, hingegen auch Deutungsschwierigkeiten. Versuch II und III (Injektion von je 0,4 g Adrenalin, Sol. 1 : 1000) zeigen übereinstimmende Ergebnisse. Beide Kurven lassen rechts und links anfänglich eine ausgesprochene Tendenz zum Sinken erkennen und zwar in der ersten und zweiten Minute. Das Absinken ist links viel deutlicher ausgeprägt als rechts und geht beiderseits nicht glatt sondern mit Unterbrechungen einher. Letztere bestehen in kürzeren aber mächtigeren Anstiegen. Die Versuchsperson zeigte schon während dieser Phase große Blässe. In der zweiten Minute erreichten die Kurven bei beiden Versuchen ihren Tiefpunkt. Von der vierten Minute ab verlaufen beide Kurven völlig horizontal bis etwa zur neunten bis zehnten Minute. Rechts ist der horizontale Verlauf ein vollständiger, während links nur sehr langgezogene, unregelmäßige aber unbedeutende Wellen eingeschaltet sind. VP klagt hier über Üblichkeit, Kopfschmerz etc. Erst von der neunten bzw. zehnten Minute ab sind wieder stärkere Volumsschwankungen ersichtlich. VP ist nunmehr subjektiv freier geworden. Die Volumpulse bieten links kein regulär bleibendes Bild, sind hingegen rechts mit auffallender Regelmäßigkeit zutage tretend. Die rechte Volumkurve gleicht fast einer Druckpulskurve. Das anfängliche Absinken der beiderseitigen Kurvenlinien ist wohl kaum zu verwerten. An der linken Kurve prägen sich lange Strecken hindurch in regelmäßiger Wiederkehr Respirationswellen aus. Dies ist wohl eher als ein mechanischer Folgezustand und weniger als ein rhythmischer Vasomotorenreiz nach Traube[1]) aufzufassen. Das Bild ähnelt zwar in manchen Dingen den bei starker Depression anhaltend vorkommenden Respirationswellen. Die anfänglich in die Senkung eingeschobenen Aufstiege sind möglicherweise als passive Blutverschiebungen durch Kontraktion der Splanchnikusgefäße erzeugt. Erst verhältnismäßig spät, etwa nach der 15. und 18. Minute, treten auf der linken Seite, wie denn auch im verminderten Grade auf der rechten Seite, stärkere Volumsschwankungen ein und muß hervorgehoben werden, daß der Kurvenverlauf am Ende der Untersuchung noch nicht vollständig das physiologische Bild, wie dies bei den früheren Kurven in der Regel ersichtlich ist, erreicht hat. Inwieweit hier die Gefäßverhältnisse alteriert sind, läßt sich aus den vorhandenen Kurven wohl nur sehr unsicher oder überhaupt nicht herausfinden. Zwischen der rechten und der linken Seite sind innerhalb der Pulslängen nur ganz vorübergehende und hier nur unbedeutende Differenzen. Sonst verhält sich die Pulslänge rechts und links völlig konform. Festgehalten muß werden, daß der Kurvenverlauf die Resultante aller durch das Adrenalin bedingten Angriffsveränderungen darstellt (siehe S. 146).

---

[1]) Traube, Zentralbl. f. die mediz. Wissensch. IV und V u. Gesammelte Beiträge z. Pathol. u. Physiol. 1871. Bd. 13. Siehe auch S. 55.

7. Plethysmographische Kontrollversuche an Fällen mit organisch bedingten Armlähmungen.

(Hierzu Figg. 29 bis 32.)

Die diesbezüglichen Untersuchungen wurden gleichzeitig mit den vorigen Experimenten an Patienten mit zum Teile zerebral, zum Teile peripher bedingten organischen Armlähmungen durchgeführt. Es wurde hierfür ein Fall mit linksseitiger faziolingualer Hemiplegie nach Hirnblutung (Fall IV) ferner

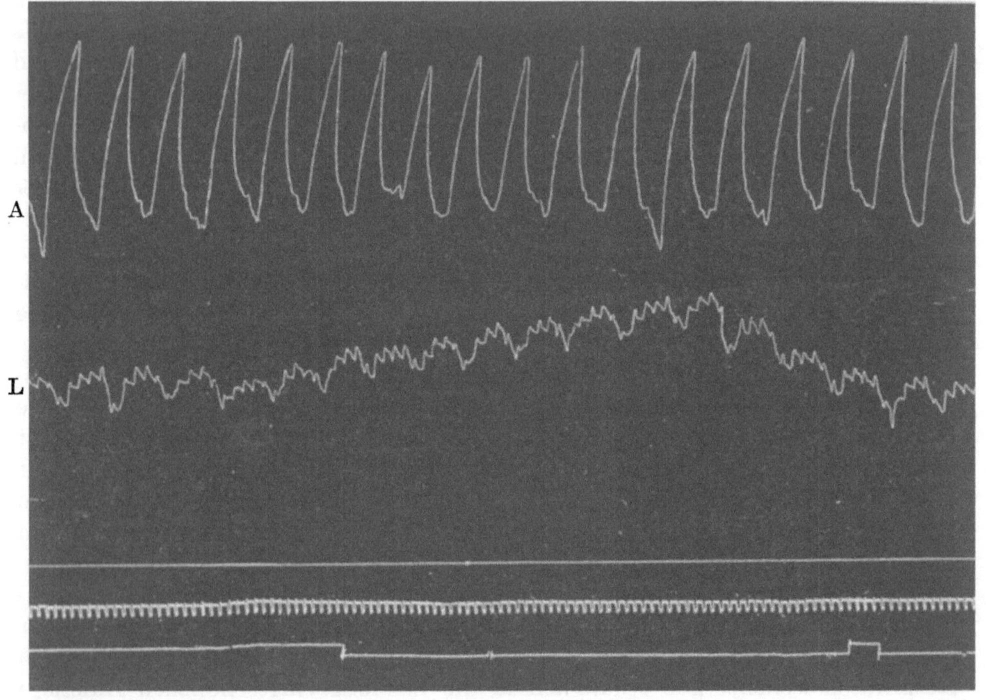

Fig. 29.

Fall IV.　Aus Kurve I.　Bewegungsvorstellungsreaktion, angeregt am linken (gelähmten) Arme.

A = Respirationskurve.
L = Linksseitiges Armplethysmogramm.

ein Patient mit fast kompletter linksseitiger, traumatisch erzeugter Armplexuslähmung (Fall V) herangezogen. Die Untersuchungen erstreckten sich vorzugsweise auf die plethysmographische Darstellung der spontanen vasomotorischen Phänomene, sowie der vasomotorischen Reaktionen auf psychische Hirnvorgänge. Die letzteren bestanden in willkürlicher Gedankenkonzentration, in der Leistung von Bewegungsvorstellungen und in der Erzeugung affektiver Erregungen.

Fall IV. 42 Jahre alter Kaufmann. Nie luetisch infiziert gewesen. Erkrankte im Juni 1908 an Apoplexie mit konsekutiver linksseitiger faziolingualer Halbseitenlähmung. Zur Zeit der plethysmographischen Untersuchungen zeigt

die Hemiplegie noch komplette spastische Armlähmung und spastische Bein-
parese mit Hypertonie, Hyperreflexie, typischen anatomischen Kontrakturen
und Babinski-Phänomen. Der Arm ist zyanotisch, verschmächtigt, kühler
als der rechte, befindet sich in habitueller Flexionsstellung mit Beugekon-
trakturen. Am distalen Teile des Armes und an der Hand leichte Sensibilitäts-
einbuße inkl. Muskelsinn. Stereognose ansonst erhalten. Der Puls der linken
Radialarterie ist gespannt, klein. Rechts ist der Puls viel besser und kräftiger
zu fühlen. Erster Herzton unrein, zweiter etwas akzentuiert. Harn frei. Es
besteht leichte periphere Arteriosklerose. Fundus normal.

Kurvenbeschreibung [1]). Linksseitiges Plethysmogramm allein. Die
beiderseitige gleichzeitige plethysmographische Aufnahme ist technisch sehr
erschwert. Volumpulse klein, doch deutlich ausgeprägt, die Gefäße kontrahiert.
Wellen II. Ordnung gut ausgeprägt, bei tiefen Respirationen stets vorhanden,
bei gewöhnlichem Atmen zu Anfang eines jeden Experimentes ersichtlich, später

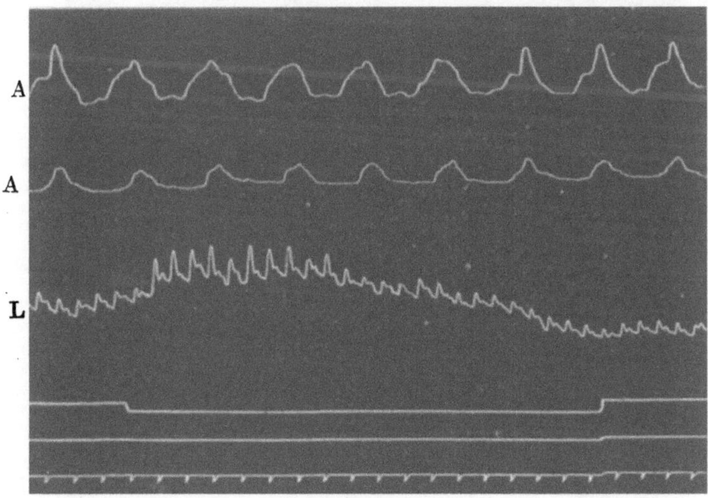

Fig. 30.
Fall IV. Lustaffekt-Reaktion am linken (gelähmten) Arme.
A_1-A = Respirationskurven.
L = Linksseitiges Armplethysmogramm.

verschwindend (Fig. 29). Die Wellen III. Ordnung (Gefäß-Eigenbewegungen)
streckenweise fehlend, sonst selten, langgezogen, flach und nur nach gröberen
Volumschwankungen nachweisbar. Bei psychischen Vorgängen treten reichliche Volumsveränderungen auf, wenn auch die Schwankungen nur relativ geringe Ordinatenwerte aufweisen. Affekte erzeugen zweifellos jedesmal Reaktionen. Eine verhältnismäßig sehr ausgiebige Volumschwankung (Erhebung)
ist bei dem Lustaffekte (siehe Fig. 30) ersichtlich. Bemerkenswert ist, daß
nach einer Lustaffektreaktion kurz darauf eine ähnliche, vorübergehende
Volumserhebung statthat, bei welcher Patient selbst ein Wiederaufleben des
Lustaffekts erwähnt (Fig. 31). Auch die Pulsgrößenveränderungen sind ganz

---

[1]) Aufgenommen wurden drei Kurven.

gesetzmäßige und relativ starke (siehe Lustaffektreaktion). Die Bewegungsvorstellungen erzeugen desgleichen zweifellos positive Reaktionen in Form von zeitweise beträchtlicher Volumszunahme bei linksseitiger Bewegungsvorstellung (Fig. 29) und nur leichte Abnahme des Volumens bei rechtsseitiger. Bei Ermüdung der Versuchsperson werden die Reaktionen schwächer. Allerdings wird auch in solchen Momenten die Evokation von Bewegungsvorstellungen eine weniger energische.

Fall V. 43 Jahre alter Maschinenwärter, früher stets gesund, mäßiger Potator, kein Luetiker. August 1910 ein Unfall (Herabstürzen ca. 5 m hoch und Hängenbleiben mit dem linken Arme). Hierbei schwere mechanische Läsion des linken Armnervengeflechtes. Gleich darauf totale schlaffe Lähmung.

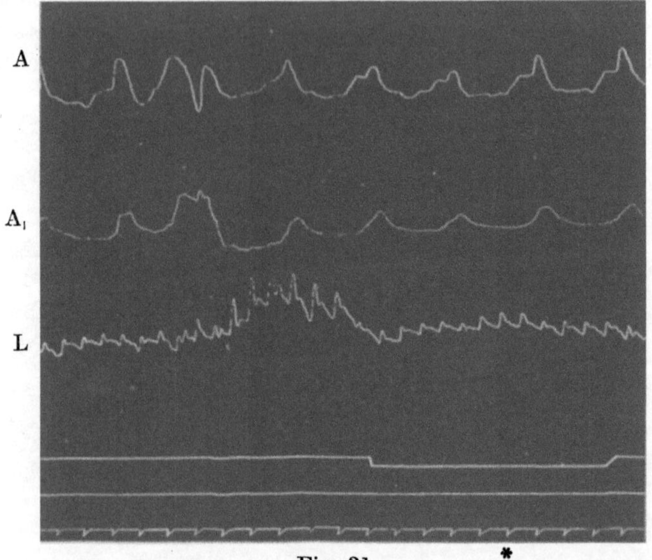

Fig. 31.
Rückerinnerung an den eben durchgemachten Lustaffekt (Fig. 30).
Bei * wird VP befragt; „Was haben Sie gedacht?"
Bezeichnung wie in Fig. 30.

Zur Zeit der experimentellen Untersuchungen (Februar 1911) bestanden deutliche vorgeschrittene Muskelatrophie, periphere inkomplette Sensibilitätsstörungen, trophische Störungen, Areflexie, Entartungsreaktion, zum Teile total, zum Teile partiell. Die Gliedmaße hängt schlaff gelähmt herab, kann nur im Schultergelenke etwas gehoben werden. Passive Beweglichkeit bis zu einem gewissen Grade erhalten, allerdings mit Schmerzen verbunden. Häufig spontane Schmerzen in der Schultergegend. Radialgefäß gut palpabel. Im übrigen ungestörte Nervenfunktionen, Keine Anzeichen einer diffusen Neurose.

Die plethysmographischen Untersuchungen dieses Falles [1]) erwiesen sich zwar als technisch schwierig durchführbar, doch in den Ergebnissen überwiegend als sichergestellt. Die Vp waren stets gut ausgeprägt, regelmäßig, mit deutlicher Rückstoßelevation. Wellen II. Ordnung waren stets bei ruhiger Atmung erhältlich. Wellen III. Ordnung waren spärlich ausgeprägt und sehr flach.

____
[1]) Aufgenommen wurden drei Kurven.

An diesem gelähmten, trophisch verschmächtigten Arme sind, was bei den Experimenten stets auffiel, reichliche spontane vasomotorische Vorgänge ersichtlich. Bewegungsvorstellungen (linksseitige) erzielten stets entsprechende, gelegentlich namhafte Kurvenphänomene (Fig. 32), auch waren deutliche Aufmerksamkeitsreaktionen, desgleichen Lust- und Unlustreaktionen ersichtlich. Gelegentlich waren sie nur angedeutet. Hinsichtlich der Pulsgröße zeigten sich deutliche Schwankungen, je nachdem ein Spannungszustand, ein Unlustaffekt oder ein Lustaffekt erzielt wurde. Durch auftretende Schulter-

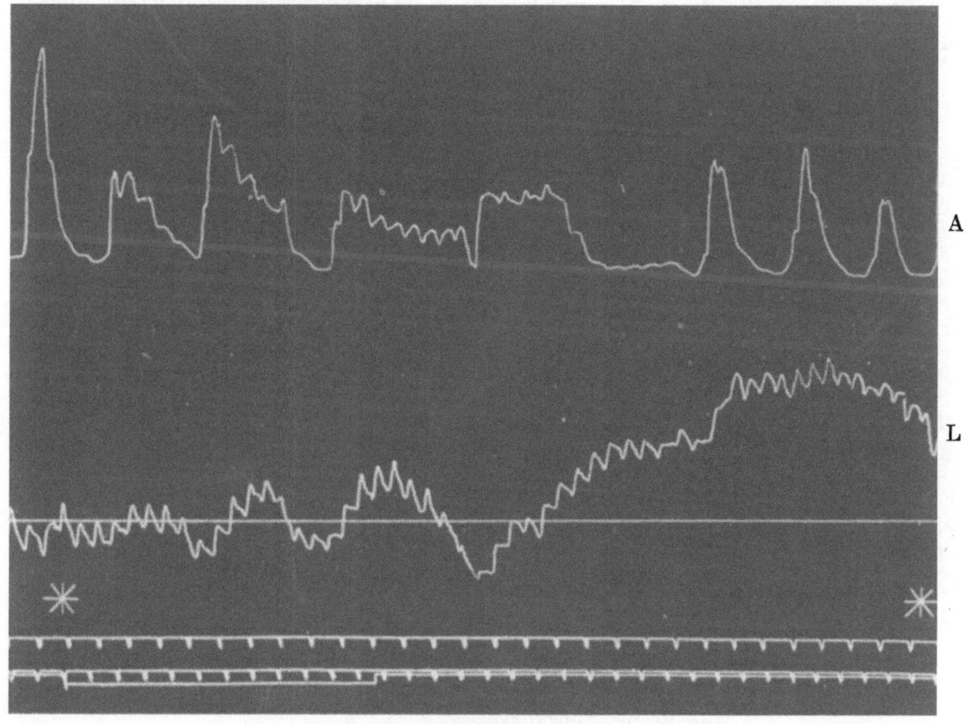

Fig. 32.
Fall V. Aus Kurve III. Bewegungsvorstellungsreaktion, angeregt am linken (gelähmten) Arme.
A = Respirationskurve.
L = Linksseitiges Armplethysmogramm.

gelenkschmerzen waren allerdings die Kurven zeitweise in diesem Sinne alteriert. Jedenfalls waren an diesem peripher gelähmten Arme gesetzmäßige und zwar relativ reichliche vasomotorische Vorgänge zu konstatieren (Fig. 32).

8. Weitere plethysmographische Untersuchungen bei hysterischen (hysteriformen) Motilitätsstörungen (Parese, Myasthenie).

Hierzu Figg. 33 bis 38.

Als wichtige Ergänzung zu den plethysmographischen Untersuchungen bei hysteriformer Monoplegie (Fall I des ersten Teiles) können die analogen Untersuchungen bei einem interessanten Krankheitsfall gelten (d. i. Fall III

des ersten Teiles)[1]), welcher nach wiederholten traumatischen Einflüssen bei
gleichzeitigem Alkoholmißbrauche wiederholte linksseitige passagere Hemiplegien aufzeigte und schließlich die klinischen Symptome einer wechselvollen
Parese bzw. Myasthenie des linken Armes bei Fehlen organischer Anzeichen
darbot.

Kurve I,

aufgenommen am 16. XI. 1910, Z. vormittags. T. 18⁰ C. Blutdruck rechts
< links.

Anordnung: oben Atmungskurve, **Mitte** rechtsseitiges, **unten** linksseitiges Plethysmogramm.

Ganggeschwindigkeit 3,1 mm...
Dauer des Versuches 12,5 Minuten.

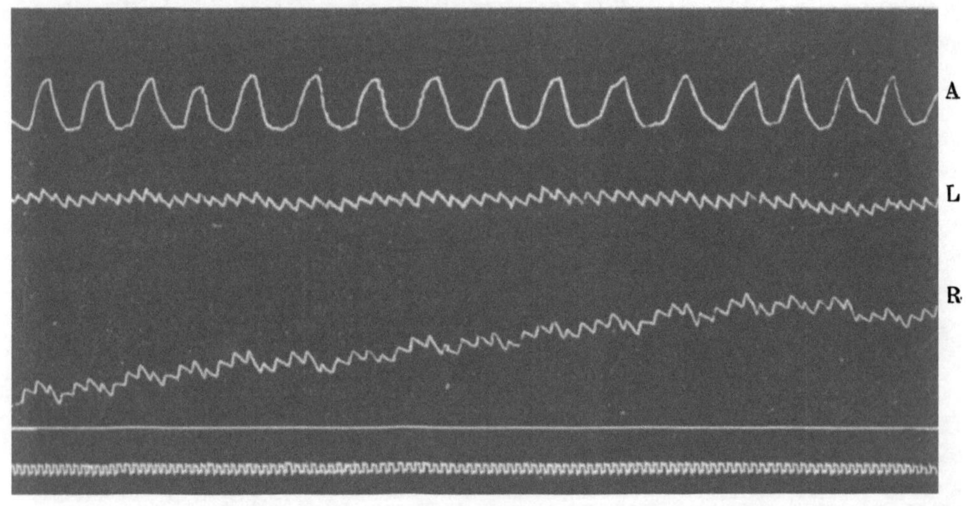

Fig. 33.

Fall III.　Aus Kurve I.　Lösung eines Spannungszustandes.
A = Respirationskurve.
L = Linksseitiges   } Armplethysmogramm.
R = Rechtsseitiges

Reizanwendungen bzw. Leistungen:

1. Schuß, 2. geistige Arbeit, schwieriges Kopfrechnen.

Ergebnis.

Die Volumpulse sind beiderseits sehr regelmäßig, die Rückstoßelevation
gut ausgeprägt. Am rechtsseitigen Plethysmogramm (gesunder Arm) treten
die Wellen II. Ordnung durchwegs deutlich hervor und zwar bald in stärkerem
Maße, bald geringer (Fig. 33). Die Versuchsperson gibt an, sich während
der ganzen Kurvenaufnahme in einem leicht-ängstlichen Affekte befunden zu
haben. Es ist auch zweifellos, daß sich die VP zu Anfang der Kurvenaufnahme
in einem Spannungszustande befand. Am linken Plethysmogramme fehlen
Respirationswellen vollständig. Die Wellen III. Ordnung sind beiderseits

---

[1]) Die klinische Krankengeschichte siehe S. 33—44.

gut ausgeprägt, links langgezogener, rechts kürzer, formreicher. Die Volumschwankungen sind rechts in ausgiebigem Maße vorhanden, auf der linken Seite sehr verarmt und wenig intensiv. Schuß erzeugt rechts einen jähen Anstieg, dann anhaltendes Absinken der Kurve, links nur sanfte Undulationen bei horizontalem Verlaufe der Kurve. Geistige Arbeit erzeugt rechts ein anhaltendes Absinken nach einem vorübergehenden kurzen Anstiege, etwa zu Beginn am zweiten Drittel. Der Abstieg beträgt Ordinatenwert 15 mm. Auf der linken Seite wird konform mit dem rechten Anstiege ein analoger Anstieg beobachtet. Der nachfolgende Abstieg der rechten Kurve fehlt hier vollkommen. Interessant ist gegen Schluß der Untersuchung, etwa in der neunten Minute, ein anhaltender Kurvenanstieg an der rechten Seite. (Ordinatenwert 18 mm auf 44 Pulse), während auf der linken Seite die Kurve unter leichtesten Schwankungen horizontal verläuft. Dieser Kurvenanstieg hängt zweifellos mit der

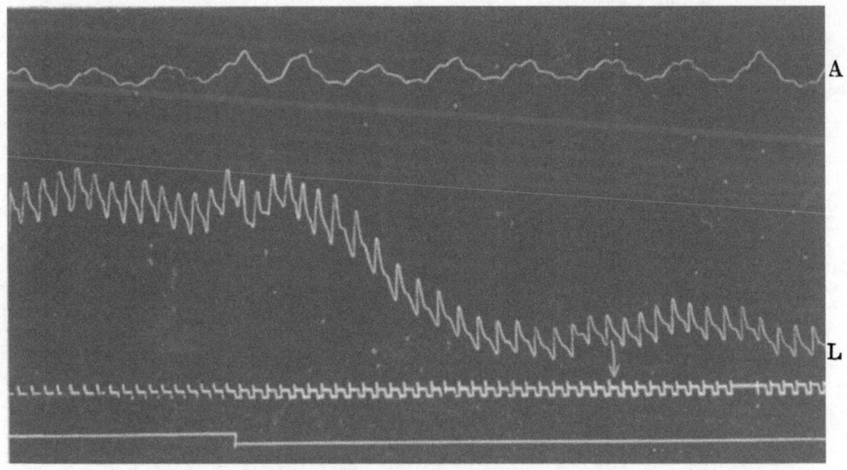

Fig. 34.
Fall III. Aus Kurve IV. Reiz 3. (Reaktion auf Kopfrechnen mit Unlust.)
A = Respirationksurve.
L = Linksseitiges Armplethysmogramm.

Lösung von Spannung zusammen, welche mit dem Ausspruche zusammenfällt: „Ich bin zufrieden, Sie können nun ausruhen" (s. Fig. 33).

Kurve II,
aufgenommen am 17. XI. 1910, Z. 6 Uhr nachmittags.

Klinisches: Myasthenie andauernd. Schmerzempfindung aufgehoben und zwar nur am Arme (Grenze: vordere Achselfalte Akromion, hintere Achselfalte). Blutdruckphänomene links > rechts.

Bei Aufnahme der Kurve Stimmung frei.

Es wird nur die Atmungskurve und das linksseitige Plethysmogramm aufgenommen.

Reizanwendungen bzw. Leistungen.
1. Aufpassen! 2. Rechnen: 730—520 = ? 3. Punkte zählen. 4. Tief atmen.

5. Denken, eine Last rechts heben zu müssen! 6. Denken, ein schweres Gewicht links zu heben.

Ganggeschwindigkeit wie früher.

Dauer des Versuches 8 Minuten.

Ergebnis.

Nr. 1, 13 Pulse lang, 6 mm, erzeugt vorübergehenden Anstieg, dann Senkung. Nr. 2 erzeugt vorübergehende Unregelmäßigkeit der Pulse ohne Volumkurvenänderung. Nr. 3. erzeugt keine Veränderung. Nr. 4, dreimal tief atmen, erzeugt Unregelmäßigwerden der Pulse und Senkung. Nr. 5, 25 Pulse lang, 19 mm, erzeugt ausgiebigere Senkung. Nr. 6, 32 Pulse lang, erzeugt anfangs Senkung, 5 mm, dann horizontalen Verlauf.

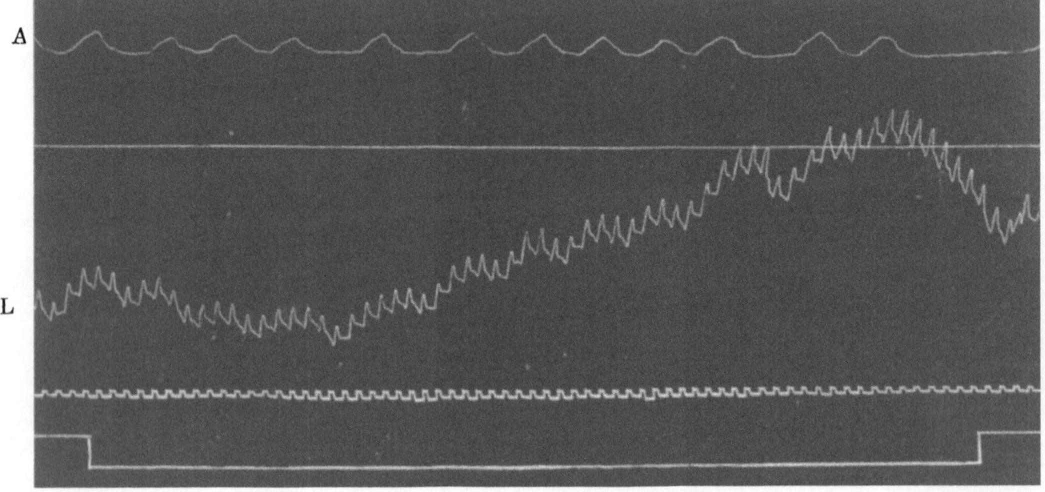

Fig. 35.

Fall III.　Aus Kurve V.　Plethysmogramm des gelähmten linken Armes bei linksseitig angeregter Bewegungsvorstellung (L).

A = Respirationskurve.

L = Linksseitiges Armplethysmogramm.

Die Volumpulse sind außer bei Reizapplikationen sehr regelmäßig. Die Kurve verläuft bis auf die Reizveränderungen horizontal, zeigt sehr sanfte Wellen III. Ordnung. Die Wellen sind langgezogen, werden nach Reizen etwas kürzer und besser ausgeprägt. Die Höhen der Volumpulse sind sehr konstant, ändern sich kaum, nur wenige Millimeter.

Kurve III,

aufgenommen am 19. XI. 1910, Z. 10 Uhr vormittags.

Anordnung; linksseitiges Plethysmogramm.

Mittlere Ganggeschwindigkeit 4,4 mm.

Dauer des Versuches 8 Minuten.

Pulszahl vor dem Versuche 84.

Reizanwendungen bzw. Leistungen.

1. Rechnen mit vorgedruckten zweistelligen Zahlen. 2. Aufpassen! (energischer Zuruf). 3. Einwirkung von heißem Wasser auf den rechten Arm. 4. Kelenspray auf das linke Ohr, 5. 6., 7. Ammoniak- und Kampher-, Rosenwassergeruch. 8. Unvermuteter Schlag auf den Kopf. 9. Zitronengeschmack. 10. Stich in das linke Gesicht. 11. Tief atmen.

Ergebnis.

Anfangs treten flache, kurzwellige Wellen III. Ordnung gehäuft auf, später werden dieselben langgezogen und spärlicher. Nach den einzelnen Reizapplikationen tritt vorübergehende Zunahme und Kürzerwerden derselben auf. Die Vp sind durchwegs (außer bei Tiefatmen) sehr regelmäßig. Die Rückstoßelevation ist durchwegs gut ausgeprägt; die Höhen sind stets gleichbleibend.

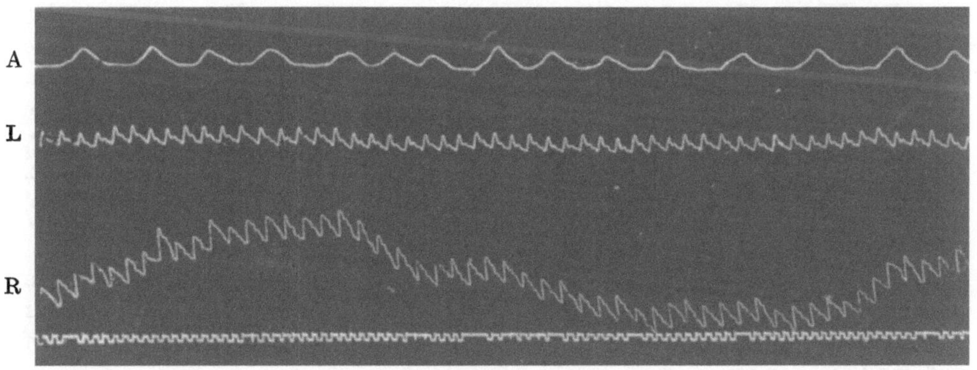

Fig. 36.
Fall III.　Aus Kurve VI.
A = Respirationskurve
L = Linksseitiges ⎫
R = Rechtsseitiges ⎭ Armplethysmogramm.

Während des ganzen Versuches hält sich die anfängliche Pulszahl von 84 auf einer Höhe von durchschnittlich 90.

Kurvenverlauf bei den einzelnen Reizen.

Reiz 1. 25 Pulse lang; Rechnen mit vorgedruckten zweistelligen Zahlen ergibt leichte Senkung, dann Anstieg bis zum früheren Volumen.

„ 2. erzeugt keine Veränderung.

„ 3. 36 Pulse lang; erzeugt erst im zweiten Drittel eine leichte Senkung, dann wieder Anstieg zur ursprünglichen Höhe; im übrigen horizontaler Verlauf.

„ 4. 14 Pulse lang: fällt in eine kurze Welle III. Ordnung hinein, erzeugt an sich keine Veränderung.

„ 5. Verursacht Unruhe und ausfahrende Bewegungen (kein verwertbares Ergebnis.

„ 6. 7 Pulse lang; erzeugt keine Veränderung.

Reiz 7. 12 Pulse lang; erzeugt anfangs Senkung (Fortsetzung einer Welle III. Ordnung).

„ 8. 5 Pulse lang; erzeugt als Reaktion leichten Anstieg.

„ 9. Erzeugt anfangs Unregelmäßigkeit der Vp und Senkung, dann Abstieg.

„ 10. 13 Pulse lang; erzeugt anfangs Senkung, dann Anstieg bis zur ursprünglichen Höhe.

Tiefatmen erzeugt hervortretende Wellen II. Ordnung; die Vp werden hier etwas irregulär.

Kurve IV,
aufgenommen am 23. XI. 1910, Z. 11 Uhr vormittags.

Anordnung: Linksseitiges Plethysmogramm.
Ganggeschwindigkeit 4,2 mm.
Pulszahl vor dem Versuche 92.

Die Kurve IV zeichnet sich gegenüber den früheren Kurven durch das Auftreten reicherer vasomotorischer Vorgänge aus. Es treten hier intensive Schwankungen der Kurve auf, sowohl spontan als bei äußeren Reizvorgängen. Auch die Pulshöhen zeigen ausgiebige Schwankungen und zwar betragen die Pulshöhen zwischen 2 und 6 mm. Die Vp zeigen sich nur vereinzelt irregulär, sind ansonst sehr regelmäßig. Die Rückstoßelevation ist überall gut entwickelt.

Reizanwendungen bzw. Leistungen.

1. Spannungszustand, hervorgerufen durch verschiedene Manipulationen und durch die Aufforderung: Aufpassen! Dauer 66 Pulse. 2. Kelenspray auf den linken Oberarm, Dauer 44½ Pulse. 3. Kopfrechnen: 33 × 17 = ? 4. Tief und langsam atmen.

Ergebnis.

Reiz 1. Der Spannungzustand erzeugt eine Senkung der Kurve, Ordinatengröße 20 mm auf 66 Pulse, dabei deutliche Pulsverkleinerung und Pulsverkürzung (Pulszunahme auf 99).

„ 2. Erzeugt eine ausgesprochene und anhaltende Senkung, Ordinatenwert 29 mm.

„ 3. Ist mit Unlust verbunden, erzeugt starke Senkung und auch anfängliche Pulsverkleinerung. Ordinatenwert 24 mm auf 17 Pulse. Nach dem Abstiege erfolgt ein leichter Anstieg, worauf wieder ein anhaltender Abstieg eintritt (Fig. 34).

„ 4. Tief und langsam atmen erzeugt stark hervortretende Wellen II. Ordnung. Die einzelnen Volumschwankungen sind etwas unregelmäßig und hat die Kurve dabei Tendenz zum Anstiege.

Kurve V,
aufgenommen am 26. XI. 1910. Z. 10 Uhr Vorm.

Anordnung und Geschwindigkeit wie früher. Linksseitiges Plethysmogramm.

Diese Kurve zeichnet sich aus durch außerordentlich intensive Schwankungen der Volumkurve. Die Schwankungen sind größtenteils spontane, es wurden nur zweimal äußere Reizanwendungen bzw. Leistungen (Bewegungsvorstellungen) angewendet. An der Volumkurve sind enge und verhältnismäßig stark ausgeprägte Wellen III. Ordnung ersichtlich, ferner wiederholter nachhaltiger Anstieg der Kurve mit jähem Abfalle. Die Volumpulse sind regelmäßig, die Volumpulsgrößen verhältnismäßig bedeutenden Schwankungen unterworfen. Die Bewegungsvorstellungen erzeugen beide Male verhältnismäßig beträchtlichen Anstieg der Kurve mit nachfolgendem rascheren Abstiege (Fig. 35).

<h2 style="text-align:center">Kurve VI,</h2>

aufgenommen am 20. XII. 1910. Z. 5 Uhr Nachm.

Anordnung: wie früher. Beiderseitiges Plethysmogramm; oben linksseitiges, unten rechtsseitiges Plethysmogramm.

Links sind sehr geringe spontane und reaktive Blutfüllungsänderungen bei gut ausgeprägten Volumpulsen ersichtlich (Fig. 36). Die linksseitige Kurve verläuft fast eben. Zeitweise sind die Volumpulse in Unordnung. Rechts sind hingegen ausgiebige Blutfüllungsveränderungen ersichtlich, ausgeprägte Wellen III. Ordnung. Als geistige Leistung ist eine Rechenaufgabe gegeben worden: (Aufpassen! Wieviel ist 21×12?). Hier tritt der Unterschied deutlich zutage, indem rechts eine prompte Reaktion auftritt, in Form eines raschen Abfalles und einer steilen Erhebung, währenddem links nur eine minimalste, ungleichmäßige Oszillation mit Unregelmäßigkeit der Volumpulse zutage tritt.

<h2 style="text-align:center">Kurve VII,</h2>

aufgenommen am 11. I. 1911, ca. ½7 Uhr abends. T. 19 ⁰ C.

Anordnung wie früher; oben linksseitiges; unten rechtsseitiges Plethysmogramm. Langsamer Gang.

Die VP ist völlig wach, zeigt anhaltend subjektiv Wohlbefinden, hat etwas Alkohol bekommen. Es wird ihr vor dem Versuche gestattet, sich ihren Gedanken völlig hinzugeben, es erwarte sie kein Reiz. Nachträglich wird von der VP berichtet, daß die Gedankentätigkeit tatsächlich eine lebhafte war. Die Vp sind rechts durchwegs größer als links, sind beiderseits gut ausgeprägt regelmäßig mit guter Rückstoßelevation. An der linken Kurvenlinie ist die Tendenz zum Festhalten ein und derselben Blutfüllungsgröße deutlich ausgeprägt (sog. Sperrung). Es sind nur vorübergehende, kurz dauernde und wenig intensive Volumschwankungen ersichtlich. Jähe Volumschwankungen kommen hier nicht vor. In der zweiten Hälfte der Kurve wird VP durch optische Imitation zu einer rechtsseitigen Bewegungsvorstellung angeregt. (Fig. 37.)

Rechts hingegen zeigen sich ganz enorme Volumschwankungen, teilweise mit jähem Abfalle und Anstiege. Die Wellen III. Ordnung sind rechts und links ersichtlich, links indes nur andeutungsweise, mit den rechten nicht synchron. Während auf der rechten Seite deutliche Pulsgrößendifferenzen (Höhenunterschiede) zu bemerken sind, sind auf der linken Seite solche Unterschiede nur innerhalb enger Grenzen erkennbar. Offenbar sind die starken Volumdifferenzen am rechten Plethysmogramme auf intensive Gedankenarbeit zurückzuführen.

Die VP gibt auch nachträglich an, es seien ihr angenehme und unangenehme Gedanken durch den Kopf gegangen, Patient habe über seine Zukunft, seine Krankheit nachgedacht etc. Jedenfalls ist hier ersichtlich, daß ein allgemeiner Spannungzustand nicht bestanden hat und daß die Vasomotorentätigkeit (zumindest rechts) eine ausgiebige und lebhafte war.

Eine ohne vorherige Ankündigung eingeleitete Amylnitritreaktion (15 Tropfen, 4 Respirationen) verläuft rechts typisch, links nur mit Hervortreten von Wellen II. Ordnung.

Kurve VIII,

aufgenommen am 12. I. 1911, Z. 11 Uhr vormittags.

Anordnung: wie früher.

Ganggeschwindigkeit 4 mm.

Die rechten Vp größer als die linken. Rechts sind reichhaltige Blutverschiebungsphänomene vorhanden, auch links verhältnismäßig formreiche, nach Intensität und Mannigfaltigkeit den rechtsseitigen jedoch nicht gleichend. Links erscheinen in dem Kurvenverlaufe ziemlich häufige Wellen III. Ordnung eingeschaltet. Während einer dreimaligen tiefen Respiration treten die Wellen II. Ordnung rechts wie links sehr schön hervor. Eine Amylnitritreaktion (10 Tropfen auf 3 Respirationen) erzeugt rechts typische vier Phasen, auch auf der linken Seite Andeutung der einzelnen Phasen; sonst bietet die Kurve nichts Besonderes.

Kurve IX,

aufgenommen am 12. I. 1911, abends. T. 18 ⁰ C.

Anordnung: wie früher.

Langsame Ganggeschwindigkeit.

Die Vp sind beiderseits synchron, zeigen ziemlich konforme Pulsbilder, auch gleiche Pulsgrößen. Keine Reizanwendung, nur in der Mitte des Versuches Amylnitritinhalation (10 Tropfen). Ansonst wurde die VP mit den Worten: „Sie können denken was Sie wollen", sich selbst überlassen. VP wird während des Versuches schläfrig.

Ergebnis.

An beiden Kurvenlinien sind die Wellen II. Ordnung deutlich und durchwegs gut ausgeprägt. Links sind Wellen III. Ordnung vorhanden, umfassen mehrere Respirationsphasen, sind jedoch flach, mit geringen Ordinatenwerten. Rechts sind die Wellen III. Ordnung häufiger und stärker entwickelt, zeigen größere Ordinatenwerte als links.

Die Kurve des linken Plethysmogrammes verläuft ansonst horizontal und läßt nur sehr geringe spontane Blutverschiebungen erkennen. Ihr Auftreten fällt jedoch sehr häufig mit gleichzeitigen Volumschwankungen der rechten Seite zusammen. Am rechten Plethysmogramm sind ganz enorme Blutverschiebungen erkennbar und zwar solche mit ziemlich allmählichem An- und Abstiege, aber auch solche mit jähem Anstiege bzw. Abfalle. Die VP berichtet am Schlusse des Versuches, daß sie sich während der ganzen Versuchsdauer in gleichmäßiger Stimmung befunden habe und schläfrig gewesen sei. Die VP kann sich weder an lust- noch an unlustbetonte Gedankenkomplexe erinnern.

Additional material from *Hysterische Lähmungen,*
ISBN 978-3-642-88904-2, is available at http://extras.springer.com

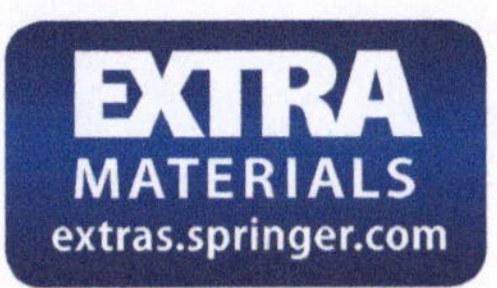

Ergebnis

der Amylnitritreaktion in der zweiten Hälfte des Versuches: An der rechten Seite tritt anfangs eine bedeutende Senkung unter Beibehaltung der Wellen II. Ordnung ein und zwar eine Senkung, die über die technisch mögliche Kurvenschreibung hinausgeht (so daß der Schreibhebel höher gestellt werden muß), worauf dann unter Beibehaltung der Respirationswellen eine nachträgliche und ganz beträchtliche Volumszunahme wieder eintritt. Auf der linken Seite zeigt sich bei sehr schön ausgeprägten Respirationswellen, welche während der ganzen Reaktionsdauer anhalten, ein fast völlig horizontaler Verlauf der Kurve. Diese Kurve zeigt einen ganz außerordentlichen Kontrast in den Blutfüllungsveränderungen beider Extremitäten. Auch hier tritt die Erscheinung der „Sperrung" am linksseitigen Plethysmogramme zutage. Von Interesse ist, daß diese Plethysmogramme in einem Zustande von Schläfrigkeit erhalten wurden, in welchem laut Angabe der VP psychische Vorgänge, die Rückerinnerungen zurücklassen, kaum stattgefunden haben. Die Volumpulse sind rechts und links konform.

Kurve X,

aufgenommen am 14. I. 1911, abends . T. 19 ^{0} C. (Fig. 38).

Anordnung: wie früher.

Langsamer Gang.

VP ist schläfrig. Keine Reizapplikation. Auch diesmal wird die VP ihren Gedanken überlassen. Es sind auf der gesunden Seite starke Blutfüllungsveränderungen spontaner Art ersichtlich. An der linken Seite sind nur belanglose Veränderungen vorhanden, die Kurve verläuft hier fast horizontal (Fig. 38). Auch diesmal ist am linksseitigen Plethysmogramme ein ganz enormes Verharren in einer bestimmten Blutfüllungsgröße erkennbar. Die linksseitigen Volumpulse sind regelmäßig und gut ausgeprägt, die Pulsgrößen hinter den rechtsseitigen zurückstehend, an beiden Kurven prägen sich deutliche Wellen II. Ordnung aus und sind konstant während der ganzen Versuchsdauer vorhanden. Die Wellen II. Ordnung sind auf der linken Seite sogar ziemlich markant.

Eine in der üblichen Weise erzeugte Amylnitritreaktion ruft rechts eine typische Kurvenveränderung hervor und links dasselbe Bild wie in Kurve IX.

9. Zusammenfassung der plethysmographischen Untersuchungsergebnisse bei Fall III mit hysteriformen Motilitätsstörungen.

Die mit dem Falle III aufgenommenen plethysmographischen Kurven lassen zwischen dem rechten und dem linken Arme bedeutende Unterschiede erkennen. Dieselben überschreiten das physiologische Ausmaß bei weitem. Am linken Arme selbst prägen sich zu den verschiedenen Zeiten auch ganz markante Unterschiede aus und zwar in dem Sinne, daß die physiologischen Blutverschiebungen zwar zeitweise ganz bemerkenswerte, den normalen Verhältnissen nahekommende Bilder aufweisen, in der Regel aber eine schwere Hemmung — „Sperrung" — erfahren. Zu den Zeiten, wo die vasomotorischen Leistungen freier, reichhaltiger sind, läßt sich auch klinisch

stets eine Besserung der subjektiven und der objektiven Krank-
heitskennzeichen nachweisen. Während jener Zeit, wo der Überblick
über die Kurven den Tatbestand eines Hemmungszustandes erkennen läßt,
waren die motorischen Störungen (Schwächezustände, Myasthenie) des linken
Armes auch klinisch in deutlicherem Grade ausgeprägt. Die Vp waren links
stets ausgeprägt. Ihre Höhe war in der Regel geringer als die der rechtsseitigen,
mit Ausnahme einer einzigen Kurve, in welcher beiderseits gleiche Volumpulsgrößen erhalten wurden. Es kann somit von einem wenigstens temporären
Kontraktionszustande im Gebiete der linksseitigen arteriellen Gefäße gesprochen
werden.

Die innerhalb einer Reaktion physiologisch sich einstellenden Pulsgrößenveränderungen waren links in der Regel nur innerhalb kleiner Grenzen möglich.
Die Wellen II. Ordnung sind beiderseits durchwegs gut ersichtlich, bei tiefer
Atmung auch links sehr deutlich zutage tretend (Kurve III und IV). Besonders
schön traten die Respirationswellen an den Kurvenlinien während eines Schläf-
rigkeitszustandes auf. Auch die Wellen III. Ordnung sind beiderseits
gut ersichtlich, links allerdings seltener und oberflächlicher. Hinsichtlich
der Blutfüllungsschwankungen ist — wie gesagt — die rechte Extremität der
linken weit überlegen. Die Mehrzahl der erhaltenen Kurven läßt an den linksseitigen Plethysmogrammen (außer den Wellen II. und III. Ordnung) nur
kurzandauernde und oberflächliche Volumschwankungen erkennen.

Von großem Interesse sind die Kurven VII, IX, X (Abendkurven),
bei denen ohne äußere Reizapplikation bei rechtsseitig lebhafter, sozusagen
ungehemmter Vasomotorentätigkeit auf der linken Seite die bereits beschriebene
Hemmung — „Sperrung" — nachweisbar ist. Dieser Hemmungszustand
erstreckt sich auch auf die Amylnitritreaktion.

Im Gegensatze dazu sind in den Kurven IV und V (Vormittagskurven)
solche Störungen nicht ersichtlich. Die Vasomotorenfunktion ist verhältnismäßig frei, weshalb auch zu diesen Zeiten ganz beträchtliche, zum Teil spontane,
zum Teile reaktive Volumschwankungen ersichtlich werden. In solchen freien
Zeiten sieht man z. B. die Aufmerksamkeit, Unlust- und Bewegungsvorstellungsreaktion (Kurve IV und V) schön hervortreten. Speziell sind die Bewegungs-
reaktionen ganz beträchtlich zu nennen.

Es läßt sich hiermit folgendes Resumé aufstellen:

Das linksseitige (=kranke) Gefäßgebiet befindet sich überwiegend in einer Art Sperrungszustand. Es besteht eine Tendenz,
einen bestimmten Blutfüllungsgrad festzuhalten. Nur zeitweise
und zwar parallelgehend mit den klinischen Erscheinungen ist
die Vasomotorentätigkeit eine verhältnismäßig normale, wobei
stärkere Volumsveränderungen und implicite eine fast normale
psychophysische Ansprechbarkeit der Vasomotoren nachgewiesen
werden kann.

10. Epikrise. Schlußfolgerungen.

Die folgenden Erörterungen gehen von der Fragestellung aus, inwieweit
der Tatbestand aktiver-lokaler und passiver-mechanischer Blutverschiebungen
für die Auffassung der erzielten Untersuchungsresultate herangezogen werden

kann. Die Lösung dieser Fragestellung hat die unter gleicher Versuchsanordnung erfolgte gleichzeitige Aufnahme der Plethysmogramme beider Arme zur Voraussetzung. An die Spitze sind die bisherigen Forschungsergebnisse, sowie der an gesunden Versuchspersonen vorgenommenen eigenen Untersuchungen zu stellen. Speziell die letzteren Untersuchungen geben darüber Aufschluß, daß eine völlige Gleichförmigkeit der vasomotorischen Geschehnisse an beiden Armen physiologisch nicht existiert und daß beide Extremitäten in einem bestimmten Maße selbständige Funktionsgebiete mit aktueller Variationsfähigkeit vorstellen.

Die Ergebnisse beim Falle I sind folgende: Es sind hier im Bereiche des monoplegischen rechten Armes zweifellos aktive lokale vasomotorische Vorgänge in Form von Wellen III. Ordnung, das sind Eigenbewegungen der Gefäße, hervorgerufen durch autonome periphere Kontraktionsänderungen, zu erkennen. Diese Wellen III. Ordnung sind wenig markant und gestatten wohl den Schluß, daß hier ein herabgesetztes Regulationsbedürfnis zur Erhaltung des Funktionsoptimums im Sinne der Verwornschen Biotonuslehre vorliegt. Das ganze periphere Gefäßsystem des monoplegischen Armes selbst befindet sich in einem über den mittleren Gefäßtonus weit hinausgehenden habituellen Kontraktionszustande (Gefäßhypertonie). Dieser Kontraktionszustand stellt nun gewissermaßen einen „Ruhestand" des Gefäßsystems dar, welcher — wie im folgenden ausgeführt wird — durch einfache Reize entweder nicht oder nur in stark vermindertem Grade durchbrochen werden kann. Der Arm selbst ist als „Schwellkörper" aus diesem Grunde viel weniger durchblutet, also an Volumen schon a priori gegenüber der gesunden, funktionstüchtigen Extremität reduziert. Der Arm zeigt infolgedessen auch geringere Hauttemperatur. Diese Volumsreduktion wird vielfach fälschlich als der Effekt einer eingetretenen Muskelatrophie ex inactivitate hingestellt. Der Kontraktionszustand der Armgefäße, dieser „Ruhezustand", der in allen Kurven immer wiederkehrt, ist keineswegs als ein primär-aktiver Zustand, etwa im Sinne eines permanenten Reizungszustandes aufzufassen, sondern vielmehr als eine Form von reflektorischer Anpassung des Gefäßtonus an abnorme (vasomotorische) Funktionsverhältnisse in einem bestimmten Reflexfelde. Es würde dieses Phänomen in der generellen reflektorischen Kontraktion der arteriellen Gefäße bei profusen Blutungen ein Analogon finden (Selbstregulierung). Kontrakte Gefäße setzen ihrer Ausdehnung durch die Pulswelle einen größeren Widerstand entgegen als schlaffere Gefäße, weshalb auch die Pulshöhen rechts durchwegs hinter jenen der linken Gliedmaße zurückbleiben und für die Pulsgrößen (Höhenveränderung) nur einen geringen Spielraum zulassen.

In der Deutung der Frage, inwieweit der vorhandene „Ruhezustand" einen Rückschluß auf die Art und Größe des Einflusses der nächst höheren Vasomotorenzentren auf die Armgefäße gestattet, muß die größte Reserve beobachtet werden.

Im Gegensatze zu einzelnen Kurvenlinien der rechtsseitigen Plethysmogramme zeigen die vielfach variierenden Kurvenlinien der anderen Seite den Beweis der hier statthabenden reichlichen vasomotorischen Reaktionen, darunter auch Selbstregulierungsaktionen. Der Perseveranz der Gefäßhypertonie entsprechend ist auch der Blutdruck — wie klinisch erhoben wurde — ein auffallend konstanter.

Die auf thermische Reize erzielten Kurvenphänomene am monoplegischen Arme sind wohl zum Teile auch als aktive Vasomotilitätsentäußerungen aufzufassen. Die Gefäße eines Armes reagieren auf thermische Reize hin auch von der anderen Seite und von entfernten Körperstellen her, wie O. Müller [1]) nachgewiesen hat und zwar im Sinne aktiver lokaler Vorgänge. Demnach sind die erhaltenen Kurvenveränderungen am monoplegischen Arme nicht allein etwa auf passive Verschiebungen, sondern auch als lokale Aktionen anzusprechen.

Die interessantesten wenn auch schwierig zu deutenden Ergebnisse bieten die Reaktionen auf psychische Vorgänge (Affekte, Spannungszustand, Denkarbeit). Ist es schon schwierig, in einem gesunden, abgeschlossenen Gefäßgebiete zu erkennen, inwieweit gegebene Änderungen der Füllungsverhältnisse auf aktive lokalisierte Vasomotorentätigkeit oder auf rein mechanische Blutverschiebungen zu beziehen sind, um so diffiziler sind solche Beurteilungen an einem in seiner Funktion veränderten Gefäßgebiete.

Es ist bei der Überschau über alle erhaltenen Kurven wohl die Annahme gerechtfertigt, daß aktive lokalisierte Vasomotorentätigkeiten bei psychischen Vorgängen am monoplegischen Arme ausbleiben und daß, wo Kurvenphänomene ersichtlich werden, dieselben der mechanischen Komponente zuzumessen sind. Sehr schön läßt sich dies bei affektiven Vorgängen nachweisen. Einwandfrei ist aber wohl der Nachweis eines völligen Fehlens aktiver vasomotorischer Vorgänge im monoplegischen Arme bei Bewegungsvorstellungen zu führen. Hier läßt sich eine gesicherte Beweisführung erbringen. Daß eine Evokation von Bewegungsvorstellungen, die sich auf den monoplegischen Arm bezogen, von der Versuchsperson aufgebracht wurden, beweist wohl die fast reguläre Wechselwirkungs-Reaktion an der gegenüberliegenden gesunden Gliemaße. Die für den gesunden Arm angeregten Bewegungsvorstellungen, welche am linken Plethysmogramme fast durchwegs die typischen Kurvenphänomene nach sich zogen, ließen den kranken Arm stets völlig reaktionslos. Wenn nun im monoplegischen Arme keinerlei Bewegungsvorstellungsreaktionen erzielt werden können, ist die Folgerung abzuleiten, daß das vasomotorische Funktionsgebiet des kranken Armes nicht in eine gesetzmäßige Reaktion treten bzw. von den entsprechenden Zentralstationen (kortikalen Funktionsmechanismen) nicht mehr in isolierte Erregung versetzt werden kann.

Das Ergebnis der Experimente ist folgendes:

Der monoplegische Arm erscheint von denjenigen Zentralstationen abgeschnitten, welche in der Norm für die Auslösung und für den Ablauf psychisch angeregter vasovegetativer Vorgänge in einer Extremität maßgebend in Betracht kommen.

Es war auch nicht eine einzige Reaktion ersichtlich, welche einen maßgebenden Einfluß dieser Zentralstätten für die psychischen Leistungen auf das monoplegische Armgefäßgebiet dokumentieren könnte.

Für die Respirationsphänomene an den erhaltenen Plethysmogrammen erscheint bei verstärkter Atmung wohl nur die mechanische Komponente die wirksame zu sein, wohingegen im Zustande einer protrahierten Depression selbst bei gewöhnlicher Atmung eine rhythmische Erregung des Vasomotorenzentrums tatsächlich zu erfolgen scheint.

---

[1]) Müller, O., Deutsches Arch. f. klin. Med. 1905.

Noch ein Wort über die Irregularität der Volumpulse. Die graphischen Kurvenbilder setzen sich aus einer Reihe von Einzelkomponenten zusammen. Bei regelmäßigen Vp-Bildern erscheinen diese Einzelleistungen gegeneinander richtig abgestuft, koordiniert zu sein. Wenn nun eine Komponente ausbleibt, muß Inkoordination entstehen, die sich in erster Linie an den Vp kundgibt. Das Verfahren in einem bestimmten erhöhten Kontraktionszustande bzw. in einer vasomotorischen Phase, die für kortikale Vorgänge geschädigte Ansprechbarkeit der Vasomotoren, ist wohl zweifellos für die so häufig beobachtete Irregularität der Vp anzuschuldigen. Sind vasomotorische Aktionen vorhanden, dann ist der rasche Ausgleich erschwert, es wird auch das Unvermögen, das individuelle Optimum rasch und sicher wieder herzustellen, eben wieder Irregularität erzeugen.

Die Amylnitritreaktion läßt erkennen, daß die zentrale vasomotorische Beeinflussung am monoplegischen Arme eine ungenügende ist und daß auch die periphere Angriffsweise bei der angewandten mittleren Dosis nur andeutungsweise wirken wird. Mit anderen Worten: die bei den Experimenten angewandte Dosis von Amylnitrit vermag den „Ruhezustand" im monoplegischen Gefäßgebiete entweder nicht oder nur ungenügend zu verändern.

Bei dem Falle III sind allerdings nicht so krasse Alterationen der Vasomotorentätigkeit zu erschließen, ein Umstand, der angesichts der weitaus milderen klinischen Erscheinungen auch ohne weiteres verständlich erscheint. Immerhin sind hier variable Verhältnisse, zumal innerhalb der psychophysiologischen Blutverschiebungsverhältnisse ersichtlich. Es sind zweifellos aktive vasomotorische Vorgänge hier noch möglich, wenn auch der Effekt dieser Aktionen während der Hemmungs- (Sperrungs-) Phasen ein minimaler ist bzw. den Aktionen auf der gesunden Extremität nach keiner Richtung hin gleichkommt. Auch hier ist bereits eine Tendenz zu einem Verharrungsvermögen in einem bestimmten Kontraktionszustande, sowie die Tendenz zum Festhalten einer bestimmten Blutfüllungsgröße wenigstens temporär deutlich erkennbar. Gegenüber dem ersten Falle unterscheidet sich der zweite dadurch, daß das Gefäßgebiet des erkrankten Armes nur temporäre Störungen aufweist, die aber trotzdem eine ganz beträchtliche Disintegration des gesamten vasomotorischen Funktionsgebietes der erkrankten Gliedmaße voraussetzen.

Die beschriebene Funktionsläsion in der Vasomotilität eines Körperabschnittes (z. B. Arm) möchte ich mit der Bezeichnung einer vasovegetativen Lähmung belegen.

Der Umstand, daß das vasomotorische Funktionsgebiet des monoplegischen Armes im Falle I und des paretischen Armes im Falle III, in der angeführten Weise erkrankt ist, gibt uns Anlaß, eine Lähmungsform zu konstruieren, welche neben der Bewegungs- und Empfindungslähmung noch als dritte integrierende Haupterscheinung die vasovegetative Lähmung aufweist. Solche Lähmungstypen — klinisch als hysteriform im Sinne unserer Ausführungen bezeichnet — möchte ich allgemein mit den Namen von vasovegetativ-motorischen Lähmungen bezeichnen, und die damit in einer inneren Zusammengehörigkeit stehenden Paresen bezw. Myasthenien als vasovegetativ-motorische Paresen bezw. Myasthenien. [Diese Namen kenn zeichnen den Charakter der betreffenden Motilitätsstörung gewiß nicht in erschöpfender Weise, da die sensible Komponente vernachlässigt erscheint.]

Angesichts einer vasovegetativ-motorischen Totallähmung mußte sich die Frage ergeben, ob bei anderen Lähmungsformen, das sind organisch bedingten und bei den rein psychogenen ähnliche Vasomotilitätsphänomene erkannt werden können. Zu diesem Zwecke können die Versuchsergebnisse bei den Fällen IV und V (Hemiplegie und periphere Armplexuslähmung) herangezogen werden. Es sei darauf hingewiesen, daß bei den bestehenden, fast völligen Totallähmungen tatsächlich genügend reiche vasomotorische Aktionen, insbesonders psychische Reaktionen, z. B. Bewegungsvorstellungsreaktionen, nachgewiesen werden konnten (siehe S. 150—153). Jedenfalls waren die Gefäßgebiete in den beiden organisch gelähmten Extremitäten von den psychischen Funktionsmechanismen nicht isoliert.

Vorläufig kann über den Zusammenhang zwischen den Kurvenphänomenen und der eigenartigen Lähmungsform nur so viel gefolgert werden, daß ein direkter Zusammenhang zwischen Lähmung der Gesamtmotilität und der ganzen Vasomotorenfunktionsstörung besteht und daß alle Lähmungen, welche derartige Kurvenphänomene aufzeigen, wie sie für unseren Fall charakteristisch sind, unter den Begriff von „vasovegetativ-motorischen" Lähmungen zusammengefaßt werden können.

Für weitere Schlußfolgerungen ist dermalen wohl noch kein Raum und ist eine spekulative Ausnützung der Experimentalergebnisse eher verwirrend als klärend.

Eine Frage verdient jedoch eine kurze Erörterung: nämlich diejenige, ob eine erfolgte vasomotorische Einstellung, welche mit der Evokation einer willkürlichen Muskelleistung einhergeht, als Innervationsempfindung und in weiterer Folge als „Bewegungsmöglichkeitsvorstellung" zum Bewußtsein kommt. Daß eine vasomotorische Einstellung ihrerseits auch Signale gibt, ist ein physiologisches Postulat und daß Fehlen der vasomotorischen Einstellung auch Fehlen der Signale nach sich zieht, desgleichen. Wenn nun diese Signale als „Innervations- bzw. Aktionsgefühl" und „Vorstellung" uns zum Bewußtsein kommen, wird uns manche Eigentümlichkeit dieser bisher als hysterisch bezeichneten Lähmungsform verständlich.

Das Fehlen von Innervationsvorstellungen als Folgezustand bekannt gewordener und graphisch darstellbarer krankhaft abgearteter nervöser Funktionen (hier der Vasomotilitätsvorgänge) würde dann den psychologischen Überlegungen, wie sie früher bei Besprechung des klinischen Teiles erörtert wurden, für das Verständnis funktioneller Lähmungen eine viel verheißungsvollere Grundlage darbieten, als es bisher der Fall war.

Schlußsätze.

Die aus den klinischen und experimentellen Untersuchungsergebnissen resultierenden Schlußfolgerungen lassen sich in folgenden Punkten zusammenfassen:

1. Es gibt im Bereiche der Extremitäten funktionelle motorische Lähmungen (bzw. Paresen), welche bei dem Tatbestande von klinischen Hysteriemerkmalen außerhalb des heute noch überwiegend geltenden (psychologischen) Hysteriebegriffes stehen. — Diese Lähmungen bilden einen klinischen Typus und können im allgemeinen als **hysteriforme** Lähmungen bezeichnet werden.

2. Für solche hysteriforme Lähmungen kommt (soweit meine Untersuchungen reichen) dem mechanischen Trauma eine besonders wichtige ätiologische Rolle zu, und sind die durch ein Trauma erzeugten hysteriformen Lähmungen als sogenannte **traumatogene** von den echten hysterischen (psychogenen) Lähmungen differentialdiagnostisch abzugrenzen.

3. Bei derartigen hysteriformen Lähmungen sind (neben den Erscheinungen der funktionellen Muskellähmung und anderweitiger klinischer Merkmale) noch eigenartige Funktionsstörungen im Gebiete der Vasomotilität der betroffenen Gliedmaßen nachzuweisen, welche in einem **Ausbleiben der körperlichen Äußerungen psychischer Zustände auf vasomotorischem Gebiete** (Ausbleiben der psychophysiologischen Blutverschiebungen) bestehen. — Nach der Eigenart der gefundenen Ausfallserscheinungen dürfte es sich um Hemmungsvorgänge auf dem Gebiete der Vasomotilität handeln.

4. An die Seite dieser Lähmungstypen können dann wohl auch noch anderweitige Motilitätsstörungen, nämlich inter- bzw. remittierende Paresen und Myastenien, gestellt werden, welche konform den kompletten Lähmungen im Prinzipe analoge, jedoch temporäre Vasomotilitätsstörungen darbieten, und bei denen es sich ebenfalls um Hemmungsvorgänge handeln dürfte [1]).

5. Diese Erscheinungen im Gebiete der Vasomotilität können als **vasovegetative Lähmung** bezeichnet werden. Die gleichzeitig gefundene Tatsache des gleichsinnigen Rückganges bekannter klinischer Symptome mit den bezeichneten vasovegetativen Stö-

---

[1]) Inwieweit auch andere hysterische Motilitätsstörungen vasovegetative Lähmungserscheinungen aufzeigen, bleibt weiteren Untersuchungen vorbehalten.

rungen berechtigt dazu, die vasovegetative Lähmung als eine in besonderem Maße interessante und für die Pathophysiologie sowie Symptomatologie der hysteriformen Lähmungsvorgänge integrierende Haupterscheinung zu betrachten.

Eine solche hysteriforme Lähmung setzt sich somit dem Grundwesen nach zusammen aus: Bewegungslähmung, Empfindungslähmung, vasovegetativer Lähmung.

6. Die Prognose solcher hysteriformer Lähmungen ist — zumal wenn sie kompletter Art sind — eine ungünstige, zum mindesten dubiöse.

7. Für die differentialdiagnostische Abgrenzung dieser vasovegetativen Lähmungen von zentralen (durch Pyramidenbahnschädigung) oder peripheren (durch Läsion des peripheren Neurons bedingten) **organischen** Extremitätenlähmungen ist auf Grund der vorliegenden plethysmographischen Untersuchungen erkannt worden, daß bei derartigen organischen Lähmungen die psycho-physiologischen Blutverschiebungen deutlich auslösbar und in gesetzmäßiger Form erhalten sind.

Anhang.

Die zum Zwecke der experimentellen Darstellung und Kontrolle normalphysiologischer Vasomotilitätsverhältnisse vorgenommenen Untersuchungen der gleichzeitig an symmetrischen Körperteilen (hier Oberextremitäten) ablaufenden vasomotorischen Vorgänge an gesunden Versuchspersonen haben ergeben, daß zum mindesten die oberen Gliedmaßen u. a. auch in hohem Grade selbständige vasomotorische Funktionseinheiten darstellen, welche innerhalb des Rahmens gesetzmäßiger Zusammenspiele auch bemerkenswerte Reaktionen erkennen lassen.

Literatur-Verzeichnis.

I. Teil:

Abramowitsch, L'hystérie saturnine. Thèse de Montpellier 1903. — Andermach, Hysterie mit Oedème bleu und Differenz der Kniephänomene. Münch. med. Wochenschr. 1909. Nr. 43. — Aschaffenburg, Die neueren Theorien der Hysterie. Deutsche med. Wochenschr. 1907. S. 1809. — Auerbach, Hysterische Hemiplegien. Inaug.-Dissert. Würzburg 1898. — Babinski, J., Définition de l'hystérie. C. r. d. S. d. l. Soc. de Neurol. de Paris. Nov. 1901. — La concéption moderne de l'hystérie. Tribune méd. 1906. Nr. 36/37. — Démembrement de l'hysterie traditionelle. La Semaine médicale 29, Année 1909. Nr. 1. — Über hysterische Lähmungen mit Muskelatrophie. Arch. de Neurol. 12, 1886. (Juli, Sept.). — Babinski, J. und Massalongo, Atrophie der Muskeln en masse bei Hysterie. Progrés médical. 1891. — Bastian, Das Gehirn als Organ des Geistes Brit. med. Journ. 1882. — Über die verschiedenen Formen hysterischer oder funktioneller Lähmungen. Lancet 1891. — Bechterew, Neurol. Zentralbl. 1895. Nr. 9. — Über Krampfzentr. der Epilepsie. Neurol. Zentralbl. 1897. Nr. 4. 146. — Über objektive Symptome lokaler Hyperästhesie und Anästhesie bei der sogenannten traumatischen Neurose und der Hysterie. Mendels Zentralbl. 1900. 205. — Grundlagen der Lehre von den Gehirnfunktionen. 6, 1906. — Die objektive Untersuchung der neuro-psychischen Tätigkeit. Bericht des I. internationalen Kongresses für Psychiatrie und Neurologie zu Amsterdam. 1907. 20 ff. — Bert, Contrib. à l'étude des hémorrhag. mult. d'origine hystérique. Thèse de Paris 1901. — Bettmann, Die Hautaffektionen der Hysterischen etc. Deutsche Zeitschr. f. Nervenheilk. 18, 345. 1900. — Biernacki, Zur Ätiologie der funktionellen Neurosen etc. Neurol. Zentralbl. 1898. — Binet et Courtier, Influence de la vie émotionelle. L'année psychol. 3 (65.) 1897 und l'année psychol. 2, 1895. — Binswanger, Experimentelle Untersuchungen zur Pathogenese des epileptischen Anfalles. (III. Mitteilung.) Allg. Zeitschr. f. Psychiatrie 46. — Kritische und experimentelle Untersuchungen über die Pathogenese des epileptischen Anfalles. Arch. f. Psychiatrie 19. — Die Epilepsie. Aus Nothnagels Sammelwerk: Spezielle Pathol. u. Therapie. Wien 1899. Alfred Hölder. — Die Hysterie. Aus Nothnagels Sammelwerk: Spezielle Pathol. und Therapie. Wien 1904. Alfred Hölder. — Journ. f. Psychol. u. Neurol. 1907. — Bischoff, E., Über die motorischen Leistungsbahnen und die Entstehungsweise epileptischer Anfälle. Wien. klin. Wochenschr. 1899. Nr. 39. — Bockelberg, Beitrag zur Lehre von der hysterischen Lähmung. Inaug.-Dissert. Kiel 1904. — Boinet, Hysterie und Malaria. Presse méd. 1901. Nr. 102. — Borgherini, Atrophien bei Hysterie. Arch. f. klin. Med. 45, Heft 5/6. 1889. — Bornstein, Epilepsie. Deutsche Zeitschr. f. Nervenheilk. 35, 5. u. 6. Heft. 407. ff 1908. — Böttiger, Hysterische Stigmata. Mendels Zentralbl. 1904. 131. — Bourneville, Archiv de Neurol. 1899. — Bratz und Leubuscher, Epilepsie. Neurol. Zentralbl. 1906. 738. — Briquet, Traité clinique et thérapeutique de l'hystérie. 1859. — Broadbent, Epilepsie. Ref. Jahresber. 7, 571. 1903. — Bruns, Geschwülste des Nervensystems. II. Aufl. — Bubnoff und Heidenhain, Plügers Archiv 1881/82. — Bumke, Über traumatische Reflexlähmungen. Virchows Archiv. 52, 442. — Cassirer, Die vasomot.-trophischen Neurosen. Berlin 1901. Karger. — Charcôt, Hysterie. Poliklinische Vorträge I—II. 1887—89. (Übers. v. Freund.) — Hysterie. Poliklinische Vorträge 1894. (Übers. v. Freund.) — Chardon und Raviart, L'écho médic. 1905. Nr. 2. — Clark, L. P., Clinical studies in epilepsy. Archiv of Neurol. 2, 1900. — Exhaustion-paralysis in epilepsy. Archiv of Neurol.

I, Heft 3/4. 1900. — New York. Neurol. Soc. Nr. 1899, Nr. 7. 375. (Ref. Journ. of nerv. dis. 1899.) — Ref. Jahresber. 7, 1903. — Collet et Lepine, Rev. de méd. déc. 1902. 1013. (Hyst. a forme de paralysie générale). — Crocq und Marlow, Journ. de Neurol. etc. 1898. Nr. 9. — Curschmann, Über das hysterische Ödem. Münch. med. Wochenschr. 1904. 180. — Déjérine, Verlust der K. S. R., bei Hysterie m. Obdukt. Progrès médical 1880. — Dieckmann, Zur Symptomatologie einiger hysterischer Bewegungsstörungen. Breslau 1910. — Döblin, Aufmerksamkeitsstörungen bei Hysterischen. Arch. f. Psych. 45, Heft 2. 464. Dubois, Les atrophies musculaires l'origine hystérique. Thèse de Paris 1898. — Enge, Sekretor- und trophoneurot. Anomalien bei hysterischen Anfällen. Zentralbl. f. Nervenheilk. N. F. 21, 153. 1910. — Eshner, Traumatic Hysteria. Read before the Nothern medical association. May 28. 1897. Fall 1. Persistente Lähmung, 9 Jahre lang andauernd. Fall 2. Es kommt zu Muskelatrophien.) — Exner, Physiologie der Großhirnrinde. — Faworski, Die trophischen Störungen der Haut und der Schleimhäute bei Hysterie. Wien. med. Blatt. 1905. Nr. 5—7. — Féré, Compt. rend. de la Société de Biolog. 1897. 1/5. — Compt. rend. de la Société de Biolog. 1888. — Epilepsie. Leipzig 1896. (Übersetzung.) — Revue philosoph. 1889. 2. — Note sur rôle pathogène du froid. Hemiplegie hystér. a frigore. Rev. de méd. Juin 1897. 664. — Finkelnburg, Münch. med. Wochenschr. 1908. — Förster, Hyster. Hemiplegie. Lährs Zeitschr. 62, 809. — Frank, Fr., Les fonctions motrices du cerveau. Paris 1887. — Fritsch und Hitzig, Archiv f. Anat. u. Physiol. 1870. — Fuchs, A., Fall sog. trepidanter Abasie. Mendels Zentralbl. 1904. 1136. — Hysterische Myotonie. Mendels Zentralbl. 1905. 783. — Gaupp, Organisch und Funktionell. Gaupps Zentralbl. 1900. 129. — Geist, Inaug.-Dissert. Jena 1897. — Gerest, Monoplégie brachiale hystérique. Rev. de méd. Lyon médical. 87, 13. 449. — Pathogenese hysterischer Lähmung. Rev. de méd. 1889, Nr. 8.648. — Gilles de la Tourette, Lues-Ätiologie für Hyst. Progr. méd. Jahrg. 1887. 511. — Goebel, Hysterie. Vasomotorische Neurose. Deutsche med. Wochenschr. 1906. Nr. 22. 899. — Hyst. Ödem. Mitteilungen aus dem Grenzgebiete. Suppl. III. 1906. 917. — Grosset, Über artifiz. Hautgangrän. Deutsches Archiv f. klin. Med. 75, 181. 1903. — Großmann, Hysterische und organische Paraplegien. Inaug.-Dissert. Jena 1906. — Hammerschmidt, Hysterische Lähmung durch Schuß. Monatsschr. f. Unfallsheilk. 1908. Heft 4. 102. — Hartmann, Die biologischen Aufgaben des Nervensystemes. Akademische Vorlesung. Braumüller, 1909. — Die traumatische Hirnerkrankung. Handb. der ärztlichen Sachverständigentätigkeit. 9, 2. Teil. — Haßlauer, Hysterische Lähmungen. Würzburger Abhandlungen. 4, Heft 10. 1904. — Hauser et Beauvy, Hysterische Paraplegie. Rev. neurol. 1903. 435. — Hauser et Lortat - Jacob, Psychische Lähmung. Rev. de méd. 1901, Nr. 11. 995. — Higier, Neurol. Zentralbl. 1897. Nr. 4. 152. — Deutsche Zeitschr. f. Nervenheilk. 14, 1898. — Über akutes und chronisches Ödem bei Neurosen. Naturforscher-Versammlung Wien 1894. — Hitzig, Untersuchungen über das Gehirn. Berlin 1874. Med. Zentralbl. 1876. — Gesammelte Abhandlungen. Berlin 1904. — Hopp, Kasuistischer Beitrag zur Kenntnis der hysterischen Lähmungen etc. Inaug.-Dissert. Greifswald 1896. — Hoppe, Hysterische Stigmata. Journ. of nerv. and ment. dis. 1906. 101. — Huchard, Hysterie. Archiv de Neurol. 1882. 187. — Hudovernig, Hysterie und Hemiplegie. Neurol. Zentralbl. 1909. 390. — Jakobsohn, Hysterische Lähmung. Deutsche Zeitschr. f. Nervenheilk. 4. — Janet, Der Geisteszustand der Hysterischen. (Übersetzt von Kahane), 1894. — Referat über Hysterie auf dem Internationalen Kongreß für Psychiatrie etc. zu Amsterdam 1907. — Janet et Raymond, Hysterie. Rev. neurol. 1899. Nr. 23. — Jelgersma, I. internationaler Kongreß für Psychiatrie, Neurologie etc. Amsterdam 1907. Kongreßber. 285 ff. — Ingelrans et Crétal, Hysterische Hemiplegie. Écho méd. du Nord. 11. 1901. — Johannsen, Ein experimenteller Beitrag zur Kenntnis der Ursprungsstätte der epileptischen Anfälle. Inaug.-Dissert. Dorpat 1895. — Jolly, Häufigkeit der Hysterie bei heredit. syph. Kindern. Schmidts Jahrb. 282, 8. 1904. — Hysterie. Handb. d. prakt. Medizin von Ebstein - Schwalbe. 4, 751. 1900. — Jones, Hysterische Hemiplegie. Rev. neurol. 1908. März. — Kaposi, Pemphig. neurot. hyst. Mendels Zentralbl. 1897. Nr. 21. 1022. — Kerr, Astasie, Abasie. Brit. med. Journ. 1898. 2, 1976. — Kirkoff, Hysterie und Syphilis. Thèse de Paris. 1898. — Knapp, The Reflexes in Hysteria. Journ. of Nerv. and Ment. Dis. 37, 1910. — Kollarits, Diskussion über Myasthenie. Wien. med. Wochenschr. 1901. 1559. — König, Epilepsie. Deutsche Zeitschr. f. Nervenheilk. 11, 1897. — Gelenksneurosen. Deutsche Zeitschr. f. Chirurg. 67, 1. 1903.

— Köster, Über das temp. Fehlen der P. S. R. bei Hysterie. Deutsches Arch. f. klin. Med. 90, Heft 3/4. 225. 1907. — Über chronische Schwefelkohlenstoffvergiftung etc. Deutsche Zeitschr. f. Nervenheilk. 26, 1903. — Krehl, Über die Entstehung hysterischer Erscheinungen. Volkmanns Sammlung klin. Vorträge. N. F. 1902. Nr. 230. — Kreibich, Angioneurotische Erscheinungen. IX. Kongreß der deutschen Dermatologen-Gesellschaft. Bern 1906. — Krukenberg, Totalanästhesie. Deutsches Arch f. klin. Med. 46, 203. — Lasègue, Études médicales I und II, 25. — Lauffenauer, Elektrische Reaktionsformen bei Hysterie. Deutsches Arch. f. klin. Med. 48, 223. 1890. — Leichtenstern, Nothnagels Handb. 4, 131. — Longwill, Transitor. Hemiplegien auf vasomotorischer Grundlage. Scott. Med. Journ. 1906. — Léon, Oedème bleu hyst. Thèse de Paris 1899. — Lepine, Theorie der Hysterie. Rev. de méd. 1896. 650. — v. Leyden, Schrecklähmung. Berl. klin. Wochenschr. 1905. Nr. 8. 193. — Lührmann, Hirngeschwulst und Hysterie. Lährs Zeitschr. 3, 316. 1896. — Mader, Hysterische Armparese. Zeitschr. f. Heilk. 21, Heft 11. 1900. — Mailhouse, Über periodische Lähmungen. The Journ. of Nerv. and Ment. Dis. 37, 209. Nr. 4. 1910. — Marinesco, Hysterie. Ref. Jahresber. 1899. 762. — Hysterische Hemiplegie mit Aphasie. Ref. Jahresber. 1909. 681. — Matzenauer, Hysterische Hautgangräne. Wien. klin. Wochenschr. 1904. 141. — Moebius, Wesen der Hysterie. Neurol. Beitr. 1984. Heft 1. 20—26. — Moeli, Über Hysterie. Lährs Zeitschr. 58, 740. — Müller de la Fuenta, Eine neue Auffassung über das Wesen der Hysterie. Mendels Zentralbl. 1906. 486. — Eine neue Auffassung über das Wesen der Hysterie. Berl. klin. Wochenschr. 1910. 608. — Munk, H., Über die Funktionen der Großhirnrinde. 1881. Kleine Schriften. 3. — Über die Funktionen der Großhirnrinde. Berlin 1890. Berliner Akademie der Wissenschaften 1892—1901. — Noechte, Hysterische Lähmung. Deutsche Mil. Zeitschr. 1904, Nr. 4. — Nonne, Hysterie mit Fehlen der K. S. R. Deutsche Zeitschr. f. Nervenheilk. 24, 474. 1903. — Hysterie, Hemiplegie, Epilepsie. Ref. Jahresber. 7, 699. 1903. — Hystero-Epilepsie, Hemiplegie. Ref. Jahresber. 9, 660. 1905. — Noorden, Die Bleichsucht. Aus Nothnagels Sammelwerk. 8, Teil II. 6. — Oppenheim, Lehrb. d. Nervenkrankheiten. 2, 4. Aufl. (Kapitel Hysterie, 1045). — Die Geschwülste des Gehirnes. II. Aufl. 70. (Nothnagels Handb. 9). — Wesen der Hysterie. Berl. klin. Wochenschr. 1890. Nr. 25. — Orszanski, Kongreßber. des I. internationalen Amsterdamer Psychiater-Kongresses. Sept. 1907. 314. — Pawlow, Ergebn. d. Physiol. 3, 1. — Arch. internat. de physiol. 1. — Pick, A., Über Lähmung des Muskelbewußtseins. Zeitschr. f. Physiol. u. Psychol. d. Sinnesorgane 4, 1893. — Zeitschr. f. Physiol. u. Psychol. d. Sinnesorgane 4, 1892. — Pick, F., Eine eigenartige Lähmungserscheinung bei Hysterie. Berl. klin. Wochenschr. 1900, Nr. 19. 420. — Über eine eigenartige Lähmungsform bei Hysterie. Verhandl. des XVIII. Kongresses für innere Medizin. 1904. — Pitres, Gaz. méd. Paris. 1888. Nr. 12—26. — Potain, Lues-Ätiologie für Hyst. Gaz. des hôp. 1887. — Prus, Über die Leitungsbahnen und Pathogenese der Rindenepilepsie. Wien. klin. Wochenschr. 1898. Nr. 38. — Raimann, Die hysterischen Geistesstörungen. Wien 1904. — Raimann und Fuchs, Ein ungewöhnlicher Fall von hysterischer Beinlähmung. Wien. klin. Wochenschr. 1909. Nr. 49. — Rasch, Hysterische Hautaffektionen. Dermatol. Zentralbl. 1899. 589. — Raviart et Dubar, Hysterische Monoplegie etc. Echo méd. du Nord. 9, 169. 1907. — Raymond, Cas de monoplégie hystérique atypique. Gaz. de hôp. 1904 (Sitzungsbericht). — Hystérie et Syphilis. Progr. méd. 1888. Nr. 14. — Redlich, Epilepsie. Deutsche Zeitschr. f. Nervenheilk. 36, Heft 3/4. 1909. — Epilepsie. Archiv f. Psychol. 41, 1906. — Richer, P., Hysterische Lähmungen und Kontrakturen. Paris 1892. — Études cliniqu. de la grande hystérie. Paris 1885. — Rimbaud und Anglada, Hysterische Monoplegie. Ref. Jahresber. 1909. 683. — Roger, Des réflexes cutanées et téndineux dans l'Hystérie. Gaz. des hôpit. 1909. Nr. 3. — Rosenberg, Hysterische Lähmung bei Gravidität. Inaug.-Dissert. Leipzig 1903. — Roth und Muratoff, Ref. Arch. de Neurol. 1891. 300. — Rothmann, Hysterische Apraxie. Gaupps Zentralbl. 1908. Nr. 13. 501. — Rouby, Thèse de Paris, 1889. — Roux, Über traumatische Hysterie. Nouv. Iconogr. d. l. Salpêtr. 23, 202. 1910. — Sachs, Hysterische Lähmung. Arch. f. Psychol. 42, Heft 3. 1907. 900. — Sänger, Fall von hysterischer Hemiplegie mit Mutismus. Ref. Neurol. Zentralbl. 1893. 288. — Sanitätsbericht über die deutschen Heere im Kriege gegen Frankreich 1870/71. 7. Erkrankungen des Nervensystems (traumatische, idiopathische etc.) bei den deutschen Heeren im Kriege gegen Frankreich 1870/71. Herausgeg. von der Militär-Medizinal-Abteil. d. kgl. preuß. Kriegsministeriums etc. Berlin 1886. — Savill, Lncet 1901 (Juli) und Lancet

1904 (Jan.). 273. — Schaffer und Lauffenauer, Elektrische Reaktionsformen bei Hysterie. Deutsches Arch. f. klin. Med. 48, 223. 1890. — Schönthal, Hysterische Krämpfe bei Hirntumor. Berl. klin. Wochenschr. 1891. Nr. 10. — Schultze, F., Über hysterische Hemiplegie. Deutsche med. Wochenschr. 1908. Nr. 13. 544. — Anschauungen über Hysterie. Mendels Zentralbl. 1900. 629. —Schwimmer, Hysterische Gangräne. Dermatol. Monatsh. 19, 1894. — Seyffert, Beiträge zur Lehre hysterischer Motilitätsstörungen. Ref. Gaupps Zentralbl. 1905. 913. — Smith, Hysterische Paraplegie. Brit. med. Journ. 1904. 125. — Sollier, P., Le-soi-disant démembrement de l'hystérie. Journ. de neurol. 1909. Nr. 9. 161. — Théorie physiolog. de l'hystérie. Journ. de neurol. 1904. Nr. 1. 1. — De la localisation cérébrale des troubles hystériques etc. Revue neurol. 1900. 102. — Genèse et nature de l'hystérie. Paris 1897. 2, — Sugàr, Über einen Fall periodis her Lähmung. Wien. klin. Wochenschr. 1910. Nr. 46. 1643. — Souques, Hysterische Mono-plegie. Rev. Neurolog. 18, 1910. — Spielmeyer, Epilepsie. Münch. med. Wochenschr. 1906. Nr. 29. — Steiner, Die spin. Reflexe in der Hysterie. Münch. med. Wochenschr. 1902. 1259. — Steinert, Muskelatrophie bei hysterischen Lähmungen. Archiv f klin. Med. 85, 445. 1906. — Sternberg, Die Sehnenreflexe und ihre Bedeutung für die Patho-logie des Nervensystems. Leipzig u. Wien 1893. — Steudel, Über Schußwunden des Thorax, kompliziert mit Lähmungen im Bereiche des Plex. brachialis. Beitr. z. klin. Chirugie 11, 371 ff. II. Heft. 1894. — Stiefler, Hyst. Monoplegie. Wien. klin. Wochenschr. 1910. 1829. — Stransky, Ref. Wien. klin. Wochenschr. 1908. 171. — Strümpell, Deutsche med. Wochenschr. 30, 39 u. 40. 1904. — Hysterie. Lehrbuch d. speziellen Pathol. und Therapie. 2, 16. Aufl. — Sudeck, Über die akute trophoneurotische Knochenatrophie etc. Deutsche med. Wochenschr. 1902. Nr. 19. — Thoma, Hysterische Symptome bei organischen Hirnerkrankungen. Lährs Zeitschr. 60, 606. — Terrien, Astasie-Abasie hyst. Progr. méd. 12, 1900 (46). — Tetzner, Beitrag zur Symptomatologie der Hysterie etc. Monatsschr. f. Psych. 20, 1906. Ergänzungsheft S. 235. — Unverricht, Über tonische und klonische Muskelkrämpfe. Deutsch. Arch. f. klin. Med. 46, 1890. — Über die Epilepsie. Sammlung klin. Vorträge. 1897. — Ref. auf dem Kongresse für innere Medizin. Berlin 1897. — Vogt, O., Psychopath. der Hysterie. Zeitschr. f. Hypnotismus. 8, 66, 208, 342. 1899. — Mendels Zentralbl. 1898. 1111. — Vorkastner, Über Kombinat. hyst. und organischer Symptome. Ref. Lährs Zeitschr. 64, 414. — v. Voß, G., Klinische Beiträge zur Lehre von der Hysterie etc. Jena 1909. G. Fischer. — Wagner, Über das Verhalten der oberflächlichen und tiefen Reflexe bei der Hysterie. Inaug.-Dissert. Jena 1903. — West-phal, Über hysterische Pseudotetanie mit eigenartigen vasomotorischen Störungen. Berl. klin. Wochenschr. 1907. Nr. 49. 1567. — Vasomot.-trophische Störungen bei hysterischer Pseudotetanie. Lährs Zeitschr. 62, 869. — Über hysterische Gehstörungen. Neurol. Zentralbl. 1911. 170. — Multiple Sklerose und Hysterie. Deutsche med. Wochenschr. 1906. Nr. 10. V. Beil. 403. — Wigand, Temporäres Fehlen der P. S. R. bei Hysterie. Neurol. Zentralbl. 1907. Nr. 7. 293. — Williams, The reflexes in Hysteria. Jahresber. f. Neurol. 14, 762. 1910. — Zerner, Hysterische Erscheinungen im sekundären Stadium der Syphilis. Inaug.-Dissert. Berlin 1906. — Ziehen, Zur Physiologie der subkortikalen Ganglien und ihre Beziehungen zum epileptischen Anfalle. Arch. f. Psychiatrie. 21, 1890. — Monatsschr. f. Psychol u. Neurol. 2, 77. 1897. — Über Erreg. und Reizungsort der genuinen Epilepsie. Monatschr. f. Psychol. u. Neurol. 2, 77.

II. Teil.

v. Basch, Wien. med. Jahrbücher. 4, 1876. — Berl. klin. Wochenschr. 1887. Nr. 12. — Du Bois, Archiv. 1881. — Bayliß, On reciprocal innervation in vasomotor reflexes etc. Proc. Rog. Soc. 80, 1908. Journ. of Physiol. 1894. — Journ. of Physiol.14. — Bernstein, Sitzungsber. d. Naturforscher-Gesellsch. Halle 1887. — Fortschr. der Medizin. 1890 (Febr.). — Berger, H., Zur Lehre von der Blutzirkulation in der Schädel-höhle etc. (Experimentelle Untersuchungen.) Jena 1901. G. Fischer. — Über die körperlichen Äußerungen psychischer Zustände. 1 u. 2. Jena 1904 u. 1907. — v. Bezold, Untersuchungen aus dem Laboratorium zu Würzburg. Leipzig 1867. — Bickel, Zur Analyse der Bewegungs-störungen. Deutsche med. Wochenschr. 1901. Nr. 49 u. 50. — Biedl und Reiner, Pflügers Archiv. 79, 1900. —Bier, Selbständigkeit der Kapillaren. Virchows Archiv. 147 u. 153. — Binet und Courtier, Circulation capillaire de la main dans ses rapports avec la respiration et les actes psychiques. L'année psychol. 2, 1895. — Binet und Sollier, Recherch. sur le pouls cérébral dans ses rapports avec les attitudes du corps, la respiration et les act. psychiques. Archiv de Physiol. 1895. 719. — Bowditsch und Warren, Plethysmographic experiments an the vasomotor nerfs etc. Journ. of Physiol. 7. — Bradfort, Journ. of Physiol. 10. — Brahn, Experimentelle Beiträge etc. Wundts philosoph. Studie. 18, 1903. — Brodmann, K., Plethysmographische Studien am Menschen. I. Teil. Journ. f. Psychol. u. Neurol. 1, Heft 1, 2. 1902. — Brush und Fayerwether, Americ. Journ. of Physiol. 5. — Cappy, The Intracranial Circulation and its Relations to the Physiology of the Brain. Edinburgh 1890. — Colemann, Die Ursachen des Schlafes. Pflügers Archiv 1909. — Conty und Charpentier, Compt. rendu des séances l'Acad. des sciences, 85, 1877 u. Archiv de physiol. 1877. — Elliot, Journ. of Physiol. 32, 1905. — Ferranini, La circulation du sang dans le cerveau pendant le somneil. X. internationaler Kongreß zu Berlin. 2, 1890. — Fick, Medizinische Physik. 1866. II. Aufl. — Untersuchungen aus dem physiologischen Laboratorium der Züricher Hochschule. Wien 1869. 51. — Pflügers Archiv. 30, 597. 1883. — Verhandl. der phys.-med. Gesellsch. zu Würzburg. 1886. — Filehne, Dubois, Archiv f. Physiol. 1879. — Frank, Fr. und Pitres, Dict. enc. d. sciences médicales. 34. Paris 1882. — Frank, Fr., Archiv de physiol. norm. et path. 1883. — Recherches cliniques et expériment. sur les mouvement alternatifs d'expansion et de resserement du cerveau dans leurs rapports avec la circulat. et la respirat. Journ. de l'Anatom. 1877. Nr. 13. 267 ff. — Archiv de physiol. 1890. 118. — Frankfurther und Hirschfeldt, Das Verhältnis der Arbeitsintensität zu der Größe der Blutverschiebung bei psychischer Arbeit. Archiv f. Physiol. 1910. — Frédéricq, Recherches sur la respiration et la circulation. La courbe plethysmograph. de cerveau du chien. Archiv de Biolog. 1885. — Was soll man unter Traube-Heringschen Wellen verstehen? Arch. f. Anat. u. Physiol. Phys. Teil. 1887. 361. — v. Frey, Die Untersuchung des Pulses. Berlin 1892. — Untersuchungen über den Puls. Archiv f. Physiol. 1890. — Verhandl. der physik.-med. Gesellsch. zu Würzburg. 1905. — Archiv f. Physiol. 1890. 47. — Gaskell, Proc. Roy. Soc. Dec. 1881. — Journ. of Phys. 4, 1883 u. 5, 1884. — Geigel, Archiv f. klin. Med. 42, 391. 1888. — Virchows Archiv 119, 1893 (Sitzungsber.). 1903. — Gent, Volumpulskurven bei Gefühlen und Affekten. Wundts philosoph. Studien. 18, 1903. — Goltz, Über gefäßerweiternde Nerven. Pflügers Arch. 1875. — Gottlieb, Archiv für experimentelle Pathol. und Pharmakol. 38, 1897. — Gottlieb und Magnus, Archiv f. experimentelle Pathol. und Pharmakol. 48, 1902. — Grashey, Die Wellenbewegung elastischer Röhren. Leipzig 1881. — Grebner und Grünbaum, Beziehungen von Muskelarbeit zu Blutdruck. Wien. med. Presse 1899. — Grunmach, Du Bois, Archiv f. Physiol. 1879. 417. 1888. 129. — Virchows Archiv. 102, 565. 1885. — Hallion und Comte, Recherches sur la circulation capillaire etc. Archiv de Physiol. 1894. — Heidenhain, Pflügers Archiv. 27, 1882. — Hering, Über den Einfluß der Atmung auf den Kreislauf. I. Mitteilung. Über die Atembewegungen des Gefäßsystems. Sitzungsber. der math.-naturw. Klasse der kgl. Akademie der Wissensch. 60, 1869. Abt. II. — Über Atembewegungen des Gefäßsystems. Sitzungsber. der kais. Akademie der Wissenschaften. Wien. 60, 1870. Abt. II und 64, 1871. Abt. II. — Hill, Arterial Pressure in Restand Sleeping. Journ. of Physiol. 1898 und Lancet 1898. — Hunter, On the presence of nerf fibres in the cerebral vessels. Journ. of Physiol. 26, 1901. — Hürthle, Pflügers Archiv. 44 u. 49. — Isenberg und Vogt, Zur Kenntnis des Einflusses einiger psychischer Zustände auf die Atmung. Zeitschr. f. Hypnot. 10, 1902. — Jensen, Die Innervation der Hirngefäße. Pflügers Archiv. 103, 1904. — Kelchner, M., Die Abhängigkeit der Atem- und Pulsänderungen von Reiz und Gefühl. Archiv f. Phsych. 1905. — Klemensiewicz, Wiener Akademie der Wissenschaften. Bericht. 74, 1876. Abt. III. — Knoll, Bericht der Wiener Akademie der Wissenschaften. 99, 1890. Abt. III. — Kobert, Über die Beeinflussung der peripheren Gefäße durch pharmakologische Agentien. Archiv f. experimentelle Pathol. und Pharmakol. 22. — v. Kries, Festschr. der 56. Versammlung deutscher Naturforscher und Ärzte etc. 1883. Suppl. zu Bd. 8 des Berichtes der Naturforsch.-Gesellsch. zu Freiburg. — v. Kries, Du Bois, Archiv. 1878. 4. — Berl. klin. Wochenschr. 1887. 589. — Über ein neues Verfahren zur Beobachtung der Wellenbewegungen des Blutes. Archiv f. Anat. u. Physiol. Phys. Teil. 1887. 254. — Krone, Münch. med. Wochenschr. 1908. Nr. 2. — Langley, Sympath. Nervensystem. Asher-Spiro, Ergebn. der Physiol. 2. 2. — Journ. of Physiol. 11 u. 30. — Lehmann, Alfred, Die körperlichen Äußerungen psychischer Zustände. I. Teil. (Plethysmographische Untersuchungen.)

1899. II. Teil 1901. Die physischen Äquivalente der Bewußtseinserscheinungen. — Die Hauptgesetze des Gefühllebens. 1892. — Bericht über den III. internationalen Kongreß f. Psychol. München 1896. — Elemente der Psychodynamik. III. Teil. 1905. — Loewi und Meyer, Archiv f. experimentelle Pathol. und Pharmakol. 53, 1905. — Luciani, L., Physiologie des Menschen. 1, 1905. (Übers. von Dr. Baglioni und Dr. Winterstein. Vorwort von M. Verworn. Jena, G. Fischer. — Mackenzie, Lehre vom Puls. 1904. — Über Blutzirkulation im Schädel während des Schlafes. Journ. of ment. Scienc. 37, 1891. Marey, La circulation du sang. — Masing, Über das Verhalten des Blutdruckes bei Muskelbewegung etc. Deutsches Archiv f. klin. Med. 74, 1902. Heft 3. — Mayer, S., Sitzungsber. der Akademie der Wissenschaften. Wien. 74, VII. Abt. 1876. 281—306. — Maximowitsch und Rieder, Untersuchungen über die durch Muskelarbeit etc. bedingte Blutdrucksteigerung. Deutsches Arch. f. klin. Med. 1890. — Meißel, Die Erfahrungen der Pawlowschen Schule usw. Journ. f. Physiol. u. Neurol. 6. — Mentz, Die Wirkung akustischer Sinnesreize auf Puls und Atmung. Wundts philosoph. Studien. 11, 1895. — Meyer, H. H. und Gottlieb, Experimentelle Pharmakol. 1910. — Meyer, O. B., Zeitschr. f. Biolog. 30, 1907. — Mosso, Vasomotoren. Acad. de scienze di Torino. 11, 1875. — Atmung. Archiv f. Physiol. 1878. — Die Diagnostik des Pulses in Bezug auf die lokalen Veränderungen desselben. Leipzig 1879. — Untersuchungen für den Kreislauf des Blutes etc. 1881. — Archiv Ital. de Biolog. 1884. — Müller, Otfried, Zur Funktionsprüfung der Arterien. Deutsche med. Wochenschr. 1906. 1531 ff. u. 1577 ff. 32. Jahrgang. — Müller, O., Über eine neue Methode zur Aufzeichnung der Volumschwankungen bei plethysmographischen Untersuchungen am Menschen. Arch. f. Anat. u. Physiol. 1904. Phys. Abt. — Deutsches Archiv f. klin. Med. 1905. — Über die Vasomotoren des Gehirns. Zeitschr. f. experimentelle Pathol. u. Therapie. 4, 1907. — Müller, R., Über die Beziehungen der Traube - Heringschen Wellen zu den Respirationswellen etc. — Zur Kritik der Verwendbarkeit der plethysmographischen Kurve für psychologische Fragen. Zeitschr. f. Phsychiol. u. Physiol. 30, 340—390. 1902. — Nicolai, Die physiologische Methodik zur Erforschung der Tierpsyche. Leipzig 1907. — Olivier und Schäfer, Journ. of Physiol. 18, 1895. — Pick, Fr. Arch. f. experimentelle Pathol. und Pharmakol. 42, 1899. — Über experimentelle Beeinflussung der Gefäßweite. Prag. med. Wochenschr. 23, 588. 1898. — Piotrowski, Gefäßinnervation. Zentralbl. f. Physiol. 1892 u. 1893. — Studien über den peripheren Gefäßmechanismus. Pflügers Arch. 55, 240. 1894. — Rollett, Blut und Blutbewegung in Hermanns Handb. 4, I. Abt. Leipzig 1880. — Saiz, Plethysmographische Untersuchungen der affektiven Psychosen. Ziehens Monatshefte f. Psychol. u. Neurol. 1907. — Schiff, M., Untersuchungen zur Physiologie des Nervensystems. 1859. Frankfurt a. M. — Zentralbl. f. d. med. Wiss. 1872. 756. — Stricker, Untersuchungen über die Gefäßnervenzentren im Gehirn und Rückenmark. Med. Jahrbücher der Gesellsch. d. Wiener Ärzte. 1886. — Stumpf, Über den Begriff der Gemütsbewegung. Zeitschr. f. Physiol. 21, 1899. — Tangl und Zuntz, Einwirkung der Muskelarbeit auf den Blutdruck. Pflügers Archiv. 70, 1898. — Tiedemann, Deutsches Archiv f. klin. Med. 91, 331. 1907. — Tigerstedt, Robert, Lehrb. der Physiologie des Menschen 2, 1905. — Traube, Zentralbl. für die mediz. Wissenschaften. 4 u. 5, 1865. — Gesammelte Beitr. zur Pathol. u. Physiol. 8, 1871. — Verworn, Allgemeine Physiol. V. Aufl. Jena 1903. — Physiologische Praktik. Jena 1907. — Vogt, Normalpsychologische Einleitung in der Psychopathologie der Hysterie. Zeitschr. f. Hypnot. 8, 208. — Weber, E., Das Verhältnis von Bewegungsvorstellung zu Bewegung bei ihren körperlichen Allgemeinwirkungen. Plethysmographische Untersuchungen. Monatsschr. f. Psychiatrie u. Neurol. 20, Heft 1906. — Über die Ursachen der Blutverschiebung im Körper bei verschiedenen psychischen Zuständen. Archiv f. Physiol. 1907. Heft 3 u. 4. — Der Einfluß psychischer Vorgänge auf den Körper, insbesonders auf die Blutverteilung. Berlin 1910. Springer. — Wertheimer, Sur les variations de volume des membres liées à la respiration. Arch. de Physiologie. 1895. 744. — Wiechowski, Über den Einfluß der Analgetica auf die intrakranielle Blutzirkulation. Archiv f. experimentelle Pathol. u. Pharmakol. 1902. — Wundt, Grundzüge der physiologischen Psychologie. 2, Leipzig 1902. — Grundriß der Psychologie. 7. Aufl. Leipzig 1905. — Ziehen, Sphygmographische Untersuchungen an Geisteskranken. Jena 1887. — Zoneff und Meumann, Über Begleiterscheinungen psychischer Vorgänge im Atem und Puls. Wundts philosophische Studien. 18, 1903. — Zuntz, Einwirkung der Muskelarbeit auf den Blutdruck (Tangl und Zuntz). Pflügers Archiv. 70, 544. 1898.